小建中湯

虛勞腹痛良方

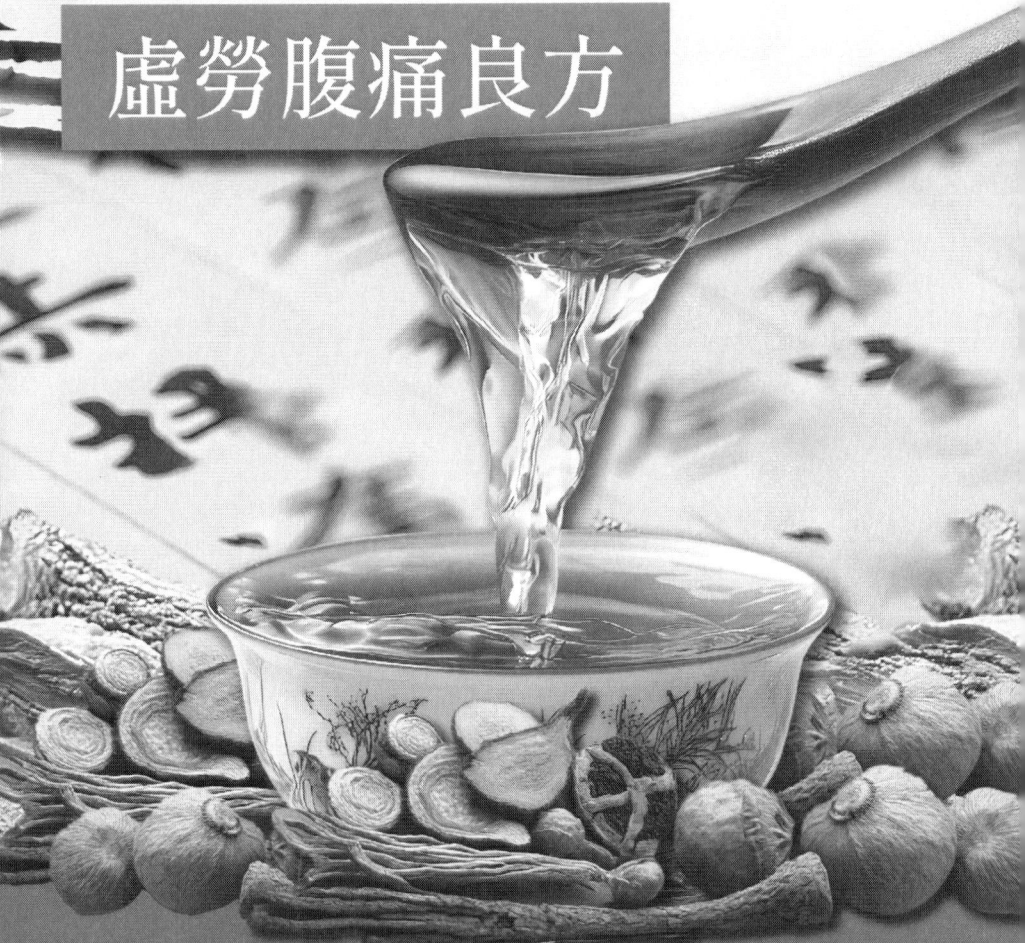

溫補中，緩急止痛
小建中湯調和陰陽，安中扶正名不虛傳！

柳越冬，楊建宇，徐國良　主編

目錄

- **上篇　經方探源**
  - 第一章　方義歷史概述 ……………………………… 007
  - 第二章　臨床藥學基礎 ……………………………… 021
  - 第三章　源流方論整理 ……………………………… 043

- **中篇　臨證解析**
  - 第一章　臨證理論綜述 ……………………………… 065
  - 第二章　方劑臨證思維 ……………………………… 113
  - 第三章　臨床應用總論 ……………………………… 131

- **下篇　現代研究**
  - 第一章　實驗研究總覽 ……………………………… 281
  - 第二章　應用研究彙編 ……………………………… 301

- **參考文獻**

目錄

上篇
經方探源

　　本篇從三個部分對小建中湯進行論述：第一章第一節溯本求源部分從經方出處、方名釋義、藥物組成、使用方法、方歌等方面對其進行系統整理。第二節經方集注選取歷代醫家對經方的代表性闡釋。第三節類方簡析對臨床中較常用的小建中湯類方進行簡要分析。第二章對組成小建中湯的主要藥物的功效與主治，以及作用機制進行闡釋，對小建中湯的功效進行剖析。第三章對小建中湯的源流進行整理，對古代醫家方論和現代醫家方論進行論述。

上篇　經方探源

第一章

方義歷史概述

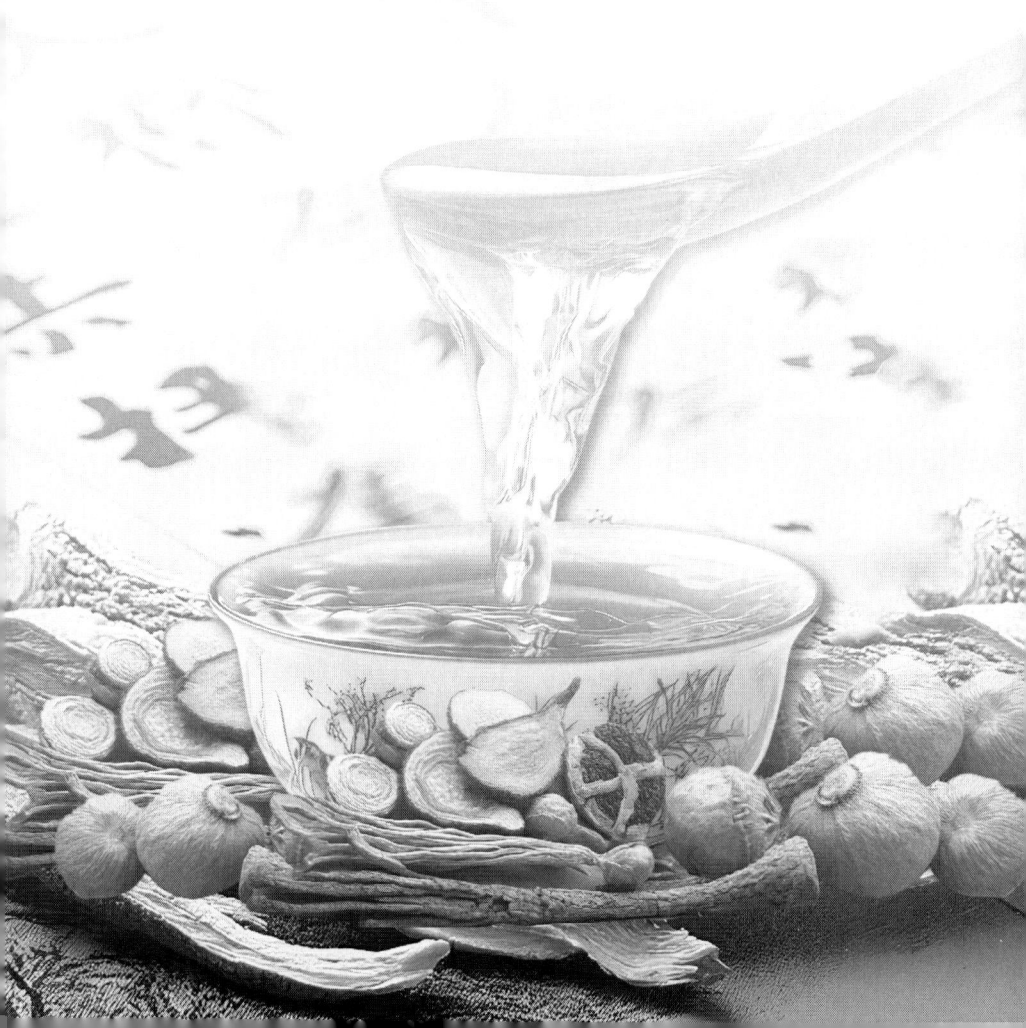

第一節　溯本求源

一、經方出處

《傷寒論》

1. 傷寒，陽脈澀，陰脈弦，法當腹中急痛，先與小建中湯，不差者，小柴胡湯主之。(100)

2. 傷寒二三日，心中悸而煩者，小建中湯主之。(102)

《金匱要略》

1. 虛勞裏急，悸，衄，腹中痛，夢失精，四肢痠疼，手足煩熱，咽乾口燥，小建中湯主之。

2. 婦人腹中痛，小建中湯主之。

3. 男子黃，小便自利，當與虛勞小建中湯。

二、方名釋義

小建中湯溫中補虛而兼養陰，和裏緩急而能止痛。方中重用甘溫質潤的飴糖為君藥，溫補中焦、緩急止痛；臣藥為辛溫之桂枝以溫陽氣、袪寒邪。酸甘之白芍以養營陰、緩肝急、止腹痛；佐藥為生薑以溫胃散寒、大棗以補脾益氣。炙甘草功能益氣和中，用以調和諸藥，是為佐使。其中飴糖配合桂枝以辛甘化陽，功能補脾虛而溫中焦；芍藥配合甘草以酸甘化陰，功

第一章　方義歷史概述

能止腹痛而緩肝急。六藥配伍，於溫中、補虛、緩急之中，蘊含有和肝理脾、益陰和陽之功效，可使得中氣建運，培養陰陽氣血生化之源，故以建中名之。

《輔行訣臟腑用藥法要》中所載小建中湯，名曰「建中補脾湯」：「治脾虛肉極，羸瘦如柴，腹中拘急，四肢無力方。甘草二兩（炙），大棗十二枚（去核），生薑三兩（切），黃飴一升，桂枝二兩，芍藥六兩。」王雪苔云：「建中補脾湯即《傷寒論》中小建中湯。」《傷寒論·辨太陽病脈證并治（中篇）》的記載「傷寒，陽脈澀，陰脈弦，法當腹中急痛，先與小建中湯，不差者，小柴胡湯主之」，又有「傷寒二三日，心中悸而煩者，小建中湯主之」。《金匱要略·血痹虛勞病脈證并治》：「虛勞裏急，悸，衄，腹中痛，夢失精，四肢痠疼，手足煩熱，咽乾口燥，小建中湯主之。」所述症狀在《傷寒論》的基礎上有所增加。

自金代成無己《傷寒明理論》「必以此湯溫建中臟，是以建中名焉」以及尤在涇「小建中湯溫養中氣」之說以來，後世醫家多遵此說，認為小建中湯為溫養中焦之劑，主治中焦虛寒。此觀點至今仍被大多數醫家所認同，現代《方劑學》教材亦採用此說。查唐代以前的論述，不能找出「中焦虛寒」的證據。少數醫家如吳謙等認為小建中湯為「陰陽俱虛」；另有醫家對本方證持陰津虧虛的觀點，如喻嘉言認為「俾飲食增而津液旺……復其真陰之不足」；也有醫家提出陰血不和的論述，如《絳雪園古方選注》中認為「今建中湯是桂枝，佐用芍藥，義偏重於酸甘，專和

血脈之陰」，明確提出「和陰」的觀點。現多認為，小建中湯證為陰陽兩虛，以陰虛為主，中氣不振，精血虧耗證，病位在脾臟，多由飢傷、思傷、勞傷所致。

三、藥物組成

桂枝三兩（去皮），芍藥六兩，甘草二兩（炙），生薑三兩（切），膠飴一升，大棗十二枚（擘）。

四、使用方法

上六味，以水七升，煮取三升，去滓，納膠飴，更上微火消解，溫服一升，日三服。

此桂枝湯倍芍藥而加膠飴也，本太陽表藥，一轉移而即變為安太陰之制，神化極矣。傷寒二三日，心中悸而煩者，中土虛餒，都城震恐，桂枝湯本主和營復陽，而但倍芍藥加膠飴，奠安中土，故曰建中，甘能滿中，仍與桂枝湯同，故重申其禁曰，嘔家不可用建中湯，以甜故也。傷寒，陽脈濇，陰脈弦，腹中急痛者，先與小建中湯，蓋陽脈濇，則中土已虛，陰脈弦，則木來賊土之象，腹中急痛，是脾陽下陷，此時若用小柴胡制木，其如中土先已虛餒何，夫中土虛餒，非甘不補，土受木剋，非酸不安，必先以小建中湯，扶植中土，土氣既實，若不瘥，

再以小柴胡，疏土中之木，用藥自有先後，非先以小建中姑為嘗試也。(《傷寒尋源》)

五、方歌

建中即是桂枝湯，倍芍加飴絕妙方，

飴取一升六兩芍，悸煩腹痛有奇長。(《長沙方歌括》)

第二節　經方集注

傷寒，陽脈澀，陰脈弦，法當腹中急痛，先與小建中湯；不差者，小柴胡湯主之。(100)

尤在涇

陽脈澀，陽氣少也；陰脈弦，陰有邪也。陽不足而陰乘之，法當腹中急痛，故以小建中湯溫裏益虛散陰氣。若不瘥，知非虛寒在裏，而是風邪內干也，故當以小柴胡湯散邪氣止腹痛。亦太陽篇移入。(《傷寒貫珠集》)

黃元御

甲乙同氣，甲木不降，則寸脈澀，乙木不升，則尺脈弦。甲木上逆，而克戊土，法當痛見於胸膈，乙木下陷，而剋己土，法當痛見於腹脅。木氣枯燥，是以其痛迫急。肝膽合邪，風火

鬱發，中氣被賊，勢難延緩，宜先用小建中湯，膠飴、甘、棗，補脾精而緩急痛，薑、桂、芍藥，達木鬱而清風火。若不差者，仍與柴胡，再瀉其相火也。(《傷寒懸解》)

傷寒二三日，心中悸而煩者，小建中湯主之。(102)

尤在涇

傷寒裏虛則悸，邪擾則煩，二三日悸而煩者，正虛不足，而邪欲入內也。是不可攻其邪，但與小建中湯溫養中氣。中氣立則邪自解，即不解，而攻取之法，亦可因而施矣。仲景御變之法如此，誰謂傷寒非全書哉。(《傷寒貫珠集》)

柯琴

傷寒二三日，無陽明證，是少陽發病之期。不見寒熱頭痛胸脅苦滿之表，又無腹痛苦嘔或咳或渴之裏，但心悸而煩，是少陽中樞受寒，而木邪挾相火為患。相火旺則君火虛。離中真火不藏，故悸；離中真火不足，故煩。非辛甘以助陽，酸苦以維陰，則中氣亡矣。故制小建中以理少陽，佐小柴胡之不及。心煩心悸原屬柴胡證而不用柴胡者，首揭傷寒不言發熱，則無熱而惡寒可知。心悸而煩，是寒傷神、熱傷氣矣。二三日間，熱已發裏，寒猶在表，原是半表半裏證。然不往來寒熱，則柴胡不中與也。心悸當去黃芩，心煩不嘔當去參、半。故君桂枝通心而散寒，佐甘草、棗、飴助脾安悸，倍芍藥瀉火除煩，任生薑佐金平木。此雖桂枝加飴而倍芍藥，不外柴胡加減之法。名建中，寓發汗於不發之中。曰小者，以半為解表，不全固中

第一章　方義歷史概述

也。少陽妄汗後，胃不和，因煩而致躁，宜小柴胡清之；未發汗，心已虛，因悸而致煩，宜小建中和之。

尺、寸俱弦，少陽受病也。今陽脈澀而陰脈弦，是寒傷厥陰，而不在少陽也。寸為陽，陽主表，陽脈澀者，陽氣不舒，表寒不解也。弦為木邪，必挾相火，相火不能禦寒，必還入厥陰而為患。厥陰抵少腹，挾胃屬肝絡膽，則腹中皆厥陰部也。尺為陰，尺主裏。今陰脈弦，為肝脈，必當腹中急痛矣。肝苦急，甘以緩之，酸以瀉之，辛以散之，此小建中為厥陰驅寒發表平肝逐邪之先著也。然邪在厥陰，腹中必痛，原為險證，一劑建中，未必成功。設或不瘥，當更用柴胡，令邪走少陽，使有出路。所謂陰出之陽則愈，又以小柴胡佐小建中之不及也。（《傷寒來蘇集》）

虛勞裏急，悸，衄，腹中痛，夢失精，四肢痠疼，手足煩熱，咽乾口燥，小建中湯主之。（13）

尤在涇

此和陰陽調營衛之法也。夫人生之道，曰陰曰陽，陰陽和平，百疾不生。若陽病不能與陰和，則陰以其寒獨行，為裏急，為腹中痛，而實非陰之盛也。陰病不能與陽和，則陽以其熱獨行，為手足煩熱，為咽乾、口燥，而實非陽之熾也。昧者以寒攻熱，以熱攻寒，寒熱內賊，其病益甚。唯以甘酸辛藥，和合成劑。

調之使和，則陽就於陰，而寒以溫，陰就於陽，而熱以和，

医之所以贵，识其大要也，岂徒云寒可治热，热可治寒而已哉。或问：和阴阳调营卫是矣，而必以建中者，何也？曰：中者，脾胃也，营卫生成于水穀，而水穀转输于脾胃，故中气立，则营卫流行而不失其和。又中者，四运之轴，而阴阳之机也，故中气立，则阴阳相循，如环无端，而不极于偏。是方甘与辛合而生阳，酸得甘助而生阴，阴阳相生，中气自立，是故求阴阳之和者，必于中气，求中气之立者，必以建中也。（《金匮要略心典》）

陈修园

徐忠可云，劳字从火，未有劳症不发热者也。又劳字从力，以火能蚀气，未有劳症而力不疲者也。人身中不过阴阳血气四字，气热则阳盛，血热则阴盛，然非真盛也。真盛则为血气方刚，而壮健无病矣。唯阴不能与阳和，阳不能与阴和，故变生以上数节所列之证，阴阳中更有阴阳之分，寒热互见，医者当如堪舆家按罗经以定子午，则各向之宜忌，以及兼针之可否，无不可按法而行矣。至于亡血失精，阴虚阳虚皆有之者，阴极能生热也，故见脉在浮大边，即当知阴不能维阳，肾为阴之主务，交其心肾而精血自足。见脉在细小边，即当知阳不能胜阴，脾为阳之主，即补其中气，而三阳自泰。故仲景特拈此二大扇，以为后人治虚劳之准，至阴虚热极而燥，此虚劳之坏证也。朱奉议创出滋阴一法，授庸医以耽延时日，根据阿附和之术，大失治虚劳正法。后人见滋阴亦有愈者，乃用参不用参，

聚訟不已，豈知仲景以行陽固陰為主，而補中安腎，分別用之，不專恃參，不專滋陰，為恢恢游刃也哉？（《金匱要略淺注》）

李彣

脾主四肢，其經入腹，裏急腹痛，四肢痠疼，脾虛不能榮養中外也。悸者，氣虛；衄者，血熱也。夢失精者，陰虛不守也。手足煩熱者，脾為至陰，陰虛生內熱也。脾經挾咽連舌本，開竅於口，咽乾口燥者，脾虛津液不布也。此虛勞病之在脾也。（《金匱要略淺注》）

婦人腹中痛，小建中湯主之。

尤在涇

營不足則脈急，衛不足則裏寒，虛寒裏急，腹中則痛，是必以甘藥補中緩急為主，而合辛以生陽，合酸以生陰，陰陽和而營衛行，何腹痛之有哉。（《金匱要略心典》）

男子黃，小便自利，當與虛勞小建中湯。

尤在涇

小便利者，不能發黃，以熱從小便去也。今小便利而黃不去，知非熱病，乃土虛而色外見，宜補中而不可除熱者也。夫黃疸之病，溼熱所鬱也，故在表者汗而發之，在裏者攻而去之，此大法也。乃亦有不溼而燥者，則變清利為潤導，如豬膏發煎之治也。不熱而寒，不實而虛者，則變攻為補，變寒為溫，如小建中之法也。其有兼證錯出者，則先治兼證而後治本證，如

小半夏及小柴胡之治也。仲景論黃疸一證，而於正變虛實之法，詳盡如此，其心可謂盡矣。(《金匱要略心典》)

陳修園

此為虛黃證而出其方也。黃證不外於鬱，虛得補則氣暢而鬱開，鬱開則黃去矣。單言男子者，謂在婦人則血分有熱，正未可知，又當另有消息也。(《金匱要略淺注》)

李彣

虛勞屬氣血兩虛。《難經》云：氣主煦之，血主濡之。則氣能統血而陽生陰長，此血脫者必先益氣也。建中湯加黃耆以實衛氣。(《金匱要略廣注》)

第三節　類方簡析

小建中湯具有代表性的類方主要有大建中湯和黃耆建中湯兩個，下面對兩個方劑進行分析。

一、大建中湯

組成：蜀椒二合(去汗)，乾薑四兩，人參二兩。

原文：大建中湯主治「心胸中大寒痛，嘔不能飲食，腹中寒，上衝皮起，出見有頭足，上下痛而不可觸近」。

功效：溫中補虛，降逆止痛。

主治：陽氣虛衰，中焦寒甚，寒氣腹痛。

方歌：

痛嘔食艱屬大寒，腹衝頭足觸之難，

乾薑四兩椒二合，參二飴升食粥安。（《金匱方歌括》）

方解：大建中湯中蜀椒味辛大熱，溫脾胃，助命火，並能散積殺蟲；乾薑辛熱，溫中助陽，散寒降逆；人參補益脾胃，扶助正氣；重用飴糖建中緩急，並能緩和椒、薑燥烈之性。諸藥合用，共奏溫中補虛，降逆止痛之功。

二、黃耆建中湯

組成：飴糖一升，桂枝三兩（去皮），芍藥六兩，生薑二兩，大棗十二枚，黃耆一兩半，炙甘草三兩。

原文：黃耆建中湯主治「虛勞裏急，諸不足」。

功效：溫中補氣，和裏緩急。

主治：陰陽氣血俱虛證。裏急腹痛，喜溫喜按，形體羸瘦，面色無華，心悸氣短，自汗盜汗。

方歌：

小建湯加兩半芪，諸虛裏急治無遺，

急當甘緩虛當補，愈信長沙百世師。（《金匱方歌括》）

方解：黃耆建中湯於小建中湯內加黃耆，是增強益氣建中之力，陽生陰長，諸虛不足之證自除。

小建中湯、大建中湯與黃耆建中湯三方均出自東漢張仲景所著《傷寒雜病論》一書，是張仲景在古代「建中」哲學思想指導下建立的系列方藥。歷代醫家對其論述頗多，臨床應用廣泛，實已形成一較為獨立的治療大法。

黃耆建中湯即小建中湯方加黃耆一兩半。由論中條文可以看出，大建中湯證與小建中湯證比較，服用後，疼痛更為劇烈，同時伴有嘔吐。從用藥組方來看，兩者均以脾胃虛寒為基本病機，但大建中湯證表現更為嚴重。且小建中湯證病程多較大建中湯證為長。從止痛效果來看，大建中湯的止痛作用主要在於蜀椒，《神農本草經》曰：蜀椒，氣味辛、溫，有毒辣。主邪氣咳逆，溫中，逐骨節皮膚死肌，寒溼痹痛，下氣。且蜀椒有輕度局部麻醉作用。而小建中湯的止痛作用主要是芍藥，《神農本草經》曰：芍藥，氣味苦、平，無毒。主邪氣腹痛；除血痹，破堅積，寒熱疝瘕，止痛，利小便，益氣。

而小建中湯與黃耆建中湯比較，黃耆建中湯為小建中湯方加黃耆一兩半組成，二者在主治及病機之間由於黃耆的存在而有了一定的區別。建中湯本取化脾中之氣，而肌肉乃脾之所生也，黃耆能走肌肉而實胃氣，故加之以補不足，則桂、芍所以補一身之陰陽，而黃耆、倍飴糖又所以補脾中之陰陽也。裏急者，裏虛脈急，腹中當引痛也。諸不足者，陰陽諸脈並俱不足，而

眩、悸、喘、渴、失精、亡血等證相因而至也。急者緩之必以甘，不足者補之必以溫，充虛塞空，則黃耆尤有專長也。黃耆為補氣扶弱之品，得飴糖則甘溫以益氣，得桂枝則溫陽以化氣，得白芍又有益氣和營之效。綜合全方，其補虛益氣之功優於小建中湯。

《傷寒雜病論》中以大建中湯、小建中湯、黃耆建中湯三方為代表創立了建中法，均以甘溫立法，以飴糖一升為主藥，能建中補虛、和裏緩急治療脾胃元氣虧虛證。然又以小建中湯為祖方、基礎方，以辛甘化陽為主，佐以大量芍藥，又寓酸甘化陰之意，用治陰陽兩虛而偏於陽虛者，《千金方衍義》云其「為諸建中之母本」；黃耆建中湯為正方，以小建中湯加黃耆增強益氣建中之力，用治氣血陰陽俱虛，而氣虛較甚者；大建中湯為變方，純用辛甘之品溫建中陽，其補虛散寒之力遠較小建中湯為峻，雖與小建中湯方義有別，仍不失建中之旨，用治脾胃陽衰，中焦寒甚者，故名「大建中」。《勿誤藥室方函口訣》云：此方與小建中湯方義大異，然因有膠飴一味，建中之意明瞭矣。治寒氣腹痛者，莫如此方。可見，建中類方均以甘、溫藥物為主，建中則氣血為之生生不息，臟腑復得溫煦和濡養，不僅能建立中氣、調和陰陽，用治久病陰陽兩虛、寒熱錯雜病症，而且對脾胃陽氣虛衰者，能甘溫扶陽、大建中氣。所以，建中三方，實已形成一法，從「法」的概念出發來探討，對於深刻領會建中之旨，提高該法的理論與實踐價值，更完整地繼承仲景學

術思想，大有裨益。

　　由此可以看出，經方中的建中三方均是以脾胃虛弱為前提，皆表現為虛寒裏急、腹痛等症狀，同時又均以飴糖為君藥。由於個人體質差異，脾胃在人體的作用不止一端，因而分出大建中湯、小建中湯、黃耆建中湯證。

第二章

臨床藥學基礎

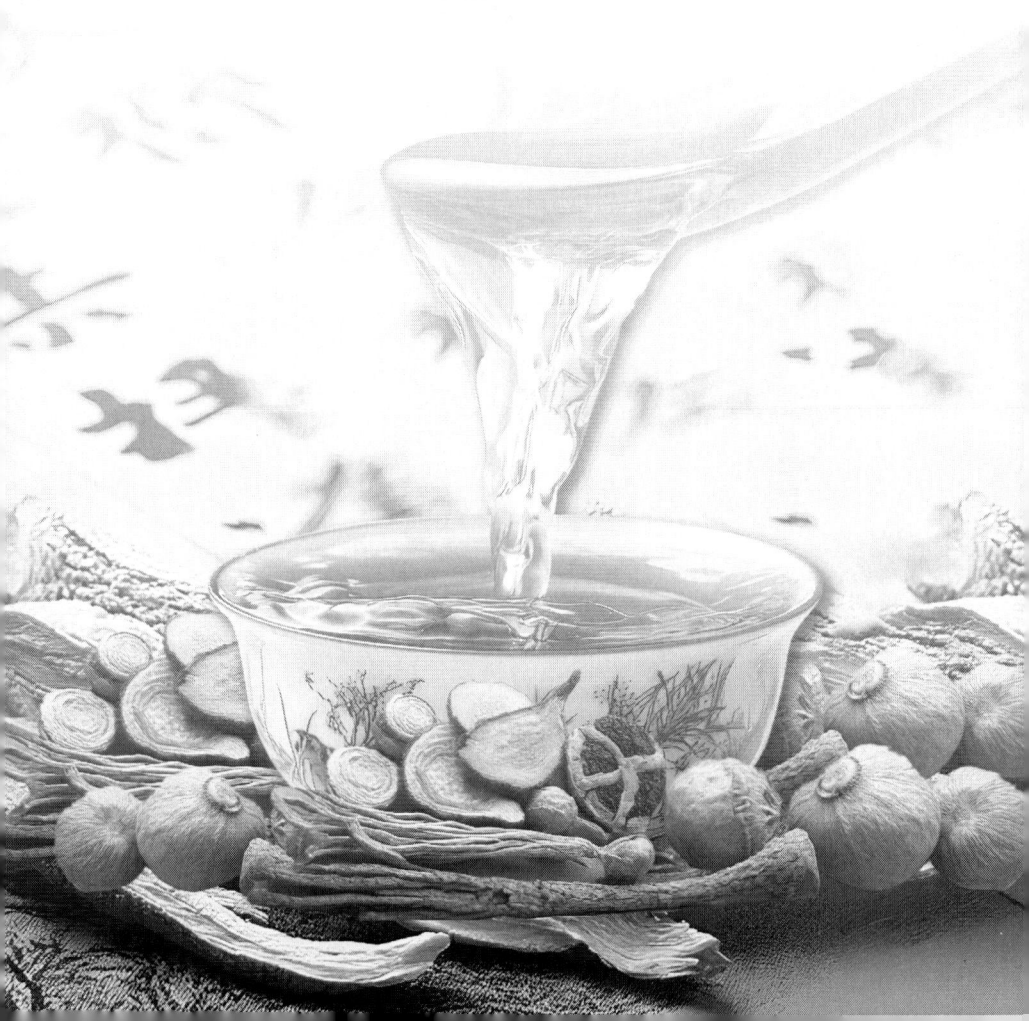

第一節　主要藥物的功效與主治

本方由飴糖、桂枝、芍藥、生薑、大棗、炙甘草六味藥組成，用量最大的是飴糖。

一、飴糖

飴糖，性味甘溫，入脾、胃、肺經，具有補脾益氣、緩急止痛、潤肺止咳的功效。臨床常配伍運用，用於脾胃陽虛或氣虛所致的脘腹疼痛及肺虛痰多、咳嗽乏力、吐血、口渴、咽痛、便祕，主要用於體虛及小兒、產婦的滋養。飴糖首載於《名醫別錄》：「飴糖，味甘，微溫。主補虛乏、止渴、止血。」《備急千金要方‧食治》曰：「補虛冷，益氣力，止腸鳴，咽痛，除唾血，卻卒嗽。」《日華子本草》曰「消痰止嗽，並潤五臟。」《長沙藥解》曰補脾精，化胃氣，生津，養血，緩裏急，止腹痛。《本草綱目》曰：味甘，大溫，無毒。主治老人煩渴，魚臍疔瘡，毒瘡，火燒瘡。

小建中湯中之飴糖，歷代臣家多認為其為君藥，持此說甚多。然而也有醫家認為其為主藥，而非君藥，因為君藥是「針對主病或主證其主要治療作用的藥」，即單用此藥可以治療疾病的「主病或主證」。若將桂、芍去掉，單用飴糖一味，則並不能稱之為建中，無甚療效。虛勞者，虛極成勞，脾不能化生氣血，故補虛無益，法當建立中氣。桂、芍振奮中陽，脾「得陽始

運」，中焦化生有力；而欲化生氣血，需有水穀之甘，飴糖味甘性溫，易於消化吸收，予以飴糖為氣血化生之源，使氣血得以速生。故稱小建中湯之動力在桂芍之伍，原料在飴糖之甘。《食療本草》：補虛止渴，健脾胃氣，去留血，補中。《本草蒙筌》：和脾，潤肺，止渴，消痰。《本草彙言》：治眩暈，消渴，消中，怔忡煩亂，忍飢五內顛倒，四肢欲傾；產婦失血過多，卒時煩暈；勞心瘁思，神氣無主。在經方中，飴糖主要用於大建中、小建中的配伍組方中，取其健脾、緩中、潤肺等功效，作為建中類方的主藥，有著不可替代的作用。

二、桂枝

桂枝甘溫，其性溫通。張仲景用桂，欲走經達表，以和營衛，袪表之邪時，必啜熱粥並溫覆取汗。小建中湯中桂枝雖曰三兩，但並不啜粥，亦未溫覆，知其意不在表；且有芍藥之倍，飴糖之緩，不在表之意更明。《臨證指南醫案・卷三・脾胃》云：「太陰溼土，得陽始運。」桂枝不走表而入裏，通裏陽，振奮中氣，以利運化。《心》：桂枝氣味俱輕，故能上行發散於表。《本草衍義補遺》：仲景救表用桂枝，非表有虛以桂補之；衛有風寒，故病自汗，以桂枝發其邪，衛和則表密汗自止，非桂枝能收汗而治之。《本草綱目》：麻黃遍徹皮毛，故專於發汗而寒邪散，肺主皮毛，辛走肺也；桂枝：透達營衛，故能解肌而風邪去。脾主營肺主衛，甘走脾、辛走肺也。《本草彙言》：桂枝，散風

寒，逐表邪，發邪汗，止咳嗽，去肢節間風痛之藥也。氣味雖不離乎辛熱，但體屬枝條，僅可發散皮毛肌腠之間，游行臂膝肢節之處。《本草述》：桂枝即桂樹之嫩細枝條，薄桂又細嫩枝條之極，薄皮其性輕揚。能行上焦頭目……直行為奔豚之先（奔豚為腎氣，腎氣出膀胱），橫行為手臂之引經。《本經逢原》：麻黃外發而祛寒，遍徹皮毛，故專於發汗；桂枝上行而散表，透達營衛，故能解肌……世俗以傷寒無汗不得用桂枝者，非也。桂枝辛甘發散為陽，寒傷營血，亦不可少之藥。麻黃湯、葛根湯未嘗缺此。但不可用桂枝湯，以中有芍藥酸寒，收斂表腠為禁耳。《長沙藥解》：桂枝，入肝家而行血分，走經絡而達營鬱。善解風邪，最調木氣。升清陽脫陷，降濁陰衝逆，舒筋脈之急攣，利關節之壅阻。入肝膽而散遏抑，極止痛楚，通經絡而開痹澀，甚去溼寒。能止奔豚，更安驚悸。《本經疏證》：能利關節，經通通脈，此其體也。《素問·陰陽應象大論》曰，味厚則泄，氣厚則發熱，辛以攻結，甘可補虛。故能調和腠理，下氣散逆，止痛除煩，此其用也。蓋其用之道有六：曰和營，曰通陽，曰利水，曰下氣，曰行瘀，曰補中。其功之最大，施之最廣，無如桂枝湯，則和營其首功也。

桂枝功效：①解肌調營衛，蓋取白芍甘草之酸斂與桂甘之辛發，治「嗇嗇惡寒，淅淅惡風，翕翕發熱，鼻鳴乾嘔者，桂枝湯主之」之太陽中風表虛證。然單味桂枝發汗力不足，故方後注「啜熱稀粥一升餘，以助藥力，溫覆令一時許，遍身，微似有汗

者益佳」。可見桂枝發汗之力不強，而是重在調營衛，不然亦不宜用於表虛證，以免大汗亡陽，此貴在桂枝有助陽氣、固表調營衛、無汗能發，有汗能收之功。原文「太陽病，發汗，遂漏不止，其人惡風，小便難，四肢微急，難以屈伸者，桂枝加附子湯主之」。此雖為誤汗傷陽，表陽不固，方中雖有附子助陽實表止汗，然桂枝雖有解肌散邪之功，但其有汗能收之功也不能忽略。②解表發汗，「太陽病，頭痛發熱，身疼腰痛，骨節疼痛，惡風無汗而喘者，麻黃湯主之」。桂枝之用，在於助麻黃解表，由於麻黃的發汗力強，故方後注無須啜熱粥，此作用亦是桂枝最常用的功效。③解表平喘，「太陽病，下之微喘者，表未解故也。桂枝加厚朴杏仁湯主之。」喘息發作，乃因風寒迫肺，肺寒氣逆所致。杏朴可以降氣平喘，桂枝在杏朴相助下，其溫肺平喘作用亦得加強，則喘息自癒。④助陽化氣利尿，「若脈浮，小便不利，微熱消渴者，五苓散主之」、「渴欲飲水，水入則吐者，名曰水逆，五苓散主之。」桂枝本溫，卻用於渴者，前後相參，其病機為水飲內停，陽氣不化，水津不能上蒸以潤口。而桂枝可助陽化氣，故能當此重任。且在一派利尿劑中佐少量桂枝，可大大增強其利尿功能。⑤溫中補虛，溫走而不傷正，治中焦虛寒「傷寒，陽脈澀，陰脈弦，法當腹中急痛者，先與小建中湯」，病雖為虛，但桂枝味甘，甘味能補，能緩，善走而能破其結。清代周岩《本草思辨錄·卷三·桂枝》：「結破中補而陽亦復，腹滿時痛，惡能不癒，此滿痛之治法。急痛非小建中不可。」臨床上桂枝加入複方治胃炎，胃潰瘍證屬脾陽不足者確有

效果。⑥平衝降逆，「氣從少腹上衝心者，灸其核上各一壯，與桂枝加桂湯」、「太陽病，下之後，其氣上衝者，屬桂枝湯」。可見桂枝具有平衝降逆之功。⑦通心陽，「發汗過多，其人叉手自冒心，心下悸，欲得按者，桂枝甘草湯主之」、「傷寒脈結代，心動悸，炙甘草湯主之」。用於溫通心陽桂枝用量宜大，在治療心悸心慌者，療效顯著。⑧通經止痹痛，尤以四肢關節為主，不分寒痹熱痹皆可用。

《本草從新・卷七・木部・桂枝》：「東垣曰，桂枝橫行手臂、以其為枝也。」風溼早期有類似太陽傷寒，為風寒溼邪侵入肌肉筋骨，桂枝得附子之助，其散寒祛風止痛之力更強。至風溼後期，陽氣更微，改用甘草附子湯，仍不離用桂枝通經。若風溼化熱，則後世改用白虎加桂枝湯之類。可見，桂枝用於痹症者寒熱皆宜。⑨桂枝與其他藥物的聯合應用。桂枝性溫能治療風寒感冒、祛風寒，患者無論有沒有汗均可以應用。患者如有風寒表證，不出汗，配合麻黃有相同的作用，兩種藥物合用有相須作用，可以促使患者發汗，患者如果存在風寒表證；身體有發汗時，可以配合芍藥等，有協調營衛的作用。桂枝能夠溫通經絡，對寒溼性風痹痛，可以配合附子、羌活、防風；對於氣血寒滯所引起的閉經、痛經等症狀，可以配合當歸、芍藥、桃仁等作用。桂枝功效常隨配伍的改變而改變，如在合用解表藥物時，發汗作用增強，與利溼藥物合用時，化氣利溼的作用可以增強，桂枝與化痰平喘的藥物應用時，具有降逆功顯

等功效，在臨床的應用比較廣泛，效果較好。

汪履秋亦認為桂枝是臨床上最常用的藥物，既能解表又能清裏，橫行手臂，止汗舒筋，表證裏證均得用桂枝。桂枝止汗止痛，但單用很少，需配伍才行，桂枝雖屬辛溫藥，但很平和，一般服藥後無不良反應。周本善認為桂枝的效能特點為辛溫宣通而性較緩和，掌握這一特點，可泛治多種病症。苔白而厚，病重，桂枝用量宜大，每劑30g，舌苔薄，病緩，用小量即可。桂枝功效常隨配伍改變而改變，如合解表藥則解表發汗實表之力強；合利溼藥則化氣利水之功盛；合溫裏藥則溫脾腎之陽；參入血藥則活血祛瘀、通脈止痛之力大；和入脾胃藥則振奮脾胃之陽氣；加入祛風溼藥則通絡止痹；與清熱藥相偶則制性存其通絡之用；與化痰平喘藥同用則溫化降逆之功顯等。只要伍用得當，臨床上便可左右逢源。

三、白芍

白芍酸甘而涼，性酸斂而柔和，不滋膩。仲景用白芍，遇陰血不和則加，見裏臟有寒則減（《傷寒論》「設當行大黃、芍藥者，宜減之……易動故也」）。小建中湯中芍藥加倍，知此證非中焦虛寒可解。白芍入血分，益陰養血，和暢陰血。《神農本草經》：味苦、平，無毒。主治邪氣腹痛。除血痹，破堅積，寒熱疝瘕，止痛，利小便，益氣。《名醫別錄》：味酸，微寒，有小毒。主通順血脈、緩中。散惡血、逐賊血、去水氣、利膀胱、

大小腸、消癥腫。時行寒熱、中惡、腹痛、腰痛。《藥性論》：能治肺邪氣、腹中絞痛、血氣積聚。通宣臟腑壅氣、治邪痛敗血；主時疾骨熱。強五臟、補腎氣。治心腹堅脹、婦人血閉不通、消瘀血、能蝕膿。《日華子本草》：治風補勞，主女人一切病，併產前後諸疾。通月水、退熱、除煩、益氣。天行熱疾、瘟瘴、驚狂、婦人血運及腸風。瀉血、痔瘻、發背、瘡疥、頭痛、明目、目赤胬肉。赤色者多補氣，白者治血。《開寶本草》：味苦、酸，平，微寒，有小毒。通順血脈、緩中。散惡血、逐賊血、去水氣、利膀胱、大小腸。消癥腫、時行寒熱、中惡、腹痛、腰痛。《藥性賦》：味酸，平，性寒，有小毒。可升可降，陽也。其用有四：扶陽氣大除腹痛，收陰氣陡健脾經；墜其胎能逐其血，損其肝能緩其中。

　　《本草衍義補遺》：酒浸炒，與白朮同用則能補脾；與川芎同用，則瀉肝；與人參、白朮同用則補氣。治腹中痛而下痢者必炒，後重不炒。又云：白芍唯治血虛腹痛，諸腹痛皆不可治。芍藥白補赤瀉。又云：赤者利小便下氣，白者止痛散血。又云：血虛寒人禁此一物。古人有言曰：減芍藥以避中寒，誠不可忽。

　　《本草發揮》云：芍藥白補而赤瀉，白收而赤散也。又云：芍藥之酸，收斂津液而益榮。又云：正氣虛弱，收而行之。芍藥之酸，以收正氣。又云：酸收也，泄也。芍藥之酸，收陰氣而泄邪氣。又云：肺燥氣熱，以酸收之，以甘緩之。芍藥之酸，以斂逆氣。潔古云：白芍藥補中焦之藥，炙甘草為輔，治腹中

痛。如夏月腹痛，少加黃芩；惡熱而痛，加黃柏；若惡寒腹痛，加肉桂一分，白芍藥二分，炙甘草一分半，此仲景神品藥也。如寒月大寒腹痛，加桂一錢半，水二盞，煎一盞服。《主治祕訣》云：性寒，味酸，氣厚味薄，升而微降，陽中陰也。其用有六：安脾經一也；治腹痛二也；收胃氣三也；止瀉痢四也；和血脈五也；固腠理六也。白補赤散，瀉肝補脾。酒浸引經，止中部腹痛。去皮用。

在經方中的運用：

用於汗法：凡客邪襲人，症見惡風、身熱、頭痛、自汗出而表仍不解者，此為風傷太陽，營陰弱於內，衛陽盛於外之故，當以白芍配合桂枝治之，用桂枝發汗，散太陽之風；白芍和營，兼以斂汗，使不致發散太過，如此則一陰一陽，剛柔互濟，相須為用，達到緩汗透邪、營和衛諧的目的。

用於下法：脾約證胃強脾弱陽盛陰傷，脾弱則不能為胃行其津液以四布，但輸膀胱，於腸液乾枯而輸送維艱，結果小便頻數而大便祕結。仲景以麻子仁丸立方，方中麻子仁、杏仁，能潤乾燥之堅，芍藥斂液以輔潤可謂深發奧義。脾約用芍藥，即增水行舟之意，後世朱丹溪製活血潤燥生津湯及吳又可創養營承氣湯之所以使用白芍，當亦以此悟出。

用於和法：憂鬱寡歡之人，其病多於肝，因肝為藏血之鄉，性主疏泄，鬱則逆其疏泄之性，於是氣血不調，而有寒熱往來，頭痛頰赤，口苦煩渴，乳脹脅痛等症。調和之法，當用白芍與

柴胡、薄荷等為伍，因柴胡有泄肝氣、解肝鬱之用；白芍柔肝養血，所為肝為剛臟，宜柔宜和，且白芍味酸，能入肝補益肝體，與《金匱要略》所云，夫肝之病，補用酸之義吻合。加辛散的薄荷解鬱結之氣以助肝用，則病自癒。目前臨床對肝炎的處理，常借力於白芍，亦取柔肝養肝之意。

用於溫法：太陽傷寒，發汗後表邪雖解，但惡寒現象反較前增劇，此乃發汗太過，或素體陽虛，因發汗而腠理不密，表陽外泄之故。吳鞠通云汗者，以陰津為材料，以陽氣為運用。因而這時的病理機制是汗後傷正，陰虧陽弱，治以陰陽兼顧。藥用：白芍、甘草、附子。由於白芍味酸而甘草味甘，酸甘化陰，有養陰斂陰之功，附子辛溫大熱，有回陽效能。三者合用，自能使陽生陰長。又少陰病以寒化，由於寒盛傷陽，陽氣周流不利，營陰滯而致機體骨節疼痛，手足寒，脈沉者，應以白芍與附子、參、朮等合用，因附子能回陽散寒；參、朮能扶助正氣。又因病在陰經，故用白芍和陰氣，且可引附子入陰散寒，一若引經報使之意。

用於清法：傷寒少陰病，邪從熱化，心陽亢盛，陰血虧耗，以致心神不寧，煩躁不寐者，應以白芍配合甘平的阿膠與苦寒的黃連等同用。其機制有二：一則藉苦寒之性以制心經之元陽而除煩躁；一則以血肉有情之品以養血，兼含酸甘化陰之意。此法對雜病中因心腎不交而長期失眠的患者，經過多次實踐證明，亦頗有效。

用於補法：白芍本有滋養陰血作用，常與地黃、當歸之屬配伍以治虛勞疾患。若再加參、朮之類，則兼治氣血雙虧之證，這是眾所周知的。此外，腹部攣急而痛，得按則減，心悸而煩的中虛患者，實因營陰虧損，陽氣不足而形成，可重用白芍，並與飴糖、桂枝、甘草等為伍，取白芍、飴糖建中焦營陰之氣為主，桂枝扶陽佐之。尤在涇云甘與辛合而生陽，酸得甘助而生陰。若此陰陽相生，則中氣自可建立。況白芍、甘草合用，尚有甲己化土之義，乃調中之又一妙法。

其他：婦人月經不調，不論屬寒屬熱，白芍均有一定的使用價值。例如月經延期，血色淡紅，腹痛喜按，或因子宮虛寒而不受孕者，可用白芍補血虛；艾葉、吳茱萸、官桂之類暖子宮，祛血寒，務使陰血充盈，並處於溫潤和煦狀態。如陰火內盛，血為熱迫而妄行，以致經行不止，及崩中漏下，紫黑成塊，煩熱溺赤，舌絳，脈弦數。用白芍配龜板滋陰壯水，以制亢陽，再加黃柏、黃芩以清邪火，以此陰氣生，火邪退，血得寧靜，崩漏即止。肝木克土，脾失運化之權，以致腸鳴腹痛，大便泄瀉，後而痛仍不減，服健脾和胃之劑而瀉不止者，須加白芍、防風以瀉木安土，方克有濟，此即《黃帝內經》所云損其肝者緩其中之意。其他如水不涵木，肝陽升騰而頭痛眩暈，以及溫病熱在下焦，灼傷真陰而筋脈拘急。手足瘛瘲者，用白芍治療，分別有柔肝息風、養陰止痙之效。此外，白芍與白朮配合能治脾虛，用白芍在於益脾陰，用白朮在於補脾陽。與黃連、黃芩

為伍能治熱痢,其中以白芍和太陰營氣而安脾,芩連清陽明溼熱以厚腸。與牡丹皮同用則平肝火,且牡丹皮味辛主散;白芍味酸主斂,一散一斂,則散不傷血,斂不留邪,有相反相成之妙用。與甘草溫潤陽氣,使筋脈得以柔養而收緩急止痛之效。桂枝與白芍的配伍特點:小建中湯證虛勞在臟,故需振奮臟陽。白芍善入血分,可引桂枝入血入脾,振奮中陽。又「脾主為胃行其津液」(《素問·厥論》),陰血虛單純補益而不能行,得脾運乃行;「太陰溼土,得陽始運」(《臨證指南醫案·卷三·脾胃》),桂枝振奮脾陽,其運通之用有助於陰津的充養。另,白芍酸斂而涼,若無桂薑之溫通行散,則恐腹痛。桂枝性溫而燥,本證陰血不足,若芍藥不加倍,又恐桂枝生火化燥。故小建中湯中桂枝與白芍 1:2 配伍,在陰血充足的條件下,振奮脾氣。

所謂赤芍和白芍,根據現今應用情況及歷代本草中的記載可認為白芍是栽培的芍藥植物的根,赤芍則主要來自野生芍藥的根。民間用芍藥治療胸腹腰肋疼痛、自汗盜汗、陰虛發熱、月經不調、崩漏、帶下。現代藥理研究顯示芍藥具有免疫調節、改善學習記憶行為、鎮痛、鎮靜、解痙、保肝、擴張血管、抗炎等作用,芍藥苷等單萜類化合物是這些生理活性的主要物質基礎。

四、生薑

生薑溫中散寒,和胃氣以助健運,且可佐白芍之涼,散白芍之斂。《名醫別錄》曰其味辛,微溫。主治傷寒頭痛、鼻塞、

咳逆上氣，止嘔吐。又，生薑，微溫，辛，歸五臟。去痰，下氣，止嘔吐，除風邪寒熱。久服小志少智，傷心氣。《本草拾遺》：本功外，汁解毒藥，自餘破血，調中，去冷，除痰，開胃。須熱即去皮，要冷即留皮。《藥性論》：主痰水氣滿、下氣；生與乾並治嗽、療時疾、止嘔逆不下食。生和半夏，主心下急痛，若中熱不能食，搗汁合蜜服之。《開寶本草》：味辛，微溫。主傷寒頭痛鼻塞，咳逆上氣，止嘔吐。《本草圖經》：以生薑切細，和好茶一兩碗，任意呷之，治痢大妙！熱痢留薑皮，冷痢去皮。《本草衍義》：治暴逆氣。嚼三兩皂子大，下嚥定，屢服屢定。初得寒熱，痰嗽，燒一塊，含咬之終日間，嗽自癒。暴赤眼無瘡者，以古銅錢刮淨薑上取汁，於錢唇點目，熱淚出，今日點，來日癒。但小兒甚懼，不須疑，已試良驗。《藥性賦》：味辛，性溫，無毒。升也，陽也。其用有四：製半夏有解毒之功，佐大棗有厚腸之說。溫經散表邪之風，益氣止胃翻之噦。《湯液本草》：氣溫，味辛。辛而甘，微溫，氣味俱輕，陽也，無毒。《本草衍義補遺》：辛溫，俱輕，陽也。主傷寒頭痛、鼻塞、咳逆上氣，止嘔吐之聖藥。治咳嗽痰涎多用者，此藥能行陽而散氣故也。又東垣曰：生薑辛溫入肺，如何是入胃口？曰：俗皆以心下為胃口者，非也。咽門之下受有形之物，係胃之繫，便為胃口，與肺同處，故入肺而開胃口也。又問曰：人云夜間勿食生薑，食則令人閉氣，何也？曰：生薑辛溫主開發，夜則氣本收斂，反食之開發其氣，則違天道，是以不宜。若有病則不然，若破血、調中、去冷、除痰、開胃。須熱即去皮，

若要冷即留皮用。《本草發揮》：成聊攝云，薑、棗味辛、甘。固能發散，而又不特專於發散之用。以脾主為胃行其津液，薑、棗之用，專行脾之津液，而和榮衛者也。

在經方中的運用：

解表散寒：從《傷寒論》六經辨證篇幅來看，太陽病症治篇幅居於首位。太陽主一身之表，統攝營衛，固護肌表，寒邪入侵人體，太陽首當其衝，太陽感邪後臨床以惡寒發熱，頭痛項強，脈浮為主要脈證，在《傷寒論》中，凡稱太陽病者一般都具備此證。因此，辛溫解表法是本病整體治則。在太陽病篇方中，仲景選用生薑為伍的方劑有很多，如桂枝湯、桂枝加厚朴杏子湯、桂枝去芍藥湯、桂枝去芍藥加附子湯、桂枝去桂加茯苓白朮湯等，都以生薑為伍助主藥以表散風寒之邪。仲景應用生薑的另一個特點是用量大，在一些具有表散作用的方劑中，生薑用量常與主藥同重，有的甚至超過主藥量，如桂枝加芍藥生薑各一兩人參三兩新加湯中生薑用量占居首位。生薑辛溫發散，能逐寒邪而發表，仲景習用生薑為伍，以解太陽表證，正是利用這一功能而發揮治療作用的。

和胃消痞：《傷寒論》云傷寒，汗出解之後，胃中不和，心下痞硬，乾噫食臭，脅下有水氣，腹中雷鳴下利者，生薑瀉心湯主之。本條文論述了傷寒經發汗後，表證當解，但因患者脾胃素虛，或汗不如法，表解後，脾胃受損。脾胃傷必致升降功能失常，寒自內生，或汗後病及中焦，邪熱內陷，寒熱互阻，

第二章　臨床藥學基礎

結於心下胃脘部，形成痞證的病機變化。痞證就一般而言，是痞而不硬，若邪氣阻寒較重時，亦可痞而硬實，但臨床表現多痞硬而不痛，無結胸證之徵象。脾胃既虛則運化失職，不能熟腐水穀，以致食滯、水氣內停，行走腸間，轆轆有聲，故腹中雷鳴下利，因此，本證實屬水飲食滯痞證。對本證治療當和胃消痞，宣散水氣。仲景在治療本證時，僅在半夏瀉心湯的基礎上加減藥量，重用生薑，以為主藥，變半夏瀉心湯為生薑瀉心湯，由此一斑，可見仲景選方用藥之精良，其義重在散水氣之痞也。與半夏相配，則增強和胃降逆化飲止嘔之功，與芩連相配，辛開苦降，復脾胃升降之職。清陽能升，濁陰能降，則痞硬自消，氣逆下利自止是不言而喻的了。

　　降逆止嘔：在《傷寒論》中，嘔逆互為兼證或為主證，所以《傷寒論》云傷寒多嘔逆的發生，多為胃氣失於和降所致，而風寒之邪侵犯太陽或內傳少陽，或內迫陽明，或熱擾胸膈，或中焦虛寒，或痰飲水氣內伏，或食滯均可導致胃氣上逆，發生嘔逆之證。所以嘔逆可分為表裏、寒熱、虛實、痰飲、食滯等多種症候，對這一病症的治療原則雖不同，但仲景在組方用藥時選擇生薑為伍似成常規。如：既有解表作用又兼能止嘔逆的桂枝湯、葛根加半夏湯，具有和胃消痞、宣散水氣的生薑瀉心湯，用治胃虛痰阻、噫氣不除的旋覆代赭湯以及熱擾胸膈的梔子生薑豉湯，胃氣虛寒、濁陰上逆的吳茱萸湯，邪入少陽、樞機不利的小柴胡湯，少陽兼腑實的大柴胡湯，少陽病兼下利嘔吐的

黃芩加半夏生薑湯等，都以生薑為伍者，是因這一類病症都有嘔逆這一共同症候。此外，仲景使用生薑降逆止嘔，一般用量都較大，如旋覆代赭湯中生薑用量約為旋覆花的 1.5 倍，代赭石的 5 倍；在梔子生薑豉湯中，生薑用量約為梔子的 1.5 倍，又如吳茱萸湯、大柴胡湯等，生薑用量都較大，由此不難看出，仲景廣用重用生薑的目的在於降逆止嘔以和胃氣。

溫陽化氣：《傷寒論》烘針令其汗，針處被寒，核起而赤者，必發奔豚，氣從少腹上衝心者，灸其核上各一壯，與桂枝加桂湯，更加桂二兩也。傷寒，脈結代，心動悸，炙甘草湯主之。傷寒，汗出而渴者，五苓散主之；不渴者，茯苓甘草湯主之。傷寒二三日，心中悸而煩者，小建中湯主之。有心陽虛致發奔豚的證治，有心陰心陽虛的證治，也有胃陽虛、水飲停於胃中所致的證治和脾陽虛、悸而煩的證治，病變部位儘管有在心、在胃、在脾的區別，但都有陽虛本質，因此，仲景都採用了溫陽化氣法，或陰陽雙補法。同時，在仲景所舉桂枝加桂湯、茯苓甘草湯、炙甘草湯和小建中湯中不難發現，都有桂枝和生薑相互為伍。桂枝辛溫，入心助陽而溫經散寒，生薑辛溫宣散，走而不守，兩藥之溫熱程度為方中諸藥之最，仲景主以桂枝生薑為伍，相輔相成，以達溫陽化氣之目的恐是無疑的了。

五、大棗

大棗在本草中的論述。《神農本草經》：主治心腹邪氣，安中養脾，助十二經，平胃氣，通九竅，補少氣少津液，身中不足，大驚，四肢重，和百藥。《名醫別錄》：補中益氣，強力，除煩悶，治心下懸、腸澼。《日華子本草》：潤心肺，止嗽。補五臟，治虛勞損，除腸胃癖氣。《本草新編》：通九竅，和百藥，養肺胃，益氣，潤心肺，生津，助諸經，補五臟。唯中滿及熱疾忌食，齒疼並風疾禁嘗。乃調和之品，非補益之味。

在經方中的運用：

建中補虛：大棗甘溫質柔，能補脾和胃，《傷寒論》中常用於治療臟腑虛損諸證。如小建中湯治療傷寒二三日，心中悸而煩。傷寒初起即見悸煩，是患者素虛。陽氣虛則心悸。陰血虛則心煩，此乃陰陽雙虧、心脾兩虛之證。用小建中湯先補其裏虛，中氣立則外邪自解。方中大棗佐飴糖，甘藥為主劑有稼穡作甘之意。唯其味甘，才能資養脾胃，生長氣血，是以心得之而火用修明，脾得之而化源健旺。諸藥配伍則有平補陰陽、建中補虛之功，故此方應用甚廣。《金匱要略·血痹虛勞病脈證并治》曰：虛勞裏急，悸，衄，腹中痛，夢失精，四肢痠疼，手足煩熱，咽乾口燥者，小建中湯主之。又如炙甘草湯治療傷寒脈結代，心動悸。根據表裏同病，裏虛者先治其裏的原則，仲景以救裏為急，用炙甘草湯峻補氣血。方用大棗三十枚，劑量獨

重,殊寓深意,配生地黃、麥門冬、阿膠、麻仁能滋陰養血,使陽得陰助而生化無窮;配甘草、桂枝、人參、生薑、酒能辛甘化陽,使陰得陽升而泉源不竭。諸藥共奏滋陰養血、益氣復脈之功,後世滋補方劑大多由此化裁而出。但需注意,臨證使用該方時諸藥不能減量,否則難獲復脈之效。再如半夏瀉心湯、甘草瀉心湯、旋復代赭湯所治之證皆在脾胃,故均主用大棗佐人參、甘草補虛健脾,扶助胃氣。另如柴胡劑、吳茱萸湯及黃連湯之用大棗,皆取和胃調中、扶正祛邪之用。還有治療血虛寒厥證的當歸四逆湯和當歸四逆加吳茱萸生薑湯,均重用大棗佐甘草以健中補虛,又脾主四肢使中陽振奮,則厥寒可癒。

調和營衛:大棗能調和營衛,與生薑為伍其效尤妙。《傷寒論》中常作為辛溫發汗劑及調和營衛方中之輔助品,用於治療風寒表證。如在桂枝劑中薑棗聯用多達數次,故《本經疏證》曰:大率薑與棗聯,為和營衛之主劑,薑以主衛,棗以主營。生薑辛散溫通,大棗柔潤甘緩,薑藉棗之緩唯旋轉於肌腠營衛之間,營衛遂因之而和解,所以屢屢應用於桂枝劑中。《神農本草經讀》仲景桂枝湯等,生薑與大棗同用者,取其辛以和肺衛,得棗之甘以養心營,合之能兼調營衛也。它如葛根湯、葛根加半夏湯、大青龍湯及麻黃連翹赤小豆湯之用大棗,亦為調和營衛,助正祛邪而設。

培土制水:大棗甘溫,入脾、胃二經,善補中益氣,培土制水。《傷寒論》中常用於治療脾虛水停諸證。如桂枝去桂加茯

苓白朮湯，方用大棗配白朮補益脾胃，復其轉輸之機，則水飲盡從下去而諸證霍然。生薑瀉心湯治療胃不和而有水氣，方用大棗佐人參、生薑、甘草，和胃消痞，扶正祛邪，補益脾胃，宣散水氣。苓桂甘棗湯治療奔豚證，用大棗十枚以健脾，脾健則水制，所以悸動可止，奔豚不作。十棗湯治療懸飲證，逐水劇藥中加肥大棗枚以顧護胃氣，益土勝水。

溫通心陽：《傷寒論》中除桂枝配甘草溫通心陽外，亦取大棗配桂枝辛甘合化，溫通心陽。如桂枝去芍藥湯治療表證誤下損傷胸陽而見脈促胸滿，用大棗配桂枝，通胸陽，宣衛陽。桂枝去芍藥加蜀漆牡蠣龍骨救逆湯治療傷寒誤亡心陽而見驚狂，用大棗補中焦和營衛，且助桂枝溫通陽氣。大棗配桂枝，又能通心陽而降衝逆，如桂枝加桂湯治療奔豚證，苓桂甘棗湯治療臍下悸欲作奔豚。《金匱要略·奔豚氣病脈證治》立方3首，奔豚湯用於肝鬱化火之氣衝奔豚，故不用大棗，而陽虛偏寒者則用桂枝加桂湯及茯苓桂枝甘草大棗湯以治之。

緩急止痛：大棗又能緩解急迫而止痛，如小建中湯治療腹中急痛，桂枝加芍藥湯治太陰脾虛氣滯之腹滿時痛，桂枝加大黃湯治太陰脾實病兼陽明之大實痛。均用大棗助芍藥合甘草以緩急止痛。後世《海上方》用大棗二枚，烏梅一枚，杏仁七枚同搗，男用酒，女用醋送下，可以治療卒急心痛。另《金匱要略》方甘麥大棗湯，取大棗配小麥、甘草滋養心液、甘潤補中緩急，用於治療婦人臟躁，效若桴鼓。

調和藥性：大棗甘緩性平，故又能調和百藥，論中常用於峻猛劑中，一可緩和猛藥峻烈之性，且解其毒性；二能顧護胃氣；三有矯味作用，便於內服。如十棗湯，與甘遂、大戟、芫花同用，可使泄水而不傷胃；葶藶大棗瀉肺湯，與葶藶子同用，可使瀉肺而不傷肺；皂莢丸中與皂莢同用，可使痰除而不傷正；三方用大棗，意義相同。故柯琴曰此仲景用毒攻病之法，盡美又盡善也。後世李時珍師其法，用大棗去核，斑蝥去頭足入棗煨熟，去蝥，空心食之，白湯送下，治反胃吐食。

大棗為鼠李科植物棗的成熟果實。中醫中藥理論認為，大棗具有補虛益氣、養血安神、健脾和胃等作用，是脾胃虛弱、氣血不足、倦怠無力、失眠多夢等患者良好的保健營養品。目前，中外對大棗中的胺基酸、環磷酸腺苷、環磷酸鳥苷、維生素等都有較多的研究與報導，但對大棗多糖的研究還在初步階段。大棗多糖具有多種生物活性，可以增強巨噬細胞吞噬功能、促進溶血素和溶血空斑形成，加快淋巴細胞轉化和免疫興奮，對血虛模型、氣血雙虛模型有較好的改善作用；可作為免疫促進劑，能控制細胞的分裂和分化，調節細胞的生長和衰老，對肝損傷有一定的保護作用。

第二節　功效與主治

　　小建中湯具有溫中補虛、和裏緩急的功效。主要用於中焦虛寒、肝脾不和證。腹中拘急疼痛，喜溫喜按，神疲乏力，虛怯少氣；或心中悸動，虛煩不寧，面色無華；或伴四肢酸楚，手足煩熱，咽乾口燥。舌淡苔白，脈細弦。（本方常用於胃及十二指腸潰瘍、慢性肝炎、慢性胃炎、神經衰弱、再生障礙性貧血、功能性發熱等屬中焦虛寒、肝脾不和者。）本方病症因中焦虛寒，肝脾失和，化源不足所致。中焦虛寒，肝木乘土，故腹中拘急疼痛、喜溫喜按。脾胃為氣血生化之源，中焦虛寒，化源匱乏，氣血俱虛，故見心悸、面色無華、發熱、口燥咽乾等。症雖不同，病本則一，總由中焦虛寒所致。治當溫中補虛而兼養陰，和裏緩急而能止痛。方中重用甘溫質潤之飴糖為君，溫補中焦、緩急止痛。臣以辛溫之桂枝溫陽氣，祛寒邪；酸甘之白芍養營陰，緩肝急，止腹痛。佐以生薑溫胃散寒，大棗補脾益氣。炙甘草益氣和中，調和諸藥，是為佐使之用。其中飴糖配桂枝，辛甘化陽，溫中焦而補脾虛；芍藥配甘草，酸甘化陰，緩肝急而止腹痛。六藥合用，溫中補虛緩急之中，蘊有柔肝理脾、益陰和陽之意，用之可使中氣強健，陰陽氣血生化有源，故以「建中」名之。

本方是由桂枝湯加飴糖，重用芍藥組成，然其理法與桂枝湯有別。桂枝湯以桂枝為君，具有解肌發表、調和營衛之功，主治外感風寒表虛、營衛不和證；本方重用飴糖，意在溫中補虛、緩急止痛，主治中焦虛寒、虛勞裏急證。

第三章

源流方論整理

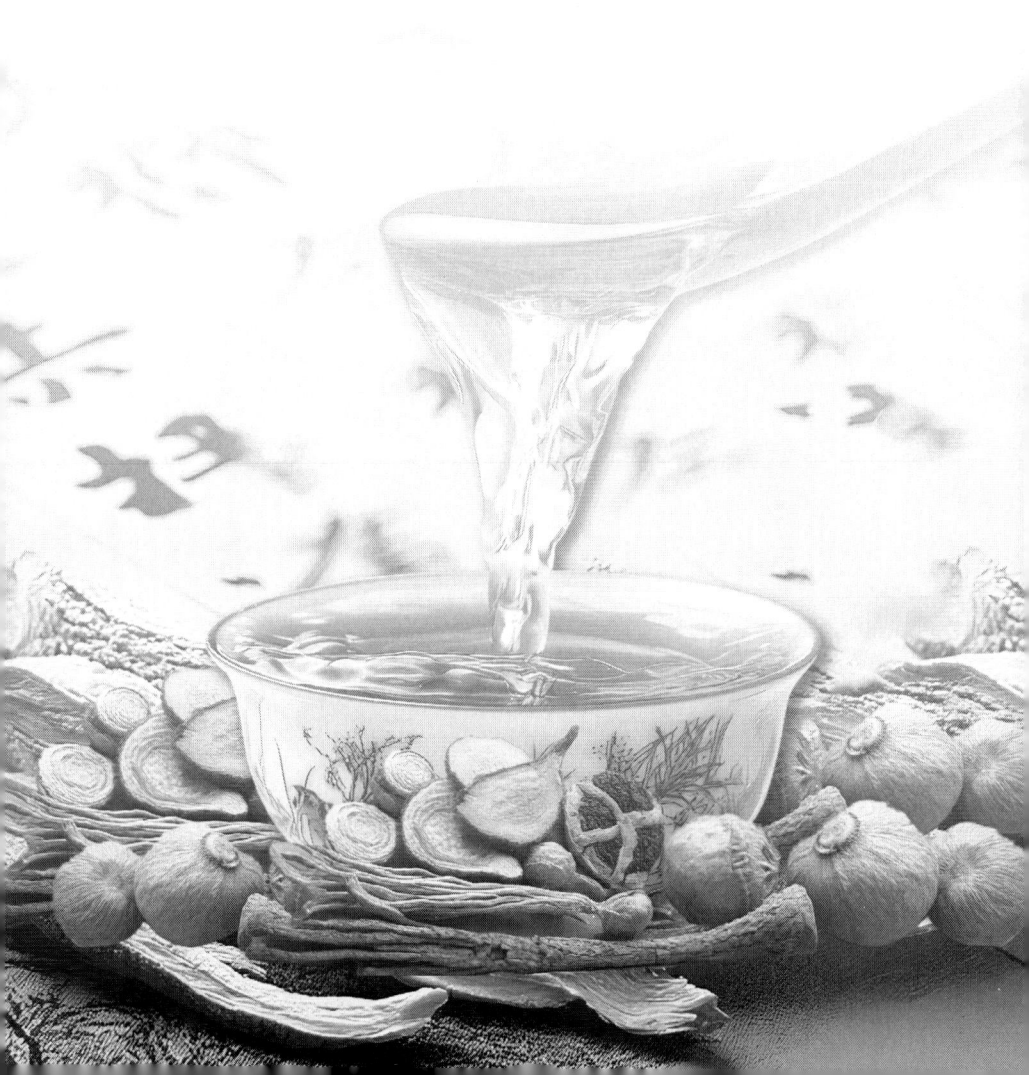

第一節　源流

對於小建中湯的病機，後世大多認為是溫中之方。如金代成無己於《傷寒明理論》言：此湯溫建中臟，是以建中名焉。後世醫家多宗此說，認為小建中湯溫中之劑，主治中焦虛寒，現行《方劑學》亦將其列入溫裏劑中。但也有學者認為，將小建中湯列入溫中之劑值得商榷。

首先，在位置上，小建中湯在《傷寒論》中出現在太陽篇，更有「先與小建中湯；不差者，小柴胡湯主之」之條文，說明了小建中湯證與小柴胡湯證病機上的相關性及相似性。並且「心中悸而煩」、「手足煩熱，咽乾口燥」等症狀，不能用太陰虛寒來解釋。

其次，後世醫家以小建中湯治腹痛而認為其病機為中焦虛寒，仔細思索中焦虛寒之腹痛為何要用小建中湯？遍查傷寒諸方，仲景治腹痛多加芍藥，如桂枝加芍藥湯治腹滿痛，小柴胡湯後之加減「腹中痛者，去黃芩，加芍藥」，此乃泄木安土法，與太陰虛寒無關，且中焦虛寒之腹痛另有大建中湯，其用乾薑、蜀椒等辛溫之藥，若小建中湯為中焦虛寒用藥不應相差甚遠。

再者，仲景太陰篇曰「太陰為病，脈弱，其人續自便利，設當行大黃、芍藥者，宜減之，以其人胃氣弱，易動故也」，真武湯證後之加減「下利者去芍藥，加乾薑二兩」，脾陽敗，故去芍藥。可見，若小建中湯為治中焦虛寒，仲景應不會「倍芍藥」而用之。

第三章 源流方論整理

最後，從小建中湯的藥物組成上看。本方由飴糖一升、芍藥六兩、桂枝三兩、大棗十二枚、甘草三兩、生薑三兩組成。方中補陰藥與補陽藥並用，而補陰藥的數和量都超過了補陽藥。若小建中湯為治療中焦虛寒之劑，則應以溫裏藥為主，應該重用桂枝、生薑溫熱之藥，但為何倍芍藥，又加飴糖？結合以上依據，將小建中湯列入溫中之劑確實不妥。中焦脾胃乃升降之樞紐，脾升胃降；肝肺為升降之外輪，肝升肺降，脾氣升發可帶動肝氣升發，太陰脾虛則厥陰風木鬱而不升，少陽相火鬱而不降。故後來學者認為小建中湯之病機為太陰脾虛，厥陰不升，少陽不降。

陽脈澀，陰脈弦。關於陰陽之意，有很多爭論，如程郊倩認為輕取為陽，沉取為陰，但如果將陰陽強解為浮沉，不合情理。按浮沉之說解釋，那麼《傷寒論》290條：「少陰中風，脈陽微陰浮者，為欲愈。」陽微陰浮就是輕取為微，重按反而為浮脈？浮為輕取即得，怎能重按而見浮脈？除此，根據《傷寒論》：「寸口脈陰陽俱緊者，法當清邪中於上焦，濁邪中於下焦。」又云：「陽脈浮大而濡，陰脈浮大而濡，陰脈與陽脈同等者，名曰緩也。」由此可見，陰脈陽脈並非指浮取、中取，結合脈法十四推測陰脈、陽脈應是寸關尺三部，寸為陽，尺為陰。另外《傷寒論·辨太陽病脈證并治（上篇）》第3條云：「太陽病，或以發熱，或未發熱，必惡寒，體痛，嘔逆，脈陰陽俱緊者，名為傷寒。」第1條提綱云：「太陽之為病，脈浮，頭項強痛而

惡寒。」結合這兩條也可推測出陽脈、陰脈皆是指表證之浮脈，並非指浮取、中取，所以可以得出陽脈澀是指寸脈澀，陰脈弦是指尺脈弦，從病機來解釋，「上以候上，下以候下陰。」脈弦，則是厥陰風木鬱於下而不升，木主升發，鬱於下則攻衝，橫剋脾土，故見腹痛，婦人腹中痛亦此理；陽脈澀，乃是少陽相火鬱於上而不降，故用芍藥平厥陰風木止痛，另兼清少陽相火，若不差，應該是從厥陰風木論治無效，此時改為小柴胡，側重清少陽證，故曰「不差者，小柴胡湯主之」，小柴胡湯後之加減「腹中痛者，去黃芩，加芍藥」，說明小柴胡湯本身就能治療腹痛，這一加減可以看作兩方的過渡形式。

腹中痛，夢失精，四肢痠疼。木氣鬱於下，愈鬱則愈疏泄，風木鬱而生風，橫剋脾土，故見腹痛，用桂枝助肝氣升發，肝氣疏泄條達，自不生風，奔豚諸證亦是此理，故皆用桂枝助疏泄而平逆衝；肝主筋，筋聚於關節，木氣升發失司，筋節不暢，故四肢痠疼。人之精，賴腎氣閉藏，肝氣疏泄，一泄一藏，開合有度，今木氣鬱於下，升意不遂，強行疏泄，寅卯之令，肝氣萌動，故見遺精。

心中悸而煩：心悸的論述，《傷寒論》言「心中悸」，《金匱要略》雖只言「悸」，但本症為氣血陰陽皆不足，故為「心中動悸」。其機制為氣血津液皆不足，不能養心。悸在理論與實踐中均主要反映陰血不足的病機，所以這種動悸以活動加重為主。

《傷寒論》云「心中悸而煩」，故煩為心中煩，此屬內煩、虛

煩。由陰血不足，不能含攝陽氣，虛陽鬱越所致。

衄：《金匱要略》中但言「衄」，此衄為陰虛，不能榮養於上，經中虛火鬱滯化熱，又因呼吸而致乾燥。燥熱最易傷及血絡，而見鼻衄或齒衄時發，量不多。

手足煩熱，咽乾口燥：「脾主四肢」，脾氣流於四肢而主統血和推動。陰血不足，不能涵養陽氣，脾氣流溢而滯留於四肢，虛陽鬱而為熱，故手足煩熱。《諸病源候論・虛勞病諸候》中云：「虛勞之人，血氣微弱，陰陽俱虛……熱因勞而生。」、「血為氣之母」，陰血為陽氣之承載。本症由於陰血不足，不能榮養於上，津液不能上承而上燥，且脾氣上浮，於咽喉等局部鬱滯化熱，燥熱傷於局部，出現咽乾口燥。《諸病源候論・虛勞口乾燥候》云：「勞損血氣，陰陽斷隔，冷熱不通，上焦生熱，令口乾燥也。」

第二節　古代醫家方論

1. 太陽病，得之八九日，如瘧狀，發熱惡寒，熱多寒少，其人不嘔，清便欲自可，一日二三度發。脈微緩者，為欲愈也，脈微而惡寒者，此陰陽俱虛，不可更發汗、更下、更吐也。面色反有熱色者，未欲解也，以其不能得小汗出，身必癢，宜桂枝麻黃各半湯。(23)

郭雍：亦宜先服小建中湯。(《仲景傷寒補亡論·卷八·不可發汗四十條》)

張璐：雖脈微惡寒，止宜小建中加黃耆，以溫分肉、司開合，原非溫經之謂。(《傷寒纘論·卷上·太陽下篇》)

李梴：似瘧不嘔、二便自調者，必自癒；不癒脈遲，有汗者，小建中湯。(《醫學入門·外集·卷之三·傷寒·六經正病》)

2. 太陽病，發熱惡寒，熱多寒少。脈微弱者，此無陽也，不可發汗，宜桂枝二越婢一湯。(27)

朱肱：尺脈遲者，血少也，先以小建中加黃耆湯，以養其血。(《類證活人書·卷第三》)

沈金鰲：熱多寒少而尺遲者，營氣本足，血少故也，先以小建中湯加黃最良。尺尚遲，再一劑。(《傷寒論綱目·卷第一·太陽經症·風傷衛寒傷營》)

3. 太陽中風，脈浮緊，發熱惡寒，身疼痛，不汗出而煩躁者，大青龍湯主之。若脈微弱，汗出惡風者，不可服之。服之則厥逆，筋惕肉瞤，此為逆也。(方後注)汗出多者，溫粉粉之。一服汗者，停後服。若復服，汗多亡陽遂虛，惡風煩躁，不得眠也。(38)

朱橚：汗不止，筋惕肉瞤，其候最逆且先服防風白朮牡蠣散，次服小建中湯。(《普濟方·卷第一百二十二·傷寒門·辨不可發汗病脈證并治》)

第三章　源流方論整理

朱肱：發汗則頭眩汗出，筋惕肉瞤，此為逆難治，且先服防風白朮牡蠣散，次服建中湯。(《類證活人書·卷第九》)

沈金鰲：此候最逆，先宜防風白朮牡蠣湯，次服小建中湯。(《傷寒論綱目·卷第三·筋惕肉瞤》)

劉昉、陶華、徐春甫亦認為：先服防風白朮牡蠣湯，次服小建中湯。(《幼幼新書·卷第十五·傷寒自汗第一》)(《傷寒六書·傷寒明理續論·卷之六·惡風》)[《古今醫統大全·卷之十三·傷寒門(上)症候·自汗》]

4. 脈浮數者，法當汗出而愈。若下之，身重心悸者，不可發汗，當自汗出乃解。所以然者，尺中脈微，此裏虛，須表裏實，津液自和，便自汗出愈。(49)

張璐：所以身重心悸，當與小建中和其津液，必自汗而愈。(《傷寒纘論·卷上·太陽上篇》)

郭雍：若心下悸而煩，宜小建中湯。(《仲景傷寒補亡論·卷四·太陽經證治上九十五條》)

5. 脈浮緊者，法當身疼痛，宜以汗解之。假令尺中遲者，不可發汗。何以知然？以榮氣不足，血少故也。(50)

龐安石：此若軟緊而遲，不可汗，宜小建中湯。(《傷寒總病論·卷第二·不可發汗證》)

朱肱：尺脈遲者，先以小建中湯以養之；脈浮者，麻黃湯主之。(《類證活人書·卷第九》)

049

郭雍：此一證與前證（即 49 條）略相似，宜小建中湯，次則柴胡桂枝湯。（《仲景傷寒補亡論·卷四·太陽經證治上九十五條》）

陶節庵：尺脈遲，為無血，先用小建中湯，候尺脈浮，卻用麻黃湯。（《傷寒六書·傷寒明理論·卷之六·身痛》）

沈金鰲：熱多寒少，尺脈沉遲者，榮血不足，黃耆建中湯。（《傷寒論綱目·卷第三·身痛》）

張璐：尺中脈遲，不可用麻黃發汗，當頻與建中湯和之。和之而邪解，不須發汗，設不解不妨多與。（《傷寒纘論·卷上·太陽上篇》）

6. 下之後，復發汗，必振寒，脈微細。所以然者，以內外俱虛故也。(60)

汪琥：愚以上證，邪熱雖去只宜溫補，不可用大熱之藥，故黃耆建中湯，服之為穩。（《傷寒論辨證廣注·卷之四·辨太陽病脈證并治法中·小青龍湯方》）

郭雍：常氏云可參建中湯。（《仲景傷寒補亡論·卷十一·發汗吐下後七十三》）

尤在涇：脈微為陽氣虛，細為陰氣少，既下復汗，身振寒而脈微細者，陰陽並傷，而內外俱虛也，是必以甘溫之劑，和之養之為當矣。（《傷寒貫珠集·卷第二·太陽篇下·太陽救逆法第四·誤汗下及吐後諸變脈證十三條》）

第三章　源流方論整理

7. 下之後，復發汗，晝日煩躁不得眠，夜而安靜，不嘔，不渴，無表證，脈沉微，身無大熱者，乾薑附子湯主之。(61)

李梴：下後陽虛，脈沉無表證，夜靜晝煩不得眠者，宜古薑附湯，或四逆湯加茯苓。汗多者，小建中湯。(《醫學入門·外集·卷三》)

8. 發汗後，身疼痛，脈沉遲者，桂枝加芍藥生薑各一兩人參三兩新加湯主之。(62)

朱肱：小建中湯，兼治汗後身疼、脈沉而遲者。(《類證活人書·卷第九》)

汪昂：黃耆建中湯……亦治傷寒汗後身痛，表虛惡寒，脈遲弱者。(《醫方集解·祛寒之劑第十·小建中湯》)

9. 夫持脈時，病人手叉自冒心。師因教試令咳而不咳者，此必兩耳聾無聞也。所以然者，以重發汗，虛，故如此。發汗後，飲水多必喘，以水灌之亦喘。(75)

郭雍：常器之云素無熱人，可與芍藥附子湯；素有熱人，可與黃耆建中湯。(《傷寒補亡論·卷第四·太陽經證治上九十五條》)

汪琥：愚以重發汗而致虛，黃耆建中湯。(《傷寒論辨證廣注·卷之四·辨太陽病脈證并治法中·茯苓甘草湯方》)

郭雍：先宜小建中湯。(《仲景傷寒補亡論·卷九·汗後四十四條》)

10. 咽喉乾燥者，不可發汗。(83)

張璐：宜小建中。(《傷寒纘論·卷上·太陽上篇》)

11. 淋家不可發汗，發汗必便血。(84)

張璐：未汗宜黃耆建中湯。(《傷寒纘論·卷上·太陽上篇》)

12. 瘡家雖身疼痛，不可發汗，汗出則痙。(85)

張璐：王云小建中加歸芪。(《傷寒纘論·卷上·太陽上篇》)

13. 衄家不可發汗，汗出必額上陷，脈急緊，直視不能眴，不得眠。(86)

張璐：衄家不可發汗也，許叔微云：黃耆建中。(《傷寒纘論·卷上·太陽上篇》)

張璐：呂滄洲，小建中加蔥豉。(《傷寒纘論·卷上·太陽上篇》)

14. 亡血家，不可發汗，發汗則寒慄而振。(87)

張璐：黃耆建中湯。(《傷寒纘論·卷上·太陽上篇》)

張璐：孫兆云，黃耆建中加蔥豉。(《傷寒纘論·卷上·太陽上篇》)

15. 太陽病，先下而不癒，因復發汗，以此表裏俱虛，其人因致冒，冒家汗出自癒。所以然者，汗出表和故也。裏未和，然後復下之。(93)

張璐：冒為發汗過多，胃中清陽氣傷，故叉手自冒。必補氣，以助其作汗，宜小建中加參芪，頻服乃癒。若尺中遲弱者，更加熟附子三五分，可見昏冒耳聾，非大劑溫補不能取效也。(《傷寒纘論·卷上·太陽下篇》)

16. 太陽病，下之，其脈促，不結胸者，此為欲解也。脈浮者，必結胸；脈緊者，必咽痛；脈弦者，必兩脅拘急；脈細數

者,頭痛未止。脈沉緊者,必欲嘔。脈沉滑者,協熱利。脈浮滑者,必下血。(140)

郭雍:兩脅拘急,小建中湯。(《仲景傷寒補亡論·卷十一·發汗吐下後七十三條》)

17. 陽明病,法多汗,反無汗,其身如蟲行皮中狀者,此以久虛故也。(196)

朱肱:宜朮附湯、黃耆建中湯。(《類證活人書·卷第九》)

戴思恭:以病患久虛,津液竭不能為汗,宜用黃耆建中湯。得津液既和,而陽明證仍在,徐用小柴胡湯。(《祕傳證治要訣及類方·卷之二·諸傷門·傷風寒》)

聶惠民等:萬全曰此陽明病身癢如蟲行者,責其胃虛不能做汗也,宜小建中湯。(《傷寒論集解》)

王肯堂:胃為津液之主,病人久虛,津液竭,不能為汗。胃主肌肉,實則為痛,虛則為癢,宜用黃耆建中湯。(《證治準繩·傷寒》)

18. 陽明病,反無汗,而小便利,二三日嘔而咳,手足厥者,必苦頭痛。若不咳不嘔,手足不厥者,頭不痛。(197)

郭雍:手足厥者,宜小建中湯。(《仲景傷寒補亡論·卷六·陽明經證治八十七條》)

李梴:小便利,吐而咳,手足厥,若頭痛鼻乾者,小建中湯。(《醫學入門·外集·卷三》)

19. 少陽中風，兩耳無所聞，目赤，胸中滿而煩者，不可吐下，吐下則悸而驚。（264）

陶節庵：少陽病，耳聾目赤，胸滿而煩，妄加汗下，則悸而驚，與小建中湯；有熱者，小柴胡湯。（《傷寒六書·傷寒明理續論·卷之六·心悸》）

20. 傷寒，脈弦細，頭痛發熱者，屬少陽。少陽不可發汗，發汗則譫語，此屬胃，胃和則愈，胃不和，煩而悸。（265）

程杏軒：此處云屬胃，胃虛故也。和胃不曾出方。然玩胃不和則煩而悸，當是小建中湯。以下有二三日，心中悸而煩者，小建中湯主之之條也。（《醫述·卷第四·傷寒析疑·會通》）

21. 少陰病，下利，若利自止，惡寒而踡臥，手足溫者，可治。（288）

陶節庵：若下利，惡寒而倦，手足溫者，小建中湯。（《傷寒六書·傷寒明理續論·卷之六·惡寒》）

李梴：小建中湯……少陰惡寒，手足踡而溫。（《醫學入門·外集·卷三》）

徐春甫：下利後惡寒而倦手足溫者，小建中湯。（《古今醫統大全·卷之十三·症候》）

22. 厥陰中風，脈微浮為欲愈，不浮為未愈。（327）

朱肱：宜小建中湯。（《類證活人書·卷第一·經絡圖》）

朱棣：厥陰病，其脈微浮，為欲愈。不浮，為未愈。宜小

第三章　源流方論整理

建中湯。(《普濟方·卷第一百三十·傷寒門》)

王懷隱：傷寒六日，厥陰受病，其脈微浮，為欲愈。不浮為未愈也，宜建中湯。(《太平聖惠方·卷第八·辨厥陰病形證》)

23. 傷寒五六日，不結胸，腹濡，脈虛復厥者，不可下。此亡血，下之死。(347)

郭雍：常氏云：可小建中湯。已下，不治。(《仲景傷寒補亡論·卷十·不可下四十七條》)

24. 脈濡而弱，弱反在關，濡反在巔，微反在上，澀反在下。微則陽氣不足，澀則無血，陽氣反微，中風汗出，而反躁煩，澀則無血，厥而且寒，陽微發汗，躁不得眠。(《傷寒論·辨不可發汗病脈證并治第十五》)

郭雍：用小建中湯。(《仲景傷寒補亡論·卷十·不可下四十七條》)

陶節庵：中風，汗出，脈濡而弱，厥而且寒，躁不得眠，小建中湯。(《傷寒六書·傷寒明理續論·卷之六·不得眠》)

25. 動氣在左。不可發汗，發汗則頭眩，汗不止，筋惕肉瞤。(《傷寒論·辨不可發汗病脈證并治第十五》)

龐安石：但先服防風白朮散，次服建中湯。(《傷寒總病論·卷第二·不可發汗證》)

26. 動氣在下，不可發汗。發汗則無汗，心中大煩，骨節苦疼，目運惡寒，食則反吐，穀不得前。(《傷寒論·辨不可發汗病脈證并治第十五》)

055

上篇　經方探源

龐安石：先服大橘皮湯，得吐止，後服小建中湯。(《傷寒總病論·卷第二·不可發汗證》)

郭雍：大橘皮湯、茯苓湯、小半夏湯，皆可用以止吐。吐止而心中煩，骨節疼，惡寒證不去者，服柴胡桂枝湯，後服小建中湯。(《仲景傷寒補亡論·卷八·不可發汗四十條》)

27. 諸脈得數，動微弱者，不可發汗。發汗則大便難，腹中乾，胃躁而煩，其形相象，根本異源。(《傷寒論·辨不可發汗病脈證并治第十五》)

龐安石：諸脈動數微弱，不可發汗，(以上並宜建中湯)。(《傷寒病總論·卷第二·不可發汗證》)

28. 咳者則劇，數吐涎沫，咽中必乾，小便不利，心中飢煩，晬時而發，其形似瘧，有寒無熱，虛而寒慄。咳而發汗，蜷而苦滿，腹中復堅。(《傷寒論·辨不可發汗病脈證并治第十五》)

郭雍：自咳者之下，為咳者劇證，咳者之上，為不咳未劇之證，二證之脈，皆濡而弱也，咳證裏寒多，宜小建中湯、理中丸、附子湯微溫之。(《仲景傷寒補亡論·卷八·不可發汗四十條》)

29. 脈濡而弱，弱反在關，濡反在巔，微反在上，濇反在下。微則陽氣不足，濇則無血。陽氣反微，中風汗出，而反躁煩；濇則無血，厥而且寒。陽微則不可下，下之則心下痞硬。(《傷寒論·辨不可下病脈證并治第二十》)

龐安石：宜建中湯。(《傷寒總病論·卷第二·不可下證》)

第三章　源流方論整理

30. 動氣在左，不可下。下之則腹內拘急，食不下，動氣更劇。雖有身熱，臥則欲踡。(《傷寒論·辨不可下病脈證并治第二十》)

龐安石：先服乾薑甘草湯……後服建中湯。(《傷寒病總論·卷第二·不可下證》)

郭雍：龐常皆云先服乾薑甘草湯，後服小建中湯。(《仲景傷寒補亡論·卷十·不可下四十七條》)

31. 動氣在上，不可下。下之則掌握熱煩，身上浮冷，熱汗自泄，欲得水自灌。(《傷寒論·辨不可下病脈證并治第二十》)

郭雍：常氏云宜小建中湯。(《仲景傷寒補亡論·卷十·不可下四十七條》)

32. 諸虛者，不可下，下之則大渴。求水者易愈，惡水者劇。(《傷寒論·辨不可下病脈證并治第二十》)

郭雍：宜小建中湯。(《仲景傷寒補亡論·卷十·不可下四十七條》)

33. 脈浮而大，浮為氣實，大為血虛。血虛為無陰，孤陽獨下陰部者，小便當赤而難，胞中當虛。今反小便利，而大汗出，法應衛家當微，今反更實，津液四射，榮竭血盡，乾煩而不眠，血薄肉消，而成暴液。醫復以毒藥攻其胃，此為重虛，客陽去有期，必下如汙泥而死。(《傷寒論·辨不可下病脈證并治第二十》)

郭雍常氏云可小建中湯，已經下者，不治。(《仲景傷寒補亡論·卷十·不可下四十七條》)

057

34. 傷寒發熱，口中勃勃氣出，頭痛目黃，衄不可制，貪水者必嘔，惡水者厥。若下之，咽中生瘡。假令手足溫者，必下重，便膿血。頭痛目黃者，若下之，則目閉。貪水者，若下之，其脈必厥，其聲嚶，咽喉塞；若發汗，則戰慄，陰陽俱虛。惡水者，若下之，則裏冷。不嗜食，大便完穀出；若發汗，則口中傷，舌上白胎，煩躁，脈數實，不大便六七日，後必便血；若發汗，則小便自利也。(《傷寒論·辨不可下病脈證并治第二十》)

郭雍：陰陽俱虛，小建中湯。(《仲景傷寒補亡論·卷十·不可下四十七條》)

35. 仲景曰：脈微而澀者，此為醫所病也。大發其汗，又數大下之，其人亡血，病當惡寒，後乃發熱，無休止時。夏月盛熱，欲著復衣；冬月盛寒，欲裸其身。所以然者，陽微則惡寒，陰弱則發熱，此醫發其汗，使陽氣微，又大下之，令陰氣弱。五月之時，陽氣在表，胃中虛冷，以陽氣內微，不能勝冷，故欲著復衣。十一月之時，陽氣在裏，胃中煩熱，以陰氣內弱，不能勝熱，故欲裸其身。又陰脈遲澀，故知血亡也。(《傷寒論·辨脈法第一》)

郭雍常氏云宜小建中湯。(《仲景傷寒補亡論·卷十一·發汗吐下後七十三條》)

第三節　現代醫家方論

一、溫補脾胃　治療腹痛

　　腹痛是指胃脘以下、恥骨毛際以上部位發生的疼痛。其病機多由脾胃虛寒，中陽不振，脈絡凝滯所致。脾胃為倉廩之官，主受納及運化水穀，若素體脾胃虛弱，飲食不節等，導致脾胃運化失職，氣機不暢而引發腹痛；或中陽不足，中焦虛寒失其溫養而出現腹痛。治當溫補脾胃，緩急止痛。小建中湯意在以甘平之飴糖溫中補虛，和裏緩急；辛溫之桂枝溫陽散寒，通陽化氣；酸苦微寒之白芍養血斂陰，柔肝止痛；甘平之甘草補中益氣，調和諸藥，甘苦相須能緩攣急而止腹痛；辛溫之生薑與甘溫之大棗，可調和營衛，加強溫中補虛，緩急止痛之功。諸藥合用，使中氣自立，營衛調和，脾胃健運，氣血得充，臟腑得以溫養，脈絡氣血流暢，腹痛乃癒。現代藥理研究顯示，芍藥能緩解內臟平滑肌和骨骼肌痙攣，具有鎮痛作用；生薑、桂枝可促進消化液分泌，增強消化和吸收功能；飴糖具有強壯和緩解疼痛作用；甘草對胃黏膜有保護作用。諸藥合用可治療腹痛及減少腹痛復發率。現代醫學中的消化性潰瘍、腸痙攣、急慢性胃炎、急慢性腸炎等，若出現虛寒腹痛症狀者，均可參照該法進行辨證論治。

二、甘溫除熱　治療陰火

　　陰火是指內傷氣虛在先而復感邪氣在後的發熱，屬於內傷發熱的範疇。以起病緩慢，病情較長，熱勢輕重不一，低熱為多，或自覺發熱而體溫不高為特徵。其病機多由勞倦內傷，中氣虛弱，臟腑功能失調所致。甘溫除熱，即「以辛甘溫之劑，補其中而升其陽，甘寒以瀉其火」，是指以甘溫之劑治療發熱屬於氣虛或陽虛的一種治法。《金匱要略·血痹虛勞病脈證并治》以小建中湯治療「手足煩熱」，可視為甘溫除熱的先聲。本法源於《素問·至真要大論》勞者溫之，損者溫之理論，實踐於張仲景的小建中湯等方，完善於李東垣的脾胃學說。脾胃居於中焦，為氣血生化之源，氣機升降之樞紐，營養人體五臟六腑，調節全身氣機升降出入，若飲食不節、勞倦過度等損傷脾胃，致脾胃氣虛，健運失職，升降失調，氣血生化匱乏，水穀精氣不充以致中氣不足，陰火內生或脾虛不化生陰血，氣血陰陽虧虛，臟腑功能失調而引起發熱。治當益氣健脾，甘溫除熱。小建中湯中飴糖甘溫建中，補益虛勞；芍藥甘酸，養血斂陰；桂枝辛甘溫通；炙甘草、生薑、大棗甘溫益氣健脾，諸藥配伍，以其甘溫之性益氣健脾，調和陰陽，從根本上消除「陰火」之源。現代醫學中的功能性發熱、腫瘤及部分感染性疾病引起的發熱，若出現上述病症者，均可參照本法進行辨證論治。

三、調和陰陽　治療不寐

不寐是指以經常性不能獲得正常睡眠為特徵的一種病症。《類證治裁》：「陽氣自動而之靜，則寐；陰氣自靜而之動，則寤；不寐者，病在陽不交陰也。」說明失眠乃陰陽不和所致。其病機為精血不足，陰陽失調，神不安舍。脾胃為後天之本，氣血生化之源，氣血為人之陰陽的基礎。若虛勞日久，精血不足，陰陽失調，而致陰虛及陽或陽虛及陰，陰虛不受陽納，陽盛不得入於陰而致陰陽不和，夜難入寐；又若思慮過度，勞傷心脾，脾氣虛弱，生化乏源，陰陽不相維繫，形成失眠。治當調和陰陽，益氣健脾，養心安神。若脾胃之氣得以復調，中焦陽氣得以四運，陰陽之氣得以調和，則不寐自除。《金匱要略心典》謂：「故求陰陽之和者，必於中氣，求中氣之立者，必以建中也。」小建中湯的精妙之處在於：辛甘化陽之中又具酸甘斂陰之用，方中芍藥酸甘斂陰，陰收則陽附也；飴糖甘溫建中，中土潤則萬物生也；兩藥合用酸甘化陰，調和陰陽；桂枝辛溫通陽，與飴糖合用，辛甘化陽；生薑、大棗辛甘相和，健脾益胃，調和營衛；炙甘草益氣健脾。諸藥配伍，溫中補虛之中，蘊有重建脾胃，益陰和陽之意，用之可使中氣強健，氣血生化有源，陰陽協調，則不寐自癒。現代醫學中的精神官能症、更年期症候群等，若出現陰陽失和所致不寐者，均可參照本法進行辨證論治。

四、補益心脾　治療心悸

　　心悸，指患者自覺心中悸動，驚惕不安，甚則不能自主的病症。其病機多由心脾兩虛，氣血不足，心失所養所致。脾為後天之本，氣血生化之源，臟腑、四肢百骸皆賴其輸化精微以滋養。心神賴心血滋養，心血源於脾氣，若心脾虛弱，主軸不運，氣血生化不足，氣虛血虧，不能濡養心神，心失所養，加之氣虛不能運血，心氣虛不能與邪相抗，則心中悸動不安。治當補益心脾，益氣養血。小建中湯中，桂枝辛甘溫通，溫助心陽，通利血脈；白芍斂陰緩急，行血宣痺；飴糖甘溫質潤，溫補心脾；炙甘草益氣養心復脈，專補心脾之氣。諸藥配伍，共奏溫陽通脈，補益心脾之功，中氣充則化源足，五臟皆可得養；氣血足則邪自除，心室趨於安寧。現代醫學中各種原因引起的心律失常，如心動過速、期前收縮、心房顫動等，凡屬心脾兩虛所致心悸者，均可參照本法進行辨證論治。

中篇
臨證解析

　　本篇從三個部分對小建中湯的臨證進行論述：第一章臨證概論對古代和現代的臨證運用情況進行了整理；第二章介紹經方的臨證思維，從臨證要點、與類方的鑑別要點、臨證思路與加減、臨證應用調護與預後等方面進行展開論述；第三章為臨床各論，從內科、外科、婦科、兒科等方面，以臨證精選和醫案精選為基礎進行詳細的解讀，充分表現了中醫「異病同治」的思想，為讀者提供廣闊的應用範圍。

中篇　臨證解析

第一章

臨證理論綜述

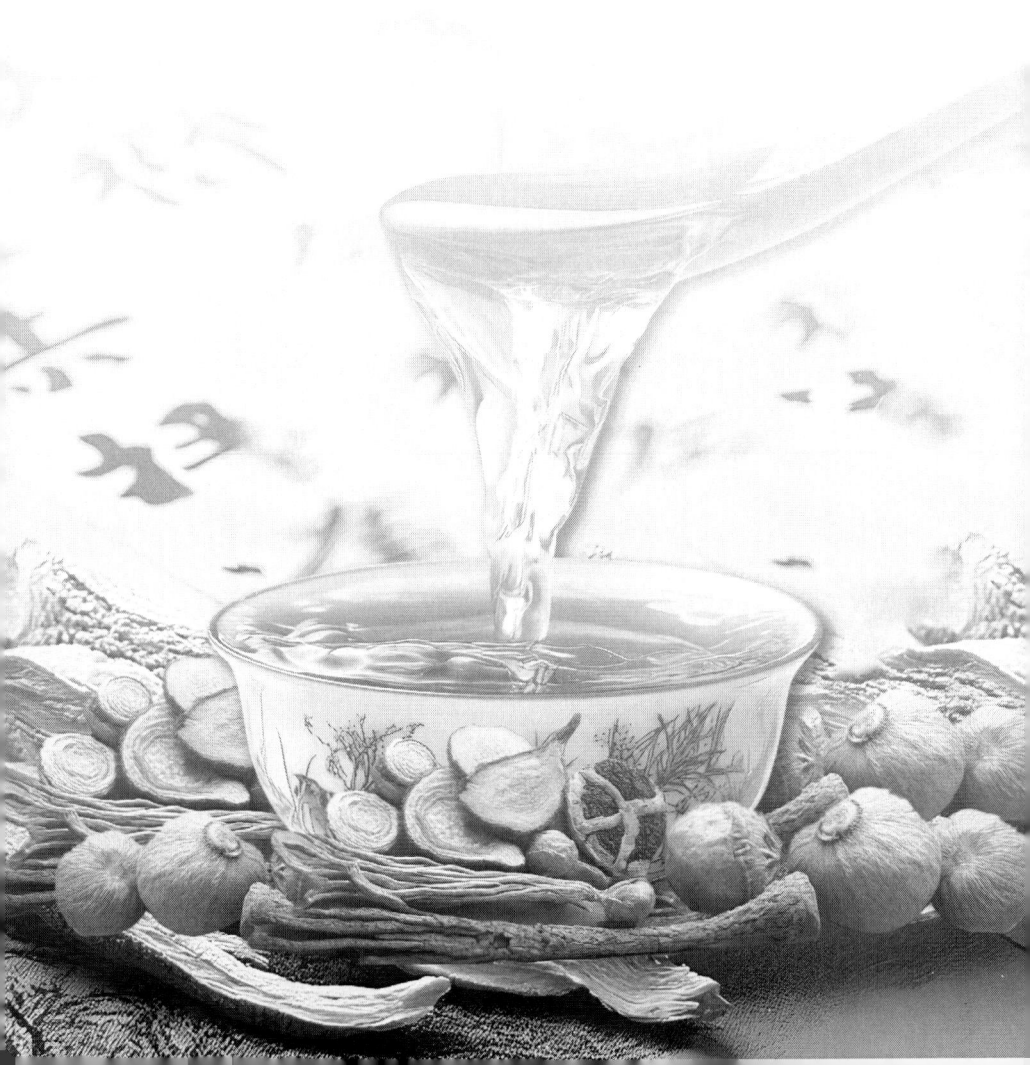

第一節　古代臨證回顧

一、小建中湯在古代醫案中的應用

1.《吳鞠通醫案》

（1）施，二十歲。形寒而六脈弦細，時而身熱，先天不足，與諸虛不足之小建中法。芍藥（六錢），生薑（四錢），大棗（四枚，去核），桂枝（四錢），炙甘草（三錢），膠糖（一兩，去渣化入），前方服過六十劑，諸皆見效，陽雖轉而虛未復，於前方內減薑桂之半，加柔兼藥與護陰大生地（五錢），五味子（二錢），麥冬（四錢，蓮心）。

（2）沈，二十歲，正月二十九日。六脈弦細若絲，陽微極矣。咳嗽便溏，納食不旺，由上焦損及中焦，所以致損之由，初因遺精，繼因秋傷於溼，冬必咳嗽。外邪未清，驟然用補，使邪無出路，致咳嗽不已。古謂病有三虛一實者，先治其實，後治其虛。現在喉啞治實，先與提肺氣，治虛與諸虛不足之小建中湯。

（3）陳，十六歲。少年而體質本弱，六脈弦細而軟，五更咳嗽，時而吐血，應照陽虛夾飲吐血論治。又勞者溫之治法，與小建中湯，加茯苓、半夏。白芍（六錢，炒），薑半夏（三錢），生薑（三大片），桂枝（四錢），雲苓（五錢），膠飴（八錢，化入），炙甘草（三錢），大棗（二枚，去核）多服為妙。

(4) 姚，三十歲，乙酉五月初五日。六脈弦細而緊，勞傷吐血，諸虛不足，小建中湯主之。小建中湯加茯神四錢，共服二十一帖痊癒。

(5) 章，丙寅二月初九日。勞傷吐血，脈雙弦，《金匱》謂大則為虛，弦則為減，虛弦相搏，其名曰革，男子失精亡血諸不足，小建中湯主之。白芍（六錢），桂枝（四錢），炙甘草（三錢），大棗（二枚），生薑（四錢），膠飴（一兩，去渣後入上火二三沸），水五碗，煮取兩碗，渣再煮一碗，分三次服，病輕者日一帖，重則日再作服。

(6) 壽，二十歲，乙酉十一月十二日。怒傷吐血，兩脅俱痛，六脈弦緊，誤補難愈。凡怒傷肝鬱，必有瘀血，故症現脅痛，一以活肝絡為主，俟瘀血去淨，而後可以補虛……十二月初五日，六脈弦細而緊，《金匱》謂脈雙弦者寒也，弦則為減，男子失精亡血，小建中湯主之。怒傷吐血愈後，以小建中復陽生陰。焦白芍（六錢），生薑（三錢），桂枝（三錢），大棗（二枚），炙甘草（三錢），膠飴（一兩，後化入）。初九日加丹皮（三錢），麥冬（三錢）服八帖。十八日諸症痊癒，胃口大開，虛未全復，於原方加麥冬二錢，使分布津液於十二經臟，則虛從飲食中復矣。

(7) 胡，三十一歲，乙酉四月二十八日。勞傷吐血，汗多足麻，六脈弦細不數，小建中湯主之。白芍（六錢），桂枝（四錢），炙甘草（三錢），生薑（五錢），大棗（三枚，去核），膠

中篇　臨證解析

飴（一兩，去渣後入上火二三沸）。五月初六日，日汗減，足麻愈，食少加，再服。十五日前藥已服十四帖，諸症皆愈，唯咳嗽未止，於前原方加雲苓、半夏。

（8）沈，二十四歲，乙酉五月初十日。六脈弦數，勞傷吐血，建中湯主之。白芍（六錢，炒），生薑汁（三匙，衝），桂枝（三錢），大棗（二枚，去核），炙甘草（三錢），膠飴（一兩），十二日加麥冬（五錢），丹皮（三錢），煮三杯，分三次服，四帖。

（9）趙氏，五十五歲，乙丑三月十八日。六脈弦而遲，沉部有，浮部無，巔頂痛甚，下連太陽，陽虛內風眩動之故。桂枝（六錢），白芍（三錢），生芪（六錢），炙甘草（三錢），川芎（一錢），全當歸（二錢），生薑（五錢），大棗（三枚，去核），膠飴（五錢，化入）。辛甘為陽，一法也；辛甘化風，二法也；兼補肝經，三法也。服二帖。初十日陽虛頭痛，愈後用黃耆建中。白芍（六錢），桂枝（四錢），生薑（三片），生芪（五錢），炙甘草（三錢），大棗（二枚，去核），膠飴（五錢，化入）。

2.《臨證指南醫案》

（1）楊（二八），內損，陰及陽分，即為勞怯，胃弱少納，當以建中湯加人參。

（2）朱（二七），既暮身熱，汗出早涼，仍任勞辦事，食減半，色脈形肉不足，病屬內損勞怯，人參小建中湯。

(3) 汪（三九），此勞力傷陽之勞，非酒色傷陽之勞也，胃口消憊，生氣日奪，豈治嗽藥可以奏功。黃耆建中湯去薑。

(4) 某，陽傷背寒，胃傷穀減，小建中湯。

(5) 仲，久嗽，神衰肉消，是因勞倦內傷，醫不分自上自下損傷，但以苦寒沉降，氣泄汗淋，液耗夜熱，胃口得苦傷殘，食物從此頓減，老勞纏綿，詎能易安，用建中法，黃耆建中湯去薑。

(6) 嚴（二八），脈小右弦，久嗽晡熱，著左眠稍適，二氣已偏，即是損怯，無逐邪方法，清泄莫進，當與甘緩，黃耆建中去薑。

(7) 某，色白肌柔，氣分不足，風溫上受而咳，病固輕淺，無如羌防辛溫，膏知沉寒，藥重已過病所，陽傷背寒，胃傷減穀，病恙仍若，身體先憊，問誰之過歟，小建中湯。

(8) 某，內損虛症，經年不復，色消奪，畏風怯冷，營衛二氣已乏，納穀不肯充長肌肉，法當建立中宮，大忌清寒理肺。希冀止嗽，嗽不能止，必致胃敗減食致劇，黃耆建中湯去薑。

(9) 陳（二七），脈細促，久嗽寒熱，身痛汗出，由精傷及胃，黃耆建中湯去薑。

(10) 許（二七），久嗽不已，則三焦受之，一年來病，咳而氣急，脈得虛數，不是外寒束肺，內熱迫肺之喘急矣，蓋餒弱無以自立，短氣少氣，皆氣機不相接續。既曰虛證，虛則補其母，黃耆建中湯。

（11）任（五六），勞力傷陽，自春至夏病加，煩倦神羸不食，豈是嗽藥可醫，《內經》有「勞者溫之」之訓，東垣有甘溫益氣之方，堪為定法，歸芪建中湯。

（12）張（二九），館課誦讀，動心耗氣，凡心營肺衛受傷，上病延中，必漸減食，當世治咳，無非散邪清熱，皆非內損主治法，黃耆建中湯去薑。

（13）呂，脈左細，右空搏，久咳吸短如喘，肌熱日瘦，為內損怯症，但食納已少，大便亦溏，寒涼滋潤，未能治嗽，徒令傷脾妨胃。昔越人謂上損過脾，下損及胃，皆屬難治之例。自云背寒忽熱，且理心營肺衛，仲景所云元氣受損，甘藥調之，二十日議建中法，黃耆建中去薑。

（14）鄭（二七），脈來虛弱，久嗽，形瘦食減，汗出吸短，久虛不復謂之損，宗《內經》形不足，溫養其氣，黃耆建中湯去薑加人參五味。

（15）某（二四），脈弦右大，久嗽，背寒盜汗，小建中去薑加茯神。

（16）朱（三九），五年咳嗽，遇風冷咳甚，是肌表衛陽疏豁，議固劑緩其急，黃耆建中湯。

（17）某，久咳神衰肉消，是因勞內傷，醫投苦寒沉降，致氣泄汗淋，液耗夜熱，胃口傷殘，食物頓減，黃耆建中去薑。

（18）許（四八），勞倦傷陽，形寒，失血咳逆，中年不比少壯火亢之嗽血，黃耆建中湯。

(19) 王（二八），脈軟，形勞失血，小建中加玉竹。

(20) 某，形瘦色枯，脈濡寒熱，失血心悸，是營傷，歸芪建中去薑。

(21) 陳（二八），失血，前後心痛，歸建中去薑。

(22) 姚，勞傷下血，絡脈空乏為痛，營衛不主循序流行，而為偏寒偏熱，診脈右空大，左小促，通補陽明，使開合有序，（勞傷營衛）歸芪建中湯。

(23) 宣（三五），痛而納食稍安，病在脾絡，因飢餓而得，當養中焦之營，甘以緩之，是其治法，（飢傷）歸建中湯。

(24) 江（五六），勞倦過月，氣弱加外感，頭痛惡風，營衛二氣皆怯，嗽則閃爍筋掣而痛，大凡先治表後治裏，世間未有先投黃連清裏，後用桂枝和表，此非醫藥，（風傷營衛誤治）當歸建中湯。

(25) 王，面色白，脈來細促，久嗽不已，減食腹痛便溏，經閉半載，此三焦臟真皆損，乾血勞怯之痾，極難調治，俗醫久嗽見熱，多投清肺寒涼，生氣斷盡，何以挽回，（營虛乾血勞）歸芪建中湯去薑。

(26) 某，脈弱無力，發熱汗出，久咳形冷，減食過半，顯然內損成勞，大忌寒涼清熱治嗽，姑與建中法，冀得加穀經行，猶可調攝。桂枝（五分），生白芍（一錢半），炙草（五分），棗肉（三錢），飴糖（二錢），歸身（一錢半）。

(27) 姚（二二），久嗽背寒，晨汗，右臥咳甚，經事日遲，脈如數而虛，穀減不欲食，此情志鬱傷，延成損怯，非清寒肺藥所宜。（後期，鬱傷久嗽，肺氣虛）黃耆、桂枝、白芍、炙草、南棗、飴糖。

(28) 孫（二九），奇脈下損，經遲腹痛，先用當歸建中湯，續商八脈治法。（奇脈虛寒滯）歸建中湯。

(29) 馮（四二），產後兩月，汗出身痛，（營衛兼虛）歸芪建中湯。

(30) 金（三八），經後即背寒不熱，逾月不癒，嗽痰有血，自秋令產蓐，屢屢若傷風咳嗽，正月至穀減，思產後不復是下虛，形寒減食，先調脾胃，即和營衛法，（中虛）人參建中湯。

(31) 某，畏風面冷，衛外陽微，參芪建中去薑加茯神。

(32) 薑，勞煩哮喘，是為氣虛，蓋肺主氣，為出氣之臟，氣出太過，但泄不收，則散越多喘，是喘症之屬虛，故益肺氣藥皆甘，補土母以生子，若上氣散越已久，耳目諸竅之阻，皆清陽不司轉旋之機，不必縷治，（中氣虛）人參建中湯去薑。

3.《續名醫類案》

(1) 孫文垣治吳肖峰室，董潯陽次女，而龍山之妹也。患咳嗽體倦，多汗腹痛，呻吟不絕口者半月，諸治愈加，脈之，左手三五不調，而右手沉弦，面色青，息甚微，腹中漉漉有聲。

問上年夏日曾病否？曰：曾頭痛體倦多汗，但不咳嗽，不腹痛，今五月初，病如上年。醫謂傷風，用參蘇飲發之，始咳嗽，與治嗽則加腹痛。又謂通則不痛，以沉香滾痰丸下之，遂憊不可支。曰：此乃注夏病，仲景謂春夏劇，秋冬瘥者是也。問注夏何為咳嗽？曰：原不咳嗽，由參蘇飲重發其汗，肺金受傷，故燥而咳。何以腹痛？曰：因治咳，寒其中氣故也。況又服滾痰丸之劑，以重傷之。蓋五月六陽之氣，布散於外，汗而又汗，汗多則亡陽。夏至一陰將萌，腹中尚虛，虛而復下，下多則亡陰。陰陽俱亡，不憊何待？乃用酒炒白芍五錢，甘草、黃耆各三錢，桂枝二錢，大棗二枚，水煎臨臥服，加飴糖一合，飲訖而睡，自巳至申不醒咸謂夏不用桂，伐不和也，諸痛不補，助邪氣也，不可為矣。

（2）陸氏，婦產後發疹，細而成粒，不稀不密，用荊芥、蟬蛻、鼠黏等藥，一劑頭面俱透。越一日，漸有回意，忽大便溏泄數次，覺神氣不寧。問其所苦，曰熱曰渴，語言皆如抖出，脈虛細數，有七至。沈師金大文診之曰：此陽脫症也，屬少陰。用生附子三錢，水洗略浸，切片焙，水炒米色，炮乾薑八分，炒甘草一錢，炒白芍一錢五分，水煎沖童便一調羹，青魚膽汁四小茶匙，（因無豬膽，故以此代之。）服畢即睡，覺來熱渴俱除。續用黃耆建中湯加丹參、蘇木，二劑而安。

（3）一人，年二十七。脈細促，久嗽寒熱，身痛汗出，由精傷及胃，用黃耆建中湯去薑。又一人年二十四，脈弦右大，久

嗽背寒盜汗，用小建中去薑加茯神。

（4）竇材治一幼女，病咳嗽，發熱咯血，減食，先灸臍下百壯，服延壽丹，黃耆建中湯而愈。戒其不可出嫁，犯房事必死。過四年而適人，前病復作。竇曰：此女稟賦素弱，只宜固守終老，不信余言，破損天真，元氣將脫，不可救矣。強餘丹服之，竟死。

（5）張路玉治顏氏女，虛羸寒熱，腹痛裏急，自汗喘嗽者三月餘，屢更醫不癒，忽然吐血數口。脈之，氣口虛澀不調，左皆弦微，而尺微尤甚。令與黃耆建中加當歸、細辛。或曰：虛澀失血，曷不用滋陰降火，反行辛燥乎？曰：不然。虛勞之成，未必皆本虛也，大抵皆由誤藥所致。今病欲成勞，乘其根蒂未固，急以辛溫之藥，提出陽分，庶幾挽回前失。若仍用陰藥，則陰愈亢，（亢字未妥。）而血愈逆上矣。從古治勞，莫若《金匱》諸法，如虛勞裏急諸不足，用黃耆建中湯。即腹痛悸衄，亦不出此。加當歸以和榮血，細辛以利肺氣，毋慮辛燥傷血也。遂與數帖，血止。次以桂枝人參湯，數服腹痛寒熱頓除。後用六味丸，以棗仁易萸肉，或時間進保元、異功、當歸補血之類，隨症調理而安。

（6）孫文垣治張二尹近川，始以內傷外感，服發散消導多劑，致胃脘當心而痛。診之，六脈皆弦而弱，法當補而斂之。白芍五錢，炙甘草三錢，桂枝一錢五分，香附一錢，大棗三枚，飴糖一合。小建中加香附。煎服，一劑而瘳。

(7) 朱少湖，仲冬夜間忽頭項微強，身體微痛，疑是傷寒，連夜用紫蘇二大把，生薑十片，濃煎熱服，厚覆大汗之，身體覺輕，自謂愈矣。至明日之夜，復覺拘急，反增沉重，復如前取汗不解，身體如石，煩躁口乾，睡臥不安。天明延一醫診之，謂脈極浮數，冬月傷寒，非麻、桂不解，薑、蘇輕劑，豈能療此大病乎？擬用大青龍湯，病家疑而卜之，不吉，復延陸同議。診之，脈浮數而微細如蛛絲，按之欲絕。曰：陽虛症也，願不宜汗，況經謂冬三月，閉藏之令，無擾乎陽，無泄皮膚，使氣亟奪。一之為甚，其可再乎？彼醫曰：仲景云，陰盛陽虛，汗之即愈。既曰陽虛，何為不可汗？況麻、桂、青龍，正為冬時虛寒而設。如拘閉藏之令不宜汗，則仲景此等湯劑，必待春夏傷寒而後用乎。陸不能辨，但徐曰：議論甚高，第恐此脈不相應耳。病家問當用何藥？曰：唯建中、生脈酌而用之彼醫謂邪在表而補斂之，不死何待？陸曰：汗之而愈，則補誤，補之而愈，則汗誤，原不兩是也。病家不能決，卜之，謂補吉汗凶，乃以建中、生脈合投之，煩躁仍劇，噫氣不絕，足脛逆冷，身不能轉，彼醫謂斃可立而俟也。陸曰：誤汗者再，藥輕病重，故未效耳。仍前方倍人參加附子，濃煎冷服，少頃，煩躁頓定。數劑，諸症悉除。月餘，時出虛汗不能起，用人參數兩方獲安。

4.《柳選四家醫案》

肝臟失調,侵脾則腹痛,侮肺則乾咳,病從內生,非外感客邪之比,是宜內和臟氣,不當外奪衛氣者也,但脈弱而數,形瘦色槁,上熱下寒,根本已漓,恐難全愈。歸身、白芍、炙草、茯苓、桂枝、飴糖。

5.《徐批葉天士晚年方案真本》

(1) 倪楓橋,二十三歲,勞傷營衛,不任煩冗,元氣不足,兼後天生真不旺。古人必以甘溫氣味。從中調之（心營肺衛治法用藥益見心為陽中之太陽也）建中法加人參、桂心、當歸。心營肺衛,實則兼統於心。以心為陽中之太陽,營衛唯太陽主之,建中加參、桂、當歸,建心主之宮城也。

(2) 許,五十歲,勞倦傷陽,失血,庸醫以涼藥,再傷氣分之陽,指麻身痛,法當甘溫。（氣已屬陽,再於氣分分出陰陽,精細極矣）人參當歸建中湯,去薑。

(3) 錢夔門,十七歲,少年面色青黃,脈小無神,自幼頻有嘔吐,是後天飲食寒暄,致中氣不足,咳嗽非外感,不宜散泄。小建中湯法主之（老筆紛披）。

(4) 顧,勞傷形,氣寒,脈小失血,亂藥傷胃,食減,必用人參益胃,涼藥治嗽必死,人參當歸建中法去薑。人參、炙草、南棗、飴糖、當歸、白芍、桂枝。

(5) 吳，二十三歲，夏病入秋嗽血，外寒內熱，乃虛症。陰陽交傷，色萎黃，脈大濡，可與人參建中湯。

(6) 徐，三十九歲，勞形陽傷，失血。小建中湯去薑。

(7) 華，三十一歲，夏月帶病經營，暑熱乘虛內伏，秋深天涼，收肅暴冷，引動宿邪，寒熱數發，形軟減食，汗出，與歸芪建中湯。

(8) 楊（花步），背寒屬衛陽微，汗泄熱緩。人參建中湯去薑。

6.《三家醫案合刻》

(1) 少年面色青黃，脈小無神，自幼頻有嘔吐之症，明是飲食寒暄不調，以致中氣不足，咳嗽非外感，不宜疏泄，小建中湯主之。

(2) 嗽而失血，已逾三載，纏綿不已，色暗脈弦，嗽益甚，環口色黃，由於肝脾，及於腎，上藏為其所取，給而不能應矣。飲亦從而為患，逐之不得，滋之無功，遷延日損，莫可彌縫，當取其中以冀流布，庶幾近之。擬宗建中法，加以滌飲之品，俟陽明升而繼以大補太陰，然後漸入純陰之法，否則非治也。小建中湯去薑，加茯苓、薑皮。

(3) 瘧發，腹中猶脹，肝邪未平。歸芪建中湯加鹿角霜、焦白朮、小茴香、橘餅。

7.《未刻本葉氏醫案》

(1) 此勞傷為嗽,脈來弦大,食減則劇,小建中湯去薑易茯神。

(2) 此勞傷營衛,寒熱時作,心悸胸痛,怕其失血,小建中湯加芍加牡蠣。

8.《掃葉莊醫案》

色奪脈小,形寒久嗽,皆營衛二氣久損,病屬勞傷。《內經》云:勞者溫之,損者益之。參芪建中湯去薑。

色㿠白,脈小不食不飢,便溏不爽,久坐脊骨痛軟,行動如喘。此精氣內奪,失血內損未復,更加時瘧再傷,涎沫湧吐,五液所化,非陰膩之藥所宜用。參建中湯去薑。

寒熱半年,嗽血前後,胸背相映刺痛,是過勞受傷,營衛二氣空隙。法當甘溫益氣,莫與清涼肺藥。歸芪建中湯去薑,附黃耆建中去薑加牡蠣。

脈緩,寒熱失血,自述負重傷力,已是營衛兩怯,當以甘劑益中,勿見血輒與滋涼。黃耆建中湯。

脈澀緩無神,脅痛吐痰腥穢,漸至減食,短氣寒熱,肝病入胃顯然,勞傷不復。當歸建中湯去薑。

面黃肌瘦,脈數虛,形寒食少,乃勞倦致傷,不可為外感有餘,議用小建中湯。

9.《種福堂公選良方》

徐（二六），胃減，痰血頻發，上年誤服玄參、山梔，致便溏瀉，此受苦滑寒涼之累。人參建中湯。

10.《凌臨靈方》

南皋橋七家田沈商堯，年五十餘，胃寒痛不止，脈弦遲舌白胖，清烏鎮沈馨齋治之，用歸芪建中湯一劑即止，方附後。桂枝（一錢），煨薑（三片），全當歸（二錢），東白芍（三錢），紅棗（三枚），大棉芪（一錢五分），炙甘草（七分），飴糖（三錢），胡蘆巴（一錢）。

11.《古今醫案按》

丹溪治一人，六月投淵取魚，至秋深雨涼，半夜小腹痛甚，大汗，脈沉弦細實，重取如循刀責責然。與大承氣湯加桂二服。微利痛止，仍連日於申酉時復痛，堅硬不可近，每與前藥，得微利，痛暫止，於前藥加桃仁泥。下紫黑血升餘，痛亦止，脈雖稍減，而責責然猶在，又以前藥加川附子。下大便五行，有紫黑血如破絮者二升有餘。又傷食，於酉時復痛在臍腹間，脈和，與小建中湯，一服而愈。

許學士治鄉人邱生者，病傷寒發熱，頭痛煩渴，脈雖浮數而無力，尺以下遲而弱。許曰：雖麻黃證，而尺遲弱。仲景曰：

尺中遲者，營氣不足，未可發汗，用建中湯加當歸、黃耆。翌日脈尚爾，其家索發汗藥，言幾不遜，許忍之，只用建中調營而已。至五日尺部方應，遂投麻黃湯二服，發狂須臾，稍定略睡，已得汗矣。

12.《周慎齋遺書》

一女，兩臂痛而不舉，脈數而虛，用黃耆建中湯加秦艽、山梔。蓋脾氣虛而血不榮於臂也；脈數者，血虛則火起也。故用建中湯補血，秦艽、山梔清血中之火，所以愈也。

13.《得心集醫案》

(1) 辛卯冬月，有同道長子，患傷寒病，畏寒頭痛，發熱無汗，屢服發散，汗不能出，熱不能止，變痙而逝。其次子旋得此症，連出發表，皮膚乾澀，發熱愈熾，同道駭怖請視，告余曰：明是寒邪傷營，見症俱屬外感，奈何汗之不應，又豈死症耶？余曰：辨症雖真，未能相體故耳。郎君關弦尺遲，面白露筋，乃中氣虛而血不足，故寒邪外感，非滋其血液，何能作汗？汗既不出，熱何由解？宜與當歸建中湯。

(2) 聶安生，腹痛下痢，紅多白少，諸醫以腹痛為積，又以紅多為熱，屢進消導不應，更與芩連歸芍，服之潮熱時起，下墜難支，欲進巴霜丸，疑而未決。余為診視，左關弦大之至，唇舌雖紅，然不喜茶水。脈症相參，知為勞傷中氣，以致營衛

不調。蓋營虛則血不藏，衛虛則氣不固，而為下痢紅白也。加之苦寒迭進，致使陽虛外擾而潮熱，中氣內傷而下墜，意擬理中焦之陽，使氣血各守其鄉。但脈無沉細，且有弦大，又兼腹痛，據症按脈，斯制木、補土、提氣三法，在所必須，與黃耆建中加薑炭，四劑始安，後與附桂理中加固脂、鹿茸，十劑而健。

（3）胡曉鶴孝廉尊堂，素體虛弱，頻年咳嗽，眾稱老瘵不治。今春咳嗽大作，時發潮熱，泄瀉不食，諸醫進參朮之劑，則潮熱愈增，用地黃、鹿膠之藥，而泄瀉胸緊尤甚。延醫數手，無非脾腎兩補，迨至弗效，便引勞損咳瀉不治辭之。時值六月，始邀予診，欲卜逝期，非求治也。診之脈俱遲軟，時多歇止，如徐行而怠，偶羈一步之象，知為結代之脈。獨左關肝部弦大不歇，有土敗木賊之勢……此病肝木自盛，脾土不勝，法當補土制肝，直取黃耆建中湯與之。蓋方中桂芍，微瀉肝木之勝，甘糖味厚，重實脾土之不勝。久病營衛行澀，正宜薑棗通調，而薑以制木，棗能扶土也。用黃耆補肺者，蓋恐脾胃一虛，肺氣先絕。連進數劑，果獲起死回生。但掌心微熱不除，且口苦不寐，咳瀉雖止，肝木猶強，原方加入丹皮重瀉肝木之勝，再進而安。黃耆建中湯（黃耆、芍藥、肉桂、甘草、煨薑、飴糖、大棗）。

吳，小產後腹痛，夜熱，咳嗽，醫者作瘀血治之，遂爾腰屈不伸，痰多食減。又以理中、四物之屬投之，致今夜熱大

作，少腹極痛，脈來遲緊帶弦，因謂之曰：此中虛而血寒也。四物泥膩，非痰多食減者所宜，理中壅燥，豈夜熱咳嗽者能任？遂疏黃耆建中湯，疊進而安。

14.《醫學舉要》

府廩生高菊裳（名崇瑚，弟藥房，名崇瑞，選拔又中式）令堂，病陽虛久痢，醫頻服溫補延至半載，病反增劇，晝夜三五十次。余診時，但述腰脊空痛異常，遂用斑龍丸峻補奇脈。初服一劑，病勢大減，自後連服數劑，竟無增減，服參些少，略安片刻，而菊裳藥房昆仲，以尊人病怔忡經年，參藥大費，人參豈能常服。余為沉思良久，改用黃耆建中加鹿角。時有醫士李蘅堂（秀）在座，謂峻補之法，繼以宣通陽氣，亦是一法。力贊此方為中病，堅服二十餘劑而愈。

15.《慎柔五書》

嘗診一人，脈右關浮大，乃陽氣浮上，症當中寒，果然肚疼作瀉，宜用建中湯，收陽入內，而中溫矣。（即小建中湯）

二、古代臨證中的方藥應用

1. 小建中湯：治肺與大腸俱不足，虛寒乏氣，小腹拘急，腰痛羸瘠百病方。大棗（十二枚），生薑、桂心（各三兩），甘草

（二兩），芍藥（六兩）。上五味㕮咀，以水八升，煮取三升，去滓，合飴糖八兩，煮三沸，分三服。（《肘後》用黃耆、人參各二兩，名黃耆建中湯）。（《備急千金要方·卷十七·肺虛實第二·小建中湯》）

2.《古今錄驗》黃耆湯，主虛勞裏急，引少腹絞痛，極攣，卵腫縮疼痛方。黃耆（三兩），甘草（三兩，炙），桂心（二兩），芍藥（六兩），生薑（一斤），大棗（十二枚，擘），飴糖（半斤），上七味，切，以水一斗二升，煮取三升，去滓。納糖令消。分服一升，嘔即除飴糖。忌海藻、菘菜、生蔥。（《外臺祕要·卷十七·虛勞裏急方六首》）

3.《古今錄驗》療虛勞，腹中痛，夢失精，四肢痠疼，手足煩熱，咽乾口燥，併婦人少腹痛，芍藥湯方。芍藥（六兩），桂心（三兩），甘草（三兩，炙），生薑（四兩），大棗（十二枚，擘），飴糖（一斤），上六味，切，以水九升，煮取三升，去滓，下糖，分服七合，日三夜一。忌海藻、菘菜、生蔥。（此仲景小建中湯方，本云：甘草二兩，生薑三兩）。（《外臺祕要·卷十七·虛勞心腹痛方二首》）

4. 又建中黃耆湯，療虛勞短氣，少腹急痛，五臟不足方。黃耆（三兩），甘草（三兩，炙），桂心（三兩），生薑（一斤，薄切），飴糖（半斤），大棗（十二枚，擘），上六味，切，以水一斗，煮取三升，去滓，下糖，溫服一升，日三。忌海藻、菘菜、生蔥。（《外臺祕要·卷十七·虛勞心腹痛方二首》）

5.《必效》療虛勞，下焦虛冷，不甚渴，小便數，黃耆建中湯方。黃耆（三兩），桂心（二兩），人參（二兩），當歸（二兩），芍藥（三兩），生薑（八兩），膠飴（八兩），大棗（三十枚），上八味，切，以水一斗，煮七味，取三升，去滓，下飴烊消，分三服。若失精加龍骨一兩，白蘞一兩，忌生蔥。（《外臺祕要·卷十七·虛勞小便利方五首》）

6.治螈病筋脈相引而急，建中湯方。人參、甘草（炙，銼）、桂（去粗皮）、白茯苓（去黑皮）、當歸（切，焙，各二兩），黃耆（銼）、龍骨、麥門冬（去心焙，各三兩），芍藥、生乾地黃（焙，各四兩），附子（炮裂去皮臍）、濃樸（去粗皮生薑汁炙，各一兩），上十二味，粗搗篩，每服五錢匕，水一盞半，生薑三片，棗二枚劈破，煎至一盞，去滓，入飴糖少許，再煎數沸溫服，日二夜一。（《聖濟總錄·卷第四十三·心臟門·螈病》）

7.治腹中虛寒，心腹切痛補血，小建中湯方。桂（去粗皮，三分），甘草（炙，半兩），白芍藥（一兩半），上三味，咬咀如麻豆，每服五錢匕，水二盞，入生薑一分切碎，大棗四枚劈破，同煎至一盞，去滓，更入膠飴半兩許。再煎令膠飴化、溫服。甚者日三服，此藥偏能治腹中虛寒補血，尤止腹痛。常人見其藥性溫平未必用，然腹痛按之便痛，重按卻不甚痛者。此止是氣痛，重按愈痛而堅者，當有積也，氣痛不可下，下之愈痛，此虛寒證也，尤宜服此藥。（《聖濟總錄·卷第五十七·心腹門·心腹痛》）

8. 治虛勞裏急諸不足，黃耆建中湯方。黃耆（銼）、甘草（炙，銼，各三兩），桂（去粗皮，二兩），芍藥（五兩），上四味，粗搗篩，每服五錢匕，水一盞半，入生薑一分拍碎，棗兩枚劈破，煎至八分，去滓，入飴糖一分，再煎令沸，空腹溫服。日午夜臥再服，若嘔者加生薑，腹滿者去棗，加白茯苓一兩。（《聖濟總錄・卷第九十一・虛勞裏急》）

9. 治虛勞裏急，腹中疼痛，夜夢失精，四肢痠疼，手足煩熱，咽乾口燥，併婦人小腹痛，小建中湯方。桂（去粗皮，一兩半），芍藥（三兩），甘草（炙，銼，半兩），上三味，粗搗篩，每服五錢匕，水一盞半，入生薑一分拍碎，棗二枚劈，煎至八分，去滓下飴糖一分，再煎令沸，空腹溫服，日午夜臥再服。（《聖濟總錄・卷第九十一・虛勞裏急》）

10. 黃耆建中湯，治男子婦人諸虛不足，羸乏少力。此藥大生血氣，補益榮衛。（方見虛勞門。）（《濟陰綱目・卷之四・虛勞門》）

11. 當歸建中湯，治婦人一切血氣不足，虛損羸乏。（《濟陰綱目・卷四・虛勞門》）

12. 腹痛按之痛，重按卻不痛，此是氣痛。重按愈痛而堅，有積也。氣痛不可下。下之愈痛，虛寒證也。小建中湯治腹痛如神。〔《針灸資生經・針灸資生經第四・腹滿（心滿脹）》〕

13. 黃耆建中湯，治盜汗，入米糖煎服，效！（《世醫得效方・卷第十二・小方科・盜汗》）

14. 微脈弱，為亡陽，不可汗，桂枝二越婢一湯。尺脈遲，

中篇　臨證解析

為血少，營氣不足，不可發汗，先以黃耆建中湯養血。(《普濟方·卷第一百二十九·傷寒門·辨傷寒熱病兩感症候》)

15. 虛痛者，寸脈澀，尺脈閉，腸鳴泄利，先與小建中湯。(《普濟方·卷第一百四十·傷寒門·治傷寒心腹脹痛附論》)

16. 小建中湯出指南方，治勞弱胃虛。芍藥（六兩），官桂、甘草（各三兩），上為粗末，每服五錢，水二盞，薑三片，棗三枚，餳少許，煎一盞，去滓服。(《普濟方·卷第二百三十·虛勞門·虛勞潮熱附論》)

17. 如吐瀉轉筋，脅下痛，脈弦者，宜建中加木瓜柴胡湯，平胃加木瓜五錢亦可也。(《普濟方·卷二百一·霍亂門·總論》)

18. 建中湯（出《簡易方》）行血補氣，溫營養衛，治一切勞傷，腹內切痛，酒客不可與之，其意惡甜故也。芍藥（一兩），官桂（三兩），粉草（二兩），上藥每四錢水一盞半，薑五片，棗三枚，煎七分，去滓，食前溫服，一法湯煎成去滓，入餳一匙，再煎溶服。(《普濟方·卷第二百十八·諸虛門·補虛益氣附論》)

19. 男子諸虛不足，腰背疼痛，肉瘃疼，筋骨脹，臍下虛滿，喘乏不食，或勞傷過度，臟腑俱傷，積勞虛損，肢體消瘦，氣短嗜臥，寒熱頭痛，咳嗽喘促，嘔吐痰沫，手足冷，面容枯，小腹拘急，百節盡疼，夜盜汗，夢寐驚悸，小便滑，大便頻，失血，虛極心忪，面黑，脾腎久虛，飲食不進，患病後服此調理，或病後不復，加黃耆一兩半，名黃耆建中湯。(《普濟方·卷二百十八·諸虛門·補虛益氣附論》)

第一章 臨證理論綜述

20. 產後半月，每日三服，婦人血氣，一切虛損，或產後勞傷，虛羸不食，加當歸一兩，名當歸建中湯。（《普濟方·卷第二百十八·諸虛門·補虛益氣附論》）

21. 產後半月，每日三服，令人傷寒氣痛及一切氣，加烏藥、香附各一兩，更甚者入炒茱萸半兩，丁壯或吐瀉狀如霍亂，或冒寒失賊風入腹切痛，加附子三分，名附子建中湯。（《普濟方·卷二百十八·諸虛門·補虛益氣附論》）

22. 疝氣絞痛無定處，手足厥冷，五內拘急而陰縮，更加蜜一匙，一名蜜附建中湯。（《普濟方·卷二百十八·諸虛門·補虛益氣附論》）

23. 婦人血痛，男子心腹疼痛，四肢拘急，疼甚者加遠志五錢，名加味小建中湯。（《普濟方·卷第二百十八·諸虛門·補虛益氣附論》）

24. 黃耆建中湯治男子女人諸虛不足，小腹急痛，脅肋瞋脹，臍下虛滿，胸中煩躁，面色萎黃，唇口乾燥，少力身重，胸滿短氣，腰背強痛，骨肉痠疼，行動喘乏，不能飲食，或因勞傷過度，或因病後不復，並宜服之。（《普濟方·卷第二百二十六·諸虛門·補益諸虛附論》）

25. 加減建中湯（出《衛生家寶方》）治虛勞咳嗽，痰盛，漸成勞疾。黃耆（二兩或三兩），白芍藥（六兩），桂（二兩），甘草（二兩），加半夏（五兩），上為粗末，水一盞半，藥末四錢，生薑五片，棗子二枚，同煎至七分，去滓入餳少許，再煎餳熔。

087

食前溫服。腹脹者去棗加茯苓三兩，心忡悸者，加柏子仁三兩，潮熱者加柴胡三兩，喘者加五味子三兩，自汗加小麥同煎服。(《普濟方·卷二百三十一·虛勞門·虛勞咳嗽附論》)

26. 黃耆建中湯一名黃耆湯療虛勞，腹滿食少，小便多。(《普濟方·卷二百三十四·虛勞門·虛勞心腹痞滿(附論)》)

27. 當歸建中湯治產後勞傷，虛羸不足，腹中疼痛，吸吸少氣，小腹拘急連腰背，時自汗出，不思飲食，產後，直至滿月，每日三服。令人形狀強健。當歸(四兩)，桂(三兩)，芍藥(六兩)，甘草(炙二兩)，上呚咀，如麻豆大，每服五錢，水一盞，生薑一片，棗三大枚，拍碎，煎八分去滓，溫服，日三。若大虛，加飴糖少許，湯送下。(《普濟方·卷三百五十五·產後諸疾門·咳嗽附論》)

28. 虛勞營衛不足者，脈極虛芤遲，短氣裏急，四肢痠疼，腹中痛，或悸或衄，或手足煩熱，咽乾口燥，宜甘酸辛藥調之。甘以緩急，酸以養陰，辛以養陽也，小建中湯方。白芍(六兩)，甘草、桂枝、生薑(各三兩)，大棗(十二枚)，膠飴(一升)，虛甚者加黃耆一兩半，上六味，以水七升，煮取三升，去滓，內膠飴，更上微火消解，溫服一升，日三服。(《金匱翼·卷三·虛勞統論·虛勞營衛不足》)

29.《外臺》建中湯，治氣血虛寒，不能榮養心脾，其痛連綿不已，而亦無急暴之勢。按之則痛反緩，或按之便痛，重按卻不甚痛，此正是虛證。《經》所謂虛者聶闢氣不足，按之則

氣足以溫之，故快然而不痛是也。黃耆、白芍（各三兩），甘草（炙）、桂心各二兩，生薑六兩，半夏五兩，大棗十二枚，飴糖十兩，上以水八升，煮取三升，分三服。（《金匱翼·卷第六·腹痛·寒冷腹痛》）

30. 自汗……若不惡寒不氣少，則為血虛，不可用參、附，宜黃耆建中湯，即小建中湯加黃耆也。（《雜病心法要訣·卷二·自汗盜汗總括》）

31. 有氣不順而自汗不止，須理氣，使榮衛調和，小建中湯加木香。若服藥汗仍出者，小建中湯加熟附子一錢不去皮，或正元飲，仍以溫粉撲之。（《雜病廣要·內因類·汗證》）

32. 黃耆建中湯，治血汗出汗衣，甚如壞染，皆由大喜傷心，喜則氣散，血隨氣行故也。體虛者，宜服此。（《雜病廣要·諸血病·肌膚出血》）

33. 小建中湯，治脾胃勞傷，肝木太過，及陽氣不足諸病。桂枝、甘草、生薑（各三兩），芍藥（六兩），大棗（二枚），飴糖（一斤），加黃耆，名黃耆建中湯。（《證治彙補·卷之二·內因門·勞倦》）

34. 建中湯治腹痛喜按。（方即小建中湯）（《證治彙補·卷之六·腹脅門·腹痛》）

35. 如久不大便而脈反微澀者。黃耆建中湯。（《證治彙補·卷之八·下竅門·祕結》）

36. 黃耆建中湯治產後諸虛不足，發熱或惡寒腹痛。黃耆（炒）、肉桂（各一兩），白芍藥（炒，二兩），甘草（炒，七錢），每服五錢，薑、棗水煎服，日二三服，虛甚者加附子。（《證治準繩·女科·卷之五·產後門·蓐勞》）

37. 痛時身不甚熱，口不作渴，時或發寒，時或嘔吐，腸鳴自利，六脈虛細，面青手足冷者，此脾胃虛寒也，宜黃耆建中湯加木香、青皮。（《兒科要略·第四章·痧痘論治·第四節·痘證概要》）

38. 虛勞悸衄，身體微熱，四肢痠疼者，當歸建中湯主之。（《嬰兒論·辨寒熱脈證并治第二》）

39. 羸瘠之氣，腰腹拘急，四肢沉重，咽乾唇燥，面色少華，二脈不足者，黃耆建中湯主之。（《嬰兒論·辨寒熱脈證并治第二》）

40. 病胸脅攣拘，夜臥盜汗，若身發虛斑。若心悸動者，黃耆建中湯主之。（《嬰兒論·辨疳病脈證并治第五》）

41. 氣虛面色黃白，或體肢倦懶之人，頻併痛，後重不食，脈細弱，或有汗出，黃耆建中湯吞保和丸三丸。（《丹溪治法心要·卷二·痢》）

42. 氣虛自汗，黃耆建中湯。（《丹溪治法心要·卷三·自汗》）

43. 產後血虛成痙，歸芪建中湯。（《傷寒指掌·卷三·傷寒變症·痙》）

44. 如勞役虛煩，身熱骨疼，腿膝痠軟無力，或兼自汗舌潤不渴者，當以歸芪建中湯，加川斷、杜仲主之。（《傷寒指掌·卷四·瘟疫九傳·虛煩》）

45. 傷寒二三日心中悸而煩者，小建中湯主之（咸傷寒二三日邪氣在表未當傳裏之時，心中悸而煩是非邪氣搏所致心悸者，氣虛也煩者，血虛也以氣血內虛與小建中湯先建其裏）。（《傷寒證治準繩·卷五·合病併病汗下吐後等病》）

46. 如脈緩，病怠惰嗜臥，四肢不收，或大便泄瀉，此溼勝，從平胃散。若脈弦，氣弱自汗，四肢發熱，或大便泄瀉，或皮毛枯槁、髮脫落，從黃耆建中湯。（《脾胃論·卷上·脾胃盛衰論》）

47. 嘔吐，血出於胃也，實者，犀角地黃湯主之；虛者，小建中湯加黃連主之。（《丹溪心法·卷二·吐血十八》）

48. 形寒飲冷咳嗽，兼腹痛脈弦者，小建中湯加桔梗以提肺氣之陷，寒熱自汗，加黃耆。（《張氏醫通·卷四·諸氣門下·咳嗽》）

49. 內傷勞役之人，喘嗽面赤，發熱頭痛而衄，此肺經氣虛，失護衛之職……兼有風寒，小建中加蔥、豉。（《張氏醫通·卷五·諸血門·衄血》）

50. 風氣循風府而上，則為腦風，項背惡寒，腦戶極冷，當歸四逆湯。因發散太過，頭痛轉劇，小建中加當歸、童便。（《張氏醫通·卷五·諸痛門·頭痛》）

51. 因客寒作痛者，脈必弦緩，小建中加炮薑，兼氣鬱脈沉者，更加臺芎、蒼朮、香附。（《張氏醫通·卷五·諸痛門·腹痛》）

52. 心腹絞痛如刺，兩脅脹滿……脈弦數者，是木剋土也，治之以小建中湯。取芍藥味酸，於土中瀉木。（《張氏醫通·卷五·諸痛門·心痛胃脘痛》）

091

53. 脾風傳腎，小腹痛，冤熱出白液，名曰蠱，左傳以喪志名為蠱病，乃真元不守也，當歸內補建中湯加黃耆。(《張氏醫通·卷七·大小府門·赤濁白濁（白淫筋疝）》)

54. 間有寒熱邪相擊；面赤為熱面白寒……感寒作痛者，面白或青，四肢冷甚，宜小建中湯。(《醫學入門·外集·卷五·小兒門·小兒病機·內傷乳食類》)

55. 當歸建中湯，治婦人一切血氣虛損，及產後勞傷，腹中疼痛，少腹拘急，痛引腰背，時自汗出。(《衛生寶鑑·卷第十八·婦人門·產後扶持榮衛》)

56. 勞役形體，飲食失節，脾胃中州，變寒走痛而發黃，治用小建中湯，或大建中湯，或理中湯。(《衛生寶鑑·補遺·內傷似外感證·似外感雜症》)

57. 一幼女病咳嗽，發熱，咯血，減食。先灸臍下百壯，服延壽丹、黃耆建中湯而愈。(《扁鵲心書·卷中·虛勞》)

58. 此由膏粱飲酒太過，熱積腸中，久則成癰，服當歸建中湯自愈。(《扁鵲心書·卷下·腸癰》)

59. 暑中於心，傳於小腸，故大便下血，宜當歸建中湯。(《扁鵲心書·卷下·下血》)

60. 脾虛氣弱，闌門元氣不足，不能分別水穀，衛生湯。自汗沉困，脈遲久瀉，黃耆建中湯。(《明醫指掌·卷四·泄瀉四》)

61. 甚則備急丸（傷食），丁香脾積丸（傷食）、原物湯下。

原無腹痛,自利後痛者,此虛痛也,黃耆建中湯加木香、青皮。[《證治準繩·幼科·集之六·心臟部四·痘瘡(下)·腹痛》]

62. 瘡疹未出而腹痛者……若原食少,又便常潤,忽爾作痛者,此虛寒證也,病在中焦,必喜用手按摩,黃耆建中湯主之。[《證治準繩·幼科·集之六·心臟部四·痘瘡(下)·痘後餘毒證治》]

63. 風傷營衛,頭痛,咳則閃爍筋掣,當歸建中湯。(《類證治裁·卷之一·傷風論治》)

64. 久嗽中氣虛,營衛兼損,歸芪建中湯。(《類證治裁·卷之二·咳嗽論治》)

65. 血出膚孔,屬衛氣不固,血乘陽分。脈洪,當歸六黃湯。脈弱,保元湯。脈數,當歸補血湯。脈浮,黃耆建中湯。有紅汗,色紅染衣,黃耆建中湯,兼用妙香散,小麥煎湯調下。(《類證治裁·卷之二·衄血論治》)

66. 若脈弦數,木剋土也,小建中湯。(《類證治裁·卷之六·心痛論治》)

67. 因煩勞傷氣而脘痛者,得食稍緩,當甘溫和中,小建中湯。(《類證治裁·卷之六·胃脘痛論治》)

68. 脈遲身痛,營分虛也,當歸建中湯和之。(《類證治裁·卷之八·產後論治》)

69. 汗出身痛者,營衛俱虛也,歸芪建中湯兩和之。(《類證治裁·卷之八·產後論治》)

70. 脾虛於中，衛虛於外，肌肉無主，別無他證而汗不斂者，人參建中湯。[《景岳全書·卷之四十五烈集·痘疹詮·痘瘡（下）·多汗》]

71. 如吐瀉轉筋，四肢厥冷，脈微緩者，宜建中湯加附子當歸湯。桂枝一兩，當歸二錢，芍藥二兩，甘草半兩，膠飴半升，生薑一兩，附子三錢（炮），大棗六枚，上同前煎服。(《醫學綱目·卷之十四·肝膽部·轉筋》)

72. 當歸建中湯，治產後虛勞腹痛、身痛、自汗、不思飲食等證。當歸（二錢），白芍（酒炒，錢半），肉桂（研末調服，一錢），黃耆（蜜炒，錢半），薑棗引。水煎，加飴糖一塊再煎，溫服。[《羅氏會約醫鏡·卷第十五·婦科（下）·產後門》]

73. 此治痢之大凡也。然而病之由來不一，更變無窮，固不得不求其詳也……腹中疼痛不止，則由肺邪鬱在大腸……虛弱用建中湯。(《雜病源流犀燭·卷十五》)

74. 虛痛即悸痛。心下悸……或當歸肉桂建中湯，或黃耆建中湯加吳茱、川椒。(《醫學芻言·第十四章·心腹痛》)

75. 若虛羸而腹痛，少氣不得息，少腹拘急，牽引腰背，不能飲食者，宜內補當歸建中湯。(《重訂產孕集第十三章去疾第十三》)

76. 若不惡寒、肢冷，只自汗不止，屬血虛者，忌用附子，服黃耆建中湯和之（見袪寒門）。(《大方脈·雜病心法集解卷三·汗症門·自汗》)

77. 黃耆建中湯，治虛勞，衛氣不足，及傷寒汗後，身痛，表虛，惡寒，脈遲弱者。蜜炙黃耆（錢半），白芍（六錢），桂枝、生薑（各三錢），炙草（一錢），大棗（二枚），煎湯，去渣，再入飴糖一兩，微火煎化，溫服。

當歸建中湯，前湯去黃耆，加當歸二錢。治虛勞，榮血不足。（《大方脈·傷寒雜病醫方卷六·醫方祛寒門》）

78. 發黃、腹中拘急，小建中湯主之。（《藥徵·卷中·茵陳蒿》）

79. 如腹痛不止，虛煩而喜按，脈弦者，為肝邪剋土，宜小建中湯。服一時許，即以小柴胡湯，去黃芩加白芍藥繼之，神效。（《時方妙用·卷第三·痢疾》）

第二節　現代臨證應用

一、單方妙用

◎案

某，男，38歲。1997年3月16日初診。患慢性B型病毒型肝炎2年。刻診：周身乏力，四肢沉重，脘腹脹滿，按之則痛，納呆便溏，畏寒肢冷，面色晦暗，每因勞累復發或加重，舌淡苔白膩，脈濡弱無力。肝功能檢查：丙氨酸轉氨酶（ALT）58μmol/L，天門冬胺酸胺基轉移酶（AST）36μmol/L，B型肝炎

病毒表面抗原（HBsAg）（＋），B 型肝炎病毒 e 抗原（HBeAg）（＋）。胃鏡示：胃底及胃體部黏膜充血水腫，有紅白相兼花紋，以紅為主。給予小建中湯基本方加附子 6g。1 個療程後胃鏡見胃黏膜病變恢復正常，食慾明顯增加，脘腹脹滿、壓痛等消失，肝功能檢查略有好轉。後以此方為主加減治療 3 個療程，除 HBsAg 陽性外，其他皆轉陰，隨訪至今病情穩定。

◎案

施某，女，11 歲。心悸、胸悶、氣短半年。半年前因感冒後，漸覺心悸、胸悶、氣短，觸脈有間歇，西醫經心電圖檢查，診斷為「病毒性心肌炎」。經住院治療一月，期前收縮及自覺症狀基本消失。然出院後，稍做劇烈活動，如體育課、跳繩等，即覺心悸、胸悶，期前收縮又出現。經西藥治療，病情無明顯改善，於 1997 年 5 月就診。診見患兒形胖，面白少華，唇淡，舌淡紅，苔薄白略膩，脈細數（90 次／分），不耐按，重按即無，時有歇止。辨證為中氣不足，營血虧損，心失所養。治以益氣建中，養血益營之法。方用小建中湯加味。

處方：桂枝 10g，白芍 20g，炙甘草 6g，大棗 12g，飴糖沖 2 匙，生薑 10g，紅參 10g，茯苓 10g。日 1 劑，水煎服。

服上方半月，心悸、胸悶明顯改善，脈無歇止現象。效不更方，守上方出入繼服 3 個月，自覺症狀消失，心電圖正常，能做各項活動。繼服藥 3 個月以鞏固，隨訪至今病無復發。

按《傷寒論》102 條云：「傷寒二三日，心中悸而煩者，小建中湯主之。」《傷寒論》中凡貫以傷寒或中風者，皆示病變初起有一個表證階段，在外感表證的過程中，出現「心中悸而煩」這一病變特徵，頗似現代醫學的「病毒性心肌炎」，故臨症遇之，以小建中湯加味治療，多獲得良好效果。病毒性心肌炎大抵屬中醫心悸病範疇，心悸何以投建中劑？其一，建中劑具建中補脾，調和營衛之功，《難經‧十四難》曰：「損其心者，調其榮衛。」故心悸而以建中劑治之；其二，心雖為血脈之主，然脈之動力必賴胃氣也，《素問‧平人氣象論》云：「胃之大絡，名曰虛裏，貫膈絡肺，出於左乳下，其動應衣，脈宗氣也。」脈主動有賴宗氣，而宗氣屬胃，故心悸之病而以建中治之。

◎案

王某，女，14 歲。2004 年 12 月感冒痊癒後心悸、胸悶、心慌，兼耳穴心反應區癢痛，經西醫診為心肌炎，因信奉中醫拒西醫來求診，患者面黃無華，心悸胸悶，活動後加劇，言語低微，脈稍細數無力，舌質淡紅，苔薄白。

處方：桂枝 15g，芍藥 30g，生薑 10g，炙甘草 10g，大棗 4 枚，黃耆 15g，黨參 15g，麥冬 15g，五味子 15g。7 劑，每日 1 劑，水煎，早、晚兩次溫服。

服藥 1 週後，患者訴症狀消失，不欲再服藥，1 個月後，患者因耳穴心反應區癢痛來診，要求再服原方 7 劑。2005 年 5 月患者再次因耳穴心反應區癢痛求診，繼續守原方 7 劑。2005 年

9月患者體檢示心電圖正常。

按《傷寒論》102條說：「傷寒二三日，心中悸而煩者，小建中湯主之。」患者外感後心悸、胸悶，遇勞加重，言語低微，兼面黃無華，可見裏氣先虛、氣血雙虧為本，而又復感外邪為標，內虛外擾，氣血雙虧，心無所主則悸，外邪擾心，中氣虛餒，心中氣血不暢則胸悶。方用小建中湯外和營衛，內調氣血，加黨參、黃耆率氣血運行，又脈稍細數加生脈飲復脈止悸，諸藥共用得建中補虛益心止悸之功。

◎案

呂某，男，56歲。2010年7月5日初診。右踝腫劇痛半天。患者在3日前夜間睡眠時吹冷氣，晨起感覺兩腳踝發硬，晨練後左踝好轉，但右踝無變化，自貼膏藥3日後，腳踝無好轉但也未加重，至夜間，突然疼痛加劇，陣陣如放電樣，伴有踝腫。近期手足心煩熱，晨起涕帶血絲，咽乾口燥，但不能食冷食。夜半陰莖異常勃起。晚上看電視超過0.5小時眼睛即模糊不清，尤其看紅色畫面時，10分即模糊。舌淡紅，苔薄白，脈寸關大尺弱。既往史：2年前的6月曾出現右足大趾疼痛，2日後全足紅腫，曾至脈管炎醫院檢查排除脈管炎，又至風溼病醫院檢查排除風溼，外科亦排除無名腫毒。綜合治療月餘好轉。1年前的6月左足大趾腫痛如同右足趾，用同樣的方法治療1月餘好轉。今年右踝開始疼痛，但發作時間在7月。抗「O」：陰性；類風溼因子（RF）：陰性；紅血球沉降率（血沉，ESR）：53mm/h；

C反應蛋白（CRP）：15ng/ml；尿酸（UA）：395μmol/L；血糖：4.6mmol/L；三酸甘油酯：1.8mmol/L；總膽固醇：5.2mmol/L；高密度脂蛋白：1.36mmol/L；低密度脂蛋白：3.8mmol/L。西醫診斷為痛風待查。中醫診斷為痹症。辨證為中氣虧虛，相火不降，下焦虛寒。方用小建中湯加減。

處方：桂枝15g，炒白芍30g，麥冬15g，黃連6g，烏梅10g，生龍骨20g，生牡蠣20g，藿香10g，炒白朮12g，炒麥芽15g，紅糖30g，附子10g，玄參15g，炙甘草12g，生薑30g，大棗10枚。5劑，日1劑，水煎服。

1劑藥下後即覺氣下行，疼痛漸減，當天痛止，踝腫消大半，5劑後，手心熱解，涕中無血絲，舌如前。上方重用白朮15g、附子15g，加桑寄生20g。7劑，日1劑，水煎服。上方服後，踝已不痛，脈寸關轉緩尺部略起。守上方繼服7劑以鞏固療效。

按此例患者從相關檢查看，尿酸不高，又在天氣炎熱時發病，不符合痛風診斷標準。但病發部位先從小關節發起，後及大關節，反覆發作，且發作時往往白天疼痛輕微，夜間疼痛加劇，符合風的特點。經與相似疾病排除，非風無他。《傷寒論》云：「夫天布五行，以運萬類，人稟五常，以有五藏……庶夫欲視死別生，實為難矣。」天人合一才是中醫的病源。「肺主制節」，人不順應自然時才發生疾病。夏季是陽氣相見於「離」時，陽氣最盛，恰此時「坎」位也是最寒之時。造化之機，唯

恐相火不降。患者在天氣炎熱時發病，相火直升不降，中下虛寒。腳大趾為厥陰之起點，脾又主四肢，腎水虛寒，木氣脫根，土困木賊，津液乾涸，榮衛經絡瘀塞，衛氣衝擊則痛；少陽甲木不降，相火拔根，子半陽生，陽生木動，經脈滯塞，運動不通，陽氣瘀阻，故夜半陰莖異常勃起；肺竅於鼻，甲木不降，相火逆行，不能收斂，故涕帶血絲；咽乾口燥者，相火不降則動風，風耗肺津故；手腳心發熱者，甲木不降，心包相火逆行，故手足心熱，天氣炎熱時胃中不能食涼者，相火不降，不能生土，中焦虛寒，故不能食涼；眼睛不能看電視，尤其是不能看紅色，目得血而能視，肝開竅於目，下焦虛寒，木氣拔根，升降失常，運動阻滯，鬱而生風，金水被耗，不能運血於目而視也。脈寸關大尺弱者，上盛下虛也。建中者，中氣立則四維調和。白朮、藿香、麥芽、炙甘草、生薑、大棗補脾胃，建中氣；附子溫坎水，坎水溫則木氣得根而風息；白芍、黃連降甲木，桂枝升肝木，甲降乙升則風息，升降立則經絡通，津液和；麥冬、玄參降肺金，潤津液，金降則能生水而制木；龍骨、牡蠣潛陽息風而導滯；烏梅最能大補木氣而息風；紅糖者，因本地無飴糖，將紅糖煉代飴糖潤脾津。《金匱要略》云：「虛勞裏急，悸，衄，腹中痛，夢失精，四肢痠疼，手足煩熱，咽乾口燥，小建中湯主之。」只要方證對應，療效是時方無法比擬的。

◎案

李某，女，2週歲。1987年6月6日初診。患兒於6個月

前覺吞嚥困難，食後嘔吐，時輕時重，輕時，吞嚥乾食困難，重時，稀飯、開水均難嚥下，伴胸脅疼痛，失眠易怒。1個多月前，曾先後在某兩個醫院做食道鋇劑攝影檢查，均示：食道邊緣光滑，下端變尖，成錐形改變。診斷為賁門弛緩不能症。今日因吞嚥困難，食後嘔吐加重，而來就診，患兒面色蒼白，語聲低微，倦急乏力，心煩易怒，舌質淡嫩，苔少而乾，脈細弱。辨證為中焦虛寒，脾胃失健。治以溫中補虛，健脾強胃之小建中湯主之。

處方：桂枝30g，白芍60g，炙甘草、大棗、生薑各10g，飴糖100g。

8劑後，症狀消失。6月29日，某醫院鋇劑攝影示食道輪廓完整、光滑，黏膜皺襞走行規則，蠕動正常。之後，隨訪2月餘，先後在醫院做食道鋇劑攝影3次，食道均未發現異常。

按賁門弛緩不能症又名賁門痙攣，屬中醫噎膈範疇。此案辨證為中焦虛寒，脾胃失健，方用小建中湯。方中芍藥、飴糖補陰，桂枝、生薑、甘草、大棗補陽，諸藥合用，溫中補虛，健脾強胃，柔肝緩急。脾胃得健，氣血得充，陰陽得復，諸證自除。

◎案

某，男，41歲。小便不利3年餘，飲水正常，但根本沒有尿意。曾多次到某醫院就診治療，均未見效。於2002年8月5日就診。查其形體、色脈、五音、腹診均無異常，但脈象特

中篇　臨證解析

殊,為弦脈。證為中位不和,胃火傷脾,反使脾陰受損,運化乏力。所以在沒有水下利膀胱,服小建中湯30劑,病症痊癒。

　　按脾胃同為「倉廩之官」,但一為臟,一為腑。形狀與功能都不相同,正如《臨證指南醫案》所說:「蓋胃屬戊土,脾屬己土。戊陽己陰。陰陽之性有別也。臟宜藏,腑宜通。臟腑之為體用各殊……納食主胃,運化主脾。」脾宜升為健,胃宜降為和,是也。不過,脾胃同居於中焦,互為表裏,兩者總是升降斡旋,互相調和。也就是說,一定要「得之中和」才好,只有這樣,才能共同完成飲食水穀的消化吸收、保持人體賴以生存所必需的生化之源。脾必須得到胃的燥土之氣,胃必須得到脾的溼土之氣,脾才能升,胃才能降,二者才能相輔相承。反之,如果胃燥不能及脾,反靠脾溼是不能運化的。如果脾溼不能及胃僅靠胃燥,則形成「焦穀」。如果胃過燥淫脾,脾亦過燥,則運化乏力。如果脾溼淫胃,胃亦過溼,則反呆滯。此病例是病及三焦,氣化失常的表現。胃之燥土之氣不能及脾,脾獨溼不能運化,使溼滯留於三焦,氣化達不到洲都,故沒有尿意。溼滯於三焦,由於脾溼木鬱,所以才「脈弦」。又因脾有溼,不能運化津液,津不能上承使脾水乾涸,乾到一滴液都沒有的程度,故水不能下到膀胱。因此,治療的關鍵在於調整胃的燥土之氣,使之能夠很順利地通達於脾,使脾的溼土之氣能夠很順利地通達於胃,矯正這種太過和不及,當然得用小建中湯。小建中湯出自《傷寒論》和《金匱要略》,本方的臨床應用廣泛,療效確切。在小建中湯中,桂枝湯對於營衛有振奮鼓舞作用。倍

加芍藥可益營斂陰。桂枝湯還有向內的藥效作用。芍藥和甘草可以共同發揮酸甘緩急的作用，用於治療裏急最好。處方中病機是陽土之燥不足，陰土挾溼，在用小建中湯扶正的基礎上，用桂枝振奮鼓舞衛陽，流通三焦之氣機，如果陽土之燥得以及脾、三焦之氣化行，自會通達洲都，飴糖為主藥。甘補中，可溫暖中焦。諸藥合用，中焦得振奮，保證營衛氣血的生化之源，使中氣得以建立。

◎案

劉某，男，28歲。1982年10月3日初診。患者於1年前煤氣中毒昏迷，經搶救癒後遺下低熱一證。檢查排除了結核等感染性疾病。症見：低熱，上午發熱，體溫（T）37℃或38℃，午後熱漸退，伴惡風自汗，神疲肢軟，手足煩熱，唇紅而乾，納呆、大便時硬時爛，舌淡嫩，薄白，脈細數。辨證為脾胃氣虛潮熱。治以甘溫除熱，調和營衛。用小建中湯加減。

處方：桂枝10g，芍藥15g，甘草5g，生薑3片，大棗10g，黃耆20g，白朮12g，茯苓20g，山藥20g，日1劑，連服旬餘，追蹤1年低熱未再復發。

按患者低熱為大病後內傷氣血虧損，為中氣不足，陰火上乘，營衛不和而致，以小建中湯加黃耆、白朮等益氣建中，甘溫除熱，營衛得以調和而諸證退。

◎案

小建中湯源於《傷寒論》，由桂枝、甘草、芍藥、大棗、生

中篇　臨證解析

薑、飴糖 6 味藥組成，具有溫中補虛、緩急止痛之功能。主治脾胃虛寒而致的脘腹攣痛，喜溫喜按或虛勞發熱或心悸虛煩等症。田螺：中藥名出自《藥性論》為田螺科動物，或其同屬動物全體，味鹹、甘，性寒；入膀胱、大腸、胃經，具有清熱、利水功能。

常某，男，14 歲，國中學生。2001 年 5 月 2 日初診。家人訴 4 日前在傳統市場吃帶殼滷製田螺約 250g，食後上學，課間突然脘腹攣痛，在小診所打點滴未果。連夜轉至中型醫院，住院 3 天用藥不詳，腹痛不但未減輕反而加重，已幾夜不能入睡，4 天沒有進食，稍進則嘔吐不止。初期腹瀉，近 2 日大便未解，病情逐日加重。症見面色不華，形容憔悴，雙手按腹，肢體蜷縮，精神萎靡不振，呻吟綿綿，時而大喊腹痛，心煩不安，唇乾，舌紅少津，脈弦。症由過食寒涼、損傷脾胃、脾陽不振，胃陰虧損致脾胃虛寒腹痛，治以溫中補虛緩急止痛。方用小建中湯。

處方：桂枝 10g，白芍 30g，甘草 10g，大棗 4 枚，生薑 10g，水 400ml 煎至 200ml，入飴糖 50g 溶化，熱服。

晚上 10 時左右服下約 15 分嘔吐 1 次，為藥液，吐後舒適安靜入睡，一夜未訴腹痛。翌晨精神轉佳，服二汁後無不適，也未吐。服藥液約 30 分，思食，囑調稀粥一小碗服下，精神頓爽。前方再服 1 劑，痊癒，增 1 劑以鞏固療效。

按田螺性寒，入胃，大腸經。患者因嗜食過量，乃至寒邪直中，損傷脾胃，中陽不振陰寒內盛，寒則收引，故脘腹攣痛，喜溫喜按得熱則減，加之吐瀉津液虧損，胃陰不足，至心煩不眠，舌紅少津。小建中湯即桂枝湯原方倍芍藥加飴糖而成；方中重用飴糖，甘溫質潤，溫中補虛，益氣養陰，緩急止痛，為君藥；重用芍藥，斂陰和營，柔肝緩急止痛，為臣藥；君臣相伍，有酸甘合化之妙。桂枝、生薑溫陽健胃；大棗、甘草調補脾胃。諸藥相合，既辛甘化陽，酸甘化陰，氣血雙補而協調陰陽；二則藥性甘溫，以建補脾土為主，使中氣健旺，化源充足。如此則中氣健，氣血充，陰陽調，虛勞寒熱諸症得以清除。

◎案

張某，女，35歲。1985年6月16日初診。主訴經期腹痛伴暈厥發作3年餘。患者自1981年春因夫妻不和長期憂思惱怒而致月經先後不定期。1982年4月於月經來潮第2天突發少腹疼痛，噁心嘔吐，腸鳴，並覺「有股涼氣」從臍下上衝胸中，堵於咽喉，隨即暈厥，口吐白沫，不省人事，經七、八分鐘後甦醒，腹痛亦隨之減輕。之後每逢月經來潮必有一次發作，症狀同前，且經期延長，量多色淡。同年8月在某醫院做腦電圖檢查診斷為癲癇。曾口服Phenytoin、Diazepam、維生素類藥物治療，始之有效，繼而如故。來時月經已過3日，經期諸證同上。刻下少腹拘急，痛引胃脘，得溫按略減，伴心煩失眠，納呆便溏。面色萎黃，精神呆滯，口角流涎，舌淡苔白，脈象弦緩。

此由情志內傷，中焦虛寒，肝氣乘脾而為患。治以小建中湯溫中補虛、補脾柔肝。

處方：白芍 30g，桂枝、炙甘草、生薑各 10g，大棗 12 枚，飴糖 40g。前 5 味水煎兩次，取汁，兌入飴糖，分 2 次溫服，每日 1 劑。

服 10 劑，腹痛止，食慾倍增，夜能入睡六、七小時，又服 15 劑，月經按期來潮，量中色正，腹痛、暈厥來發作，繼用 30 劑，諸症皆癒。隨訪 5 年未復發。

按本病發於怒氣傷肝，憂思傷脾，肝脾同病，中焦虛寒。蓋脾虛則運化無力而痰自內生；運化無力營血虧虛則肝失所養；而經期失血又使營血益虧。遂致陰不斂陽，衝氣挾痰濁上擾神明，發為癲癇。小建中湯溫中補虛正合本證病機。方中生薑、桂枝溫脾陽，平衡降逆；白芍酸斂益肝血，潛熄虛風；飴糖質潤滋脾陰緩肝之急；甘草、大棗補脾氣，甘溫和中。諸藥相合，共奏扶正定癇之功。

二、多方合用

1. 小建中湯合膈下逐瘀湯治療慢性萎縮性胃炎 150 例

慢性萎縮性胃炎在臨床較為常見，多由慢性淺表性胃炎遷延不癒引起，與幽門螺旋桿菌感染、不良飲食習慣、精神因素等有關。當炎症深入到胃黏膜固有膜時，使腺體萎縮或消失、

黏膜上皮化生、不典型增生。如不及時治療，可進展至胃癌。

　　主要用於經中醫辨證分型為氣滯血瘀型，症見胃脘疼痛、脹滿不適、噯氣吞酸、食少納呆、體倦乏力，舌淡少津，苔薄白，或有瘀點或紫斑，脈弦或細弱。研究對象同時排除合併心、腦血管疾病，肝功能、腎功能障礙，原發性造血系統疾病，自身免疫性疾病，精神病史，胃潰瘍、十二指腸潰瘍，惡性腫瘤，近期使用抗生素、質子泵抑制劑、胃黏膜保護劑，妊娠期女性，過敏體質等患者。

　　治療方法為所有患者均接受小建中湯合膈下逐瘀湯治療。

　　處方：飴糖30g，桂枝9g，白芍18g，生薑9g，甘草6g，大棗6枚，五靈脂6g，當歸9g，川芎6g，桃仁9g，赤芍9g，牡丹皮6g，烏藥6g，延胡索3g，香附6g，紅花9g，枳殼6g。日1劑，水煎2次，取汁400ml，分早、晚2次口服。

　　連續服藥12週，用藥期間忌食發物、油炸、辛辣、醃製食品，不飲濃茶、咖啡、酒精性飲料。觀察臨床療效，並對比治療前後病理檢查積分的變化。

　　治療後患者達到顯效53例，有效75例，無效22例，總有效率為85.33%。與治療前對比發現，患者治療後胃黏膜萎縮、腸上皮化生、異型增生度等病理檢查積分均明顯下降，差異具有統計學意義。

　　按中醫學理論將慢性萎縮性胃炎歸納於「胃脘痛」、「痞

證」之範疇，與先天稟賦不足、後天飲食不節、情志內傷、外邪犯胃等有關，早期多為實證。病程日久可致氣陰兩虛，氣虛則血行不暢，瘀血阻於胃絡，而成虛實夾雜之證。治則以健脾益氣、活血化瘀為法。小建中湯出自《傷寒論》，是溫裏劑的代表方劑，可溫中補虛、益陰和陽。方中重用飴糖為君藥，取其甘溫質潤之性，功擅益脾氣、養脾陰、溫潤中焦，兼可補益肝肺。桂枝、白芍共為臣藥，取桂枝溫陽化氣、溫中散寒之效，驅胃脘寒邪外出。白芍甘涼柔潤，可滋養胃陰、柔肝緩急。生薑溫胃止嘔，被譽為「嘔家之聖藥」；大棗補脾養胃，被稱為「脾胃之果」，凡脾胃之病皆宜之。炙甘草補中益氣，既可助君藥飴糖益氣健脾，又可助臣藥桂枝、白芍益氣溫中、緩急止痛。

膈下逐瘀湯方出自清代王清任《醫林改錯》，功擅活血祛瘀、行氣止痛。方中五靈脂入湯劑應包煎，功擅疏通血脈、散瘀止痛，對瘀血內阻、血不循經之證均有效。川芎為血中之氣藥，不僅能養血活血，還可行血中之氣，增強逐瘀之效。當歸活血養血，補益之中兼助逐瘀。紅花、桃仁合用，活血化瘀之功大增。赤芍、牡丹皮可涼血化瘀，清胃內熱毒。香附理氣解鬱、枳殼理氣，對緩解脘腹脹滿、噯氣吞酸症狀效果較好。烏藥溫中散寒、舒氣止痛；延胡索為活血化瘀、行氣止痛之妙品，可治一身上下諸痛。甘草酸甘化陰，可濡潤胃腑、緩急止痛。小建中湯合用膈下逐瘀湯，溫補之中兼以祛瘀，共奏健脾益胃、活血化瘀之功效。本研究中患者經小建中湯合用膈下逐瘀湯治療3個月後，胃黏膜萎縮、腸上皮化生、異型增生等產生

了明顯的逆轉或延緩作用,總有效率高達 85.33%。本研究結果顯示:小建中湯合膈下逐瘀湯對慢性萎縮性胃炎具有滿意的治療效果,值得在今後的臨床工作中推廣應用。

2. 四君子湯合小建中湯
治療胃腸道惡性腫瘤手術和化療後 45 例

胃腸道惡性腫瘤在手術切除原發病灶並予以輔助化療以後,常出現各種虛證的臨床症候及免疫功能低下的情況,使患者的生活品質降低,並不利於繼續治療,引起復發和轉移,是影響預後的重要因素。

胃腸道惡性腫瘤目前主要是採用手術治療,術後根據患者的具體情況進行輔助化療,能獲得一定程度的有效率。但臨床常常可以看到患者的腫瘤病灶切除或得到有效的控制以後,又出現各種身體虛弱和免疫功能低下的表現,並有可能成為影響進一步治療,引起復發和轉移等影響預後的重要原因。根據中醫學基礎理論,胃腸道惡性腫瘤在手術切除病灶和輔助化療以後,表現為外邪被袪除,但正氣已嚴重受損,出現相應的臨床虛證的表現,即胃腸道手術的損傷和化療,已經嚴重地影響脾胃的功能,使患者生化乏源,產生以氣虛為主,繼而陰陽氣血俱虛的表現。中醫「虛者補之」的理論和治療原則可在一定程度上發揮其緩解症候、恢復病體、利於繼續治療和防止腫瘤復發的作用。如果患者出現神疲乏力、頭暈目眩、面色少華、少氣

懶言、納呆、大便溏薄、形體消瘦、自汗、失眠等症候和免疫功能低下或失調，可透過以補氣為主，陰陽氣血俱補的治療措施，達到緩解症候、恢復機體功能的目的。

四君子湯始見於《太平惠民和劑局方》，具有很好的調補脾胃、補益氣血作用，能改善胃腸道惡性腫瘤手術和輔助化療出現的脾胃氣虛，運化乏力。其中黨參甘溫益氣補中，白朮甘苦溫健脾燥溼，茯苓甘淡平滲溼健脾，甘草甘緩和中。小建中湯始見於《金匱要略》，是以甘溫治療陰陽兩虛的經典處方，其中甘草、大棗甘以建中，桂枝、生薑辛以通陽調衛氣，白芍酸以收斂和營氣，達到益氣補中，陰陽協調，緩解各種虛證的目的。現代醫學研究證明，上述二方不僅能明顯地緩解患者的虛證，還能明顯提高機體內網狀內皮系統吞噬功能和體液免疫，對抗化療藥物等免疫抑制劑對免疫系統的抑制作用等。因此，在使用四君子合併小建中湯作為臨床辨證用藥時，選用胃腸道惡性腫瘤已被切除，但由於手術和多次化療後，屬於虛證和免疫功能低下的患者作為觀察對象，有可能獲得直達病灶的效果，同時也證實四君子湯合併小建中湯具有一定程度上改善胃腸道惡性腫瘤患者臨床症候和提高其免疫功能的作用。

3. 小建中湯合良附丸聯合西藥治療脾胃虛寒型消化性潰瘍

臨床報導顯示中藥湯劑配合胃三聯療法治療脾胃虛寒型消化性潰瘍總有效率為 85.75%，並使患者生活品質明顯提高。單純使用胃三聯療法治療消化性潰瘍總有效率為 68.2%，生活品質改變不顯著。故認為中藥湯藥可有效緩解患者臨床症狀，阻止或減緩病變的進展，並且可改善患者的生活品質。

小建中湯首載於《傷寒論》，係仲景用於治療虛勞的著名方劑，具有溫中補虛、和裏緩急之功。方由桂枝、甘草、芍藥、生薑、大棗、飴糖組成。近年來的臨床和實驗研究顯示，小建中湯治療消化性潰瘍確有良好療效，能提高潰瘍癒合的品質，減少復發，且副作用少。其中桂枝味辛性溫，其辛能散，溫能通，對慢性消化性、潰瘍，久病入絡者尤為適宜。白芍味酸微寒，既能和營又能緩急止痛，《湯液本草》中提到腹中虛痛，脾經也，非芍藥不能除。現代研究顯示，白芍具有抑制胃腸道平滑肌收縮的作用。因此就桂枝、白芍其單味功用而言，均適宜於脾胃虛弱，腹中虛痛。在臨床治療中如遇到胃脘疼痛明顯或因氣鬱傷肝，肝木失於疏泄，橫逆犯胃所致者，則白芍用量可增加至 3 倍，取其酸味入肝以和營柔肝，緩急止痛。生薑味辛性溫，有較強的溫中散寒止嘔之功。《藥性賦》有言若欲止嘔溫中，則生薑可喜。現代藥理研究報導，生薑的提取物生薑丙酮有抑制大鼠潰瘍的作用，抑制率為 97.15%。相關調查發現生薑

產地居民的幽門螺旋桿菌（Hp）感染率明顯低於非生薑產地居民，喜食生薑者 Hp 的感染率也明顯低於非喜食生薑者。亦有研究發現生薑還具有促進胃黏膜合成及減弱胃蛋白酶的作用。甘草調和諸藥，根據現代藥理研究證實：甘草的主要成分是甘草酸，甘草酸進一步水解為甘草次酸。甘草次酸能增強胃黏液的分泌，可保護潰瘍面，服用後能減輕消化性潰瘍症狀，使潰瘍面積逐漸縮小，西藥 Carbenoxolone Sodium（甘草次酸半琥珀酸酯二鈉）即是甘草次酸製劑。故而小建中湯若用於消化性潰瘍的治療，甘草宜於生用。飴糖具有和裏溫中緩急止痛之功，然飴糖味甘而滋膩，故而現代醫家鮮有人用，本實驗中免煎顆粒亦無飴糖。

良附丸出自《良方集腋》，由高良薑、香附醋製兩味藥物組成。為溫胃理氣之劑。本實驗將丸藥改為湯劑使用，其效更強，等量入藥即可，常用量各 10～12g。方中高良薑辛、熱，有散寒止痛功效，主治胃寒作痛及嘔吐等病症。香附辛，微苦，甘，平。具有疏肝理氣，溫經活血之功效，主治兩脅疼痛胸腹脹痛，乳房脹痛，疝氣腹痛，月經不調，經行腹痛等病症。現代醫學診斷慢性胃炎、胃潰瘍、十二指腸球部潰瘍等，屬中醫寒凝氣滯者均可使用。

第二章

方劑臨證思維

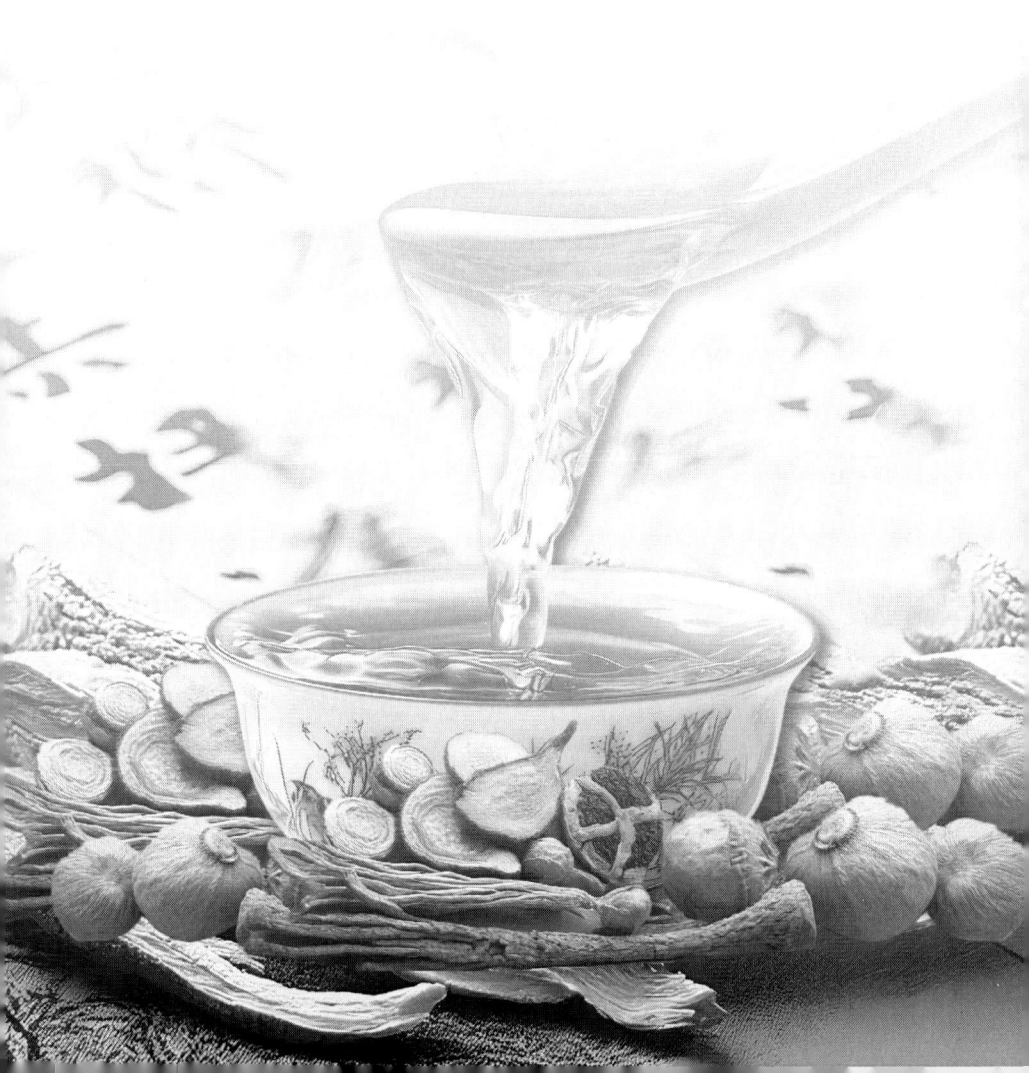

第一節　臨證要點

　　《傷寒論》論述以小建中湯治療腹中急痛,心中悸而煩者,雖為外感而設,但究其病機,則為中焦虛寒,營衛不足,又感受少陽之邪所致,而《金匱要略》則以本方治療其病機為中焦虛寒,精氣虧虛,臟腑虛損不足引起的多種內傷雜病。《傷寒論》100條說:「傷寒,陽脈澀,陰脈弦,法當腹中急痛,先與小建中湯,不差者,小柴胡湯主之。」102條說:「傷寒二三日,心中悸而煩者,小建中湯主之。」而《金匱要略》中有三條提到「小建中湯」。一是〈血痺虛勞病脈證并治〉云:「虛勞裏急,悸,衄,腹中痛,夢失精,四肢痠疼,手足煩熱,咽乾口燥,小建中湯主之。」二是〈黃疸病脈證并治〉云:「男子黃,小便自利,當與虛勞小建中湯。」三見於〈婦人雜病脈證并治〉云:「婦人腹中痛,小建中湯主之。」建中法本為虛勞病而設,虛勞病包括因勞傷所致的多種慢性衰弱性疾患,其病理機制是五臟氣血陰陽虛損。因人體的陰陽是相互維繫的,所以虛勞病的發展往往是陰虛及陽,或陽虛及陰,從而導致陰陽兩虛之證。然究其原因,關鍵在於中焦脾胃。一者脾胃為氣血生化之源,如脾胃病久,則營養乏源,氣血並虧;二者脾胃為陰陽升降之樞,中虛失運,則陰陽升降失序。正常情況下,人體陽氣下降,陰氣上升,而促使人體陰升陽降以達到陰陽相交、水火既濟的中介力量則是脾胃的樞紐作用。今脾胃既虛,則陽不下交而浮越

第二章　方劑臨證思維

於上，陰不上承則獨治於下，遂有寒熱錯雜諸證。故本病見證雖多而雜，均以脾胃元氣虧虛、陰陽升降失調為要。因此，依「治病求本」的原則，其治療方法就不能簡單地以熱治寒，以寒治熱，而應以建中氣、補脾胃、平調陰陽的甘溫藥物為治，使「中氣立則營衛流行而不失其和」。如此則脾胃之氣得以復建，中焦陽氣得以四運，從陰引陽，從陽引陰，使陰陽相循，如環無端，陰陽之氣得以協調，寒熱錯雜之證得以祛除。故《金匱要略心典》云「此和陰陽，調營衛之法也」。然對於大建中湯證而言，其病機為中陽衰弱，陰寒內盛，充斥於上下內外、臟腑經絡，《金匱要略心典》云此「陽病不能與陰和，則陰以其寒獨行……而實非陰之盛也」。此時又當以大建中陽，溫中散寒為法，俾陽氣復建，陰寒得散，臟腑經絡得以溫煦，氣血津液得以舒暢。所以尤在涇云「欲求陰陽之和者，必於中氣，求中氣之立者，必以建中也」，高度概括了建中的機制在於能使機體恢復「陰陽之和」和「中氣之立」的協調平衡狀態。

《傷寒雜病論》中小建中湯的證治

一、中焦虛寒，氣血不足而兼傷寒表證

《傷寒論》102條曰：「傷寒二三日，心中悸而煩者，小建中湯主之。」此條傷寒二三日，無陽明證是少陽病之期，不見寒熱

115

頭痛胸脅苦滿之表證，又無腹痛苦嘔或咳或渴之裏，未經誤治而出現「心悸而煩」是寒傷神，熱傷氣，裏虛擾邪。未發汗，而心悸是心虛的表現，是少陽中樞受寒而木邪挾相火為病，相火旺則君火虛。心悸者，氣虛也；煩者，血虛也。以氣血內虛，與小建中湯先建其裏。故以小建中湯建補中焦。《傷寒附翼》曰：「疼而熱者為實，當用苦寒以瀉心火；悸而煩者為虛，當用甘溫以保心氣，是建腹中之宮城也。」中焦先虛，化源不足，氣血雙虧，心無所主，神志不寧，故以小建中湯以建中焦。

二、脾虛腹痛兼少陽邪鬱證

　　《傷寒論》100 條曰：「傷寒，陽脈澀，陰脈弦，法當腹中急痛，先與小建中湯，不差者，小柴胡湯主之。」本條是以脈象言病機，澀示不足，說明陽氣少；陰脈弦，弦示有餘，說明陰寒盛。尺寸俱弦是少陽受病，今陽脈澀而陰脈弦是寒傷厥陰，而不在少陽。寸為陽，陽主表，陽脈澀說明陽氣運行不暢，即表寒未解。弦說明肝木受邪，必挾相火。相火不能禦寒，必入厥陰而為患。足厥陰經循行抵少腹，挾胃屬肝絡膽。尺為陰，尺主裏，今陰脈弦為肝脈必當腹痛。肝苦急必以甘緩之，酸以瀉之，辛以散之，此小建中為厥陰驅寒發表平肝逐邪之先著也。因此用小建中湯，以解除表證並且驅厥陰之寒。

三、虛勞病中焦虛寒，陰陽兩虛證

《金匱要略・血痹虛勞病脈證并治》曰：「虛勞裏急，悸，衄，腹中痛，夢失精，四肢痠疼，手足煩熱，咽乾口燥，小建中湯主之。」此條是調陰陽和營衛之法也。如陰陽和平，則百疾不生。若陽病不能與陰和，則陰以其寒獨行，為「裏急」，為「腹中痛」，而實非陰之盛也。陰病不能與陽和，則陽以其獨熱行，為「手足煩熱」，為「咽乾口燥」，而實非陽之熾也。如以寒攻熱，以熱攻寒，寒熱內賊，其病益甚，唯以甘酸辛藥，和合成劑，調之使和，則陽就於陰，而寒以溫，陰就於陽，而熱以和。豈徒云寒可治熱，熱可治寒而已哉。在此所以建中是因為營衛生於水穀，而水穀轉輸於脾胃，故中氣立，則營衛流行而不失其和；又因為中焦是四運之軸，陰陽相互轉化的原始，故中氣立，則陰陽相循，如環無端，而不極於偏。是方甘與辛合而生陽，酸得甘助而生陰，陰陽相生，中氣自立，是故求陰陽之和者，必於中氣，求中氣之立，必以建中也，故以小建中湯主之。虛勞為病，則元陽之氣不能內統精血，則榮枯而虛，裏氣乃急，為「腹中痛」、「夢失精」。元陽之氣，不能外充四肢、口咽，則陽虛而燥，為四肢痠疼，為手足煩熱，為咽乾口燥。假令服小建中湯使胸中大氣一轉，則燥熱之病氣自行，故以桂、芍、甘、薑、棗大和其營，而加飴糖一味，以建立中氣，為後世補中益氣湯之祖，雖無升、柴，而升清降濁之理，具於此方。《吳鞠通醫案》中即載有施，二十歲，形寒而六脈弦細，

時而身熱，先天不足，與諸虛不足之小建中法，白芍六錢，炙甘草三錢，生薑四錢，桂枝四錢，膠飴一兩（去渣後化入），大棗（去核）四枚，煮三杯，分三次服……前方服過六十劑，諸皆見效，陽雖轉而虛未復，於前方內減薑、桂之半，加柔藥與護陰。

四、黃疸病屬脾虛氣血不足證

黃疸當小便不利，如小便利者，即黃疸病不熱而寒，不實而虛者，治療應變攻為補，變寒為溫，中焦氣血不足，不能上榮於面所致的萎黃，可以用小建中湯，使其中氣得建，黃自當癒。正如《金匱要略‧黃疸病脈證并治》所說「男子黃，小便自利，當與虛勞小建中湯」。

五、婦人腹中痛，小建中湯主之

張仲景凡提及「婦人」或「男子」多指房勞過度而致病，房勞過度則耗傷精血，血無氣不生，血無氣不行，中氣建運，虛病亦易於痊癒。

第二節　與類方的鑑別要點

一、建中法與理中法

　　建中法、理中法分別以仲景的小建中湯和理中丸（湯）組方立法為依據，建者，復也；理者，治也；中者，中土、中宮、中焦、脾胃之謂也。《中庸》曰「中也者，天下之大本也」，中土、中宮、脾胃為人身之大本，建中、理中為恢復治理人身之大本也。《醫理真傳》中指出：「用藥機關，即在這後天脾土上，仲景故立建中、理中二法。因外邪閉其營衛，傷及中氣者，建中湯為最；因內寒溼氣，傷及中氣者，理中湯如神。內外兩法，真千古治病金針，醫家準則，惜人之不解耳。」王蘋認為仲景理中、建中二法，主要表現在理中湯（丸）與小建中湯兩首典型方劑之中。兩方均以補中，恢復脾氣為目的，但其用藥特點，理中湯重用溫陽藥，偏於溫燥；小建中湯重用甘味藥，偏於甘潤。其引用《靈樞·決氣》：「上焦開發，宣五穀味，熏膚，充身，澤毛，若霧露之溉，是謂氣。」認為「熏膚」乃氣中之陽的溫煦作用，「澤毛」屬氣中之陰的滿潤滋養作用。又引用《難經·三十七難》中「人氣內溫於臟腑，外濡於腠理」一言，認為其中「濡」與「溫」實指氣中陰陽的雙重功能。《靈樞》、《難經》也明確指出了氣具有溫煦與濡潤兩方面的功能，因此脾氣也包括脾陰脾陽，故脾氣虛當包括脾氣之陰虛和脾氣之陽虛。若脾氣虛無寒熱象者，四君子湯證便是；偏於脾氣之陰虛者出現熱象，

小建中湯證便是;若偏於脾氣之陽虛者出現寒象,理中湯證便是。但理中湯證又突出了氣機升降紊亂,充分說明了脾氣之用在脾氣氣化中的動力與主導作用。仲景理中法、建中法的臨床應用充分利用氣與陰陽的關係。

《傷寒論》第 100 條曰:「傷寒,陽脈澀,陰脈弦,法當腹中急痛,先與小建中湯,不差者,小柴胡湯主之。」第 102 條曰:「傷寒二三日,心中悸而煩者,小建中湯主之。」在《金匱要略》中〈血痹虛勞病脈證并治〉、〈婦人雜病脈證并治〉等篇章均有關於小建中湯證的條文,後世醫家對其解讀各有千秋,仁者見仁,智者見智。成無己《注解傷寒論》曰:「建中者,建脾也。《內經》曰:脾欲緩,急食甘以緩之。膠飴、大棗、甘草之甘以緩中也。辛潤散也,榮衛不足,潤而散之,桂枝、生薑之辛,以行榮衛。酸收也、泄也,正氣虛弱,收而行之,芍藥之酸,以收正氣。」劉渡舟在《傷寒挈要》中記載:「小建中湯扶正氣以治其本,俾中氣一旺,則榮衛自能有拒邪作用,所謂『虛人傷寒建其中』是矣。」又云:「桂枝湯外能調榮衛,內能調脾胃,而有調和陰陽的作用。若倍芍藥使其酸甘化陰以補榮,又能土中平木以緩血脈拘急;又妙在加飴糖一升,大能緩中補虛,奉心化赤而為血,故善治心悸而煩與虛勞腹痛之證。」蔡麗慧等認為,小建中湯中滋陰與助陽法同用,其意不在「陰中求陽」以補脾陽之虛,而在於滋養脾陰,故方中重用飴糖、芍藥為君,以甘酸化陰,補虛養血,緩解急迫,主藥均屬滋脾陰之品。芍藥應

以白芍為主，因其長於養營益陰。白芍伍甘草則能甘緩和中，以緩肝而不乘脾土。飴糖配陰柔之大棗則能益氣生津，以滋脾陰。少佐桂枝、生薑，甘溫益陽，使陽生陰長，以剛濟柔，桂枝乃通陽化氣之品，此處納桂枝於滋陰劑中，意不在溫陽，而在微微化生，考《神農本草經》云其有「補中益氣」之用。

《傷寒論》第386條曰：「霍亂，頭痛發熱，身疼痛，熱多欲飲水者，五苓散主之；寒多不用水者，理中丸主之。」第396條曰：「大病差後，喜唾，久不了了，胸上有寒，當以丸藥溫之，宜理中丸。」理中丸亦名人參湯，《金匱要略·胸痹心痛短氣病脈證治》中記載：「胸痹心中痞，留氣結在胸，胸滿，脅下逆搶心，枳實薤白桂枝湯主之；人參湯亦主之。」相對於小建中湯而言，歷代醫家對理中丸的解讀意見較為統一，多認為其為溫中祛寒補益脾胃之方。左季雲在《傷寒論類方彙參》中指出：「此中焦虛寒，以失變理之功。為制甘辛溫補，扶助脾胃之陽之溫方也。」劉渡舟《傷寒論十四講》認為：「理中湯是治療太陰脾氣虛寒證的主方……方中用人參、甘草以補脾氣之虛；乾薑、白朮以溫脾寒而化溼。」王蘋認為，方中人參大補元氣，白朮健脾燥溼，炙甘草益氣和中，三藥皆為甘溫補脾氣之品；與辛熱溫中之乾薑相伍，中焦脾虛臟寒者則能消除。諸藥配伍，深得辛甘化陽之意，有助陽益氣之妙，乃治療脾陽虛寒之方劑。

小建中湯、理中丸（湯）歷來被醫家所重視，其臨床研究應用亦多，對兩方所示意的建中法、理中法鮮有理論研究報導，

建中、理中二法被納入到廣義的「八法」中。然傳統文化、古代哲學均離不開一個「中」字，如《中庸》「致中和，天地位焉，萬物育焉」之說，又如《尚書》中「人心唯危，道心唯微；唯精唯一，允執厥中」，該十六個字即儒學乃至文化傳統中「十六字心傳」。《素問·平人氣象論》曰：「平人者，不病也……平人之常氣稟於胃，胃者平人之常氣也，人無胃氣曰逆，逆者死。」脾胃為中宮，胃氣亦即中氣也，即人無中氣則逆則死。仲景立法垂方秉承先賢「重中」思想，建中、理中二法亦深扎根於傳統文化、古代哲學思想的土壤，故建中、理中二法可脫離廣義「八法」作單獨研究，對剖析仲景立中之道有重要意義，亦能進一步指導臨床實踐。

二、大建中湯、小建中湯和黃耆建中湯

《金匱要略·腹滿寒疝宿食病脈證并治》云：心胸中大寒痛，嘔不能飲食，腹中寒，上衝皮起，出見有頭足，上下痛而不可觸近，大建中湯主之。大建中湯方：蜀椒二合，去汗，乾薑四兩，人參二兩，上三味，以水四升，煮取二升，去滓，內膠飴一升，微火煎取一升半，分溫再服。如一炊頃，可飲粥二升，後更服，當一日食糜，溫覆之。《金匱要略·血痹虛勞病脈證并治》云：虛勞裏急，諸不足，黃耆建中湯主之。黃耆建中湯方：即小建中湯加黃耆一兩半。由論中條文可以看出，大建中湯證與小建中湯證比較，疼痛更為劇烈，同時伴有嘔吐。從用

藥組方來看，兩者均以脾胃虛寒為基本病機，但大建中湯證表現更為嚴重。且小建中湯證病程多較大建中湯證為長。從止痛效果來看，大建中湯的止痛作用主要在於蜀椒，《神農本草經》曰：蜀椒，氣味辛、溫，有毒。主邪氣咳逆，溫中，逐骨節皮膚死肌，寒溼痹痛，下氣。且蜀椒有輕度局部麻醉作用。而小建中湯的止痛作用主要是芍藥，《神農本草經》曰：芍藥，氣味苦、平，無毒。主邪氣腹痛，除血痹、破堅積。治寒熱疝瘕，止痛，利小便，益氣。而小建中湯與黃耆建中湯比較，黃耆建中湯為小建中湯方加黃耆一兩半組成，二者在主治及病機之間由於黃耆的存在而有了一定的區別。建中湯本取化脾中之氣，而肌肉乃脾之所生也，黃耆能走肌肉而實胃氣，故加之以補不足，則桂、芍所以補一身之陰陽，而黃耆、飴糖又所以補脾中之陰陽也。裏急者，裏虛脈急，腹中當引痛也。諸不足者，陰陽諸脈並俱不足，而眩、悸、喘、失精、亡血等證相因而至也。急者緩之必以甘，不足者補之必以溫，充虛塞空，則黃耆尤有專長也。黃耆為補氣扶弱之品，得飴糖則甘溫以益氣，得桂枝則溫陽以化氣，得白芍又有益氣和營之效。綜合全方，其補虛益氣之功優於小建中湯。

由上可以看出，經方中的建中三方均是以脾胃虛弱為前提，皆表現為虛寒裏急、腹痛的各症狀，同時又均以飴糖為君藥。由於個人體質差異，脾胃在人體的作用不止一端，因而分出大建中湯、小建中湯、黃耆建中湯證。

三、建中法對後世的影響

《肘後備急方》載凡男女因積勞虛損，或大病後不復，常若四體沉滯，骨肉疼酸，吸吸少氣，行動喘惙，或小腹拘急，腰背強痛，心中虛悸，咽乾唇燥，面體少色，或飲食無味，陰陽廢弱，悲憂慘戚，多臥少起，久者積年，輕者才百日，漸至瘦削，五臟氣竭，則難可復振，治之湯方。甘草二兩，桂三兩，芍藥四兩，生薑五兩，無者亦可用乾薑、大棗二七枚。《備急千金要方·卷三·婦人方》云：治產後虛羸不足、腹中刺痛不止、吸吸少氣；或苦小腹拘急、痛引腰背、不能飲食。產後一月，日得服四五劑（當歸建中湯）為善，令人力壯方。《景岳全書》載痘疹腹痛，寒氣犯胃，或食生冷而嘔惡，吐瀉，腹無脹滿而但有疼痛者⋯⋯或小建中湯⋯⋯誤飲冷水涼茶，寒溼留中，小水不利而腹痛者，⋯⋯小建中湯。《溫病條辨》載溫病癒後，面色萎黃，舌淡，不欲飲水，脈遲而弦，不食者，小建中湯主之。均是對小建中湯的拓展應用。

《血證論》更是認為：細按此方（小建中湯），乃健胃滋脾，以陽生陰之法。歸脾湯從此方重濁處套出，補中湯從此方輕清處套出。說明本方對後世的影響之深。

《吳鞠通醫案》三焦俱損，先建中焦。補土可以生金，腎關之虛，亦可仰賴於胃關矣。《臨證指南醫案》載上下交損，當治其中。使飲食增，而津旺。以致充血生精而復其真元之不足。則是以建中法為依據，總結出了治療溫病的新思路。

第三節　臨證思路與加減

小建中湯所治之虛勞，據症狀分析而知虛勞在脾，為中焦陽氣不振，飲食雖能消化、吸收，但不能化生精血。《臨證指南醫案·卷第三·脾胃》云：「納食主胃，運化主脾。」重不在虛，而在中氣不立，當建立中氣，以化生氣血。本觀點從小建中湯的組成及服用法，可以反證。小建中湯有以下幾味藥組成：

桂枝

桂枝甘溫，其性溫通。仲景用桂，欲走經達表，以和營衛，祛表之邪時，必啜熱粥並溫覆取汗。小建中湯中桂枝雖曰三兩，但並不啜粥，亦未溫覆，知其意不在表；且有芍藥之倍，飴糖之緩，不在表之意更明。《臨證指南醫案·卷三·脾胃》云：「太陰溼土，得陽始運。」桂枝不走表而入裏，通裏陽，振奮中氣，以利運化。白芍：白芍酸甘而涼，性酸斂而柔和，不滋膩。仲景用芍藥，遇陰血不和則加，見裏臟有寒則減（《傷寒論》「設當行大黃芍藥者，宜減之，以其人胃氣弱，易動故也」）。小建中湯中芍藥加倍，知此證非中焦虛寒可解。白芍入血分，益陰養血，和暢陰血。

桂枝與白芍的配伍特點：小建中湯證虛勞在臟，故需振奮臟陽。白芍善入血分，可引桂枝入血入脾，振奮中陽。又「脾主為胃行其津液者也」(《素問·厥論》)，陰血虛單純補益而不能行，得脾運乃行。桂枝振奮脾陽，其運通之用有助於陰津的充養。

而白芍酸斂而涼，若無桂薑之溫通行散，則恐腹痛。桂枝性溫而燥，本證陰血不足，若芍不加倍，又恐桂枝生火化燥。故小建中湯中桂枝與白芍1：2配伍，在陰血充足的條件下，振奮脾氣。

飴糖

小建中湯中之飴糖，世人訛誤最多。所誤之處，多將飴糖視為君藥而主補虛。然據「君臣佐使」之制，此說卻不能立足。君藥為「針對主病或主證起主要治療作用的藥」，即單用此藥可以治療疾病的「主病或主證」。若將桂芍去掉，單用飴糖一味，則並不能稱之為建中，無甚療效。

虛勞者，虛極成勞，脾不能化生氣血，故補虛無益，法當建立中氣。桂芍振奮中陽，脾「得陽始運」，中焦化生有力；而欲化生氣血，需有水穀之甘，飴糖味甘性溫，易於消化吸收，予以飴糖為氣血化生之源，使氣血得以速生。故稱小建中湯之動力在桂芍之伍，原料在飴糖之甘。

薑棗

生薑溫中散寒，和胃氣以助健運，且可佐白芍之涼，散白芍之斂。大棗益氣養血，以助補益。臨床常用加減法：臨床上，飴糖儲購多有不便，多用生山藥、知母、黃精等藥代替。

處方：桂枝10～15g，生白芍20～30g，生山藥20～50g，知母10～20g，黃精15～30g，易名為加味建中湯。

其所設加減法大抵如下：以悸為主者，加柏子仁；以煩為主者，知母加量；以氣虛乏力為主者，加黃耆；以衄為主者，加沙參、炙百合；以焦慮為主者，加合歡花、生麥芽、小麥；以便乾為主者，生白芍加量；以四肢痠疼為主者，加雞血藤、木瓜；大便溏者，易生白芍為炒白芍；中焦虛寒者，加炮薑。

小建中湯證為虛勞在中焦脾臟。由於脾陽不振，脾不能化生氣血，而出現陰陽氣血俱不足，以陰虛精血不足為主要病機的症候。故用小建中湯之桂芍建立中氣，恢復脾化生氣血的功能，又加以飴糖為氣血化生之源，以達建立中氣、益氣養陰、和暢氣血之功，此與中焦虛寒之大建中湯明顯不同。中氣指脾化生氣血之氣，為生生之氣，而非中陽。

其他加減方有：

1. 黃耆建中湯：見於《金匱要略》。即小建中湯加黃耆一兩半，功用：溫中補氣，和裏緩急。主治虛勞裏急，諸不足。加黃耆，增強其益氣建中之功，使陽生陰長諸虛不足之證自除。氣短胸滿者加生薑；腹滿者去大棗，加茯苓一兩半；及療肺虛損不足加半夏三兩。

2. 前胡建中湯：見於《備急千金要方》，前胡、黃耆、芍藥、當歸、茯苓、桂心各二兩，甘草一兩，人參、半夏各六分，白糖六兩，生薑八兩。主大勞虛劣，寒熱嘔逆，下焦虛熱，小便赤痛，客熱上熏，頭痛、目疼、骨肉痛、口乾方。

3. 當歸建中湯：《備急千金要方》有載，其名為內補當歸建中湯，當歸建中湯首見於《千金翼方》。功用溫補氣血，緩急止痛。主治產後虛羸不足，腹中疼痛不止，吸吸少氣，或若小腹拘急攣痛引腰背，不能飲食，產後一月，日得服四五劑為善，令人強壯內補方。本方能建後天的中氣，立方之法出於建中湯，彼用黃耆助陽，此用當歸調血。宜得多劑，謂應急用以調治其虛，復其元氣，內補之功，此方最宜。當歸四兩，桂心三兩，芍藥六兩，生薑三兩，甘草二兩，大棗十二枚。此方亦可用於經後腹痛，《醫案金鑑》「經後腹痛或去血過多，乃血虛也，宜用當歸建中湯補之。」《濟陰綱目》亦載其用於治療婦人一切血氣不足，虛損羸乏。

4. 樂令建中湯：《太平惠民和劑局方》即有此方，治血氣勞傷，五臟六腑虛損，腸鳴神倦，榮衛不和，退虛熱，除百病。前胡、細辛、黃耆（蜜塗炙）、人參、桂心、橘皮（去白）、當歸（洗去土）、白芍藥、茯苓。

小建中湯適用於脾胃陽虛，中氣不足，元陽不振，以及陰陽水火升降失調所致的脾胃虛寒證，中醫學中的脾胃，在生理功能和病理表現上大致相當於現代醫學的消化系統，並與水液代謝和造血系統密切相關。此方現代臨床應用很廣，主要用於治療胃潰瘍、十二指腸潰瘍、潰瘍性結腸炎、胃酸過多、胃酸過少、慢性胃炎（萎縮性胃炎和淺表性胃炎）、胃弛緩、胃下垂、蛔蟲性腹痛、臍痛（尤適用於過敏性或痙攣性臍痛者）、慢

性肝炎、習慣性便祕、神經衰弱、虛證眩暈、虛勞遺精、產後體虛、痛經、虛性眼疾、痢疾、肺結核等。

綜上所述，小建中湯主要用於治療裏急腹痛，虛勞，以及陰陽失調的寒熱錯雜證。腹痛就其部位來說應為大腹痛，如在少腹又為腎虛寒有餘而非本方所主。其痛特點為按之即痛，但重按之卻不甚痛。正如《蘇沈良方》云：「然腹痛按之便痛，重按卻不甚痛，此止是氣痛。」又說：「氣痛不可下，下之愈痛。」後世醫家所述之證諸如「婦女產後」、「男女因積勞虛損」、「亡血失精」、「咳嗽而體虛」等大凡可歸為虛勞證治而行加減療法。此方治療陰陽失調寒熱錯雜。因其主治為陰陽兩虛而偏於陽虛。用小建中湯，以辛甘化陽，建運中氣，使陰陽平調，恢復脾胃的建運功能，脾胃得建，則營養增加，氣血自生，營衛和調，而偏寒偏熱的症狀自然消失。《靈樞・邪氣臟腑病形》云：「陰陽形氣俱不足，勿取以針，而調以甘藥也。」在陰陽失調的病情中，補陰則礙陽，補陽必損陰。如《靈樞・終始》說：「陰陽俱不足，補陽則陰竭，瀉陰則陽脫，如是者，可將以甘藥，不可飲以至劑。」這是本方立法處方的理論根據。在臨證時應注意此方的基本症狀：虛熱自汗，面色不華，舌質淡，脈弦而澀等。現代在多種慢性病甚至是急性病而由虛損因素或誘因所致者，皆可以用其加減方靈活運用。

第四節　臨證應用調護與預後

　　服用本方期間禁忌就是少食油膩，飲食清淡。服用中藥的時間：補養藥與健胃藥應飯前服用，增加藥物有效成分的吸收率。辛辣而有刺激性的藥物應在飯後服用，以減少對胃的刺激。驅蟲或攻下藥適宜在空腹時服用，以增強藥效。治瘧疾時宜在發作之前服藥，用安神藥時應在臨睡前服藥，急性病者應不拘時間盡快服藥。

　　服藥的次數：一般每日服藥2～3次，維持療效者改為每日一次，有的一日多次或煎湯代茶，不拘次數。一般中藥煎劑以溫服者多。根據病情及治療的需求也有採用冷服用於熱證者，採用熱服用於寒證者。

　　藥飲選擇：一般用白開水送下，因嘔吐而服藥困難者，可飲薑汁，藥液中加白糖或矯味劑。送服化瘀活血劑，增強藥效以黃酒為飲。

　　忌口：一般在服藥期忌食生冷、油膩、辛辣等不易消化的食物。皮膚病及瘡傷應忌食魚、蝦、腥食物和刺激性食物等。

第三章

臨床應用總論

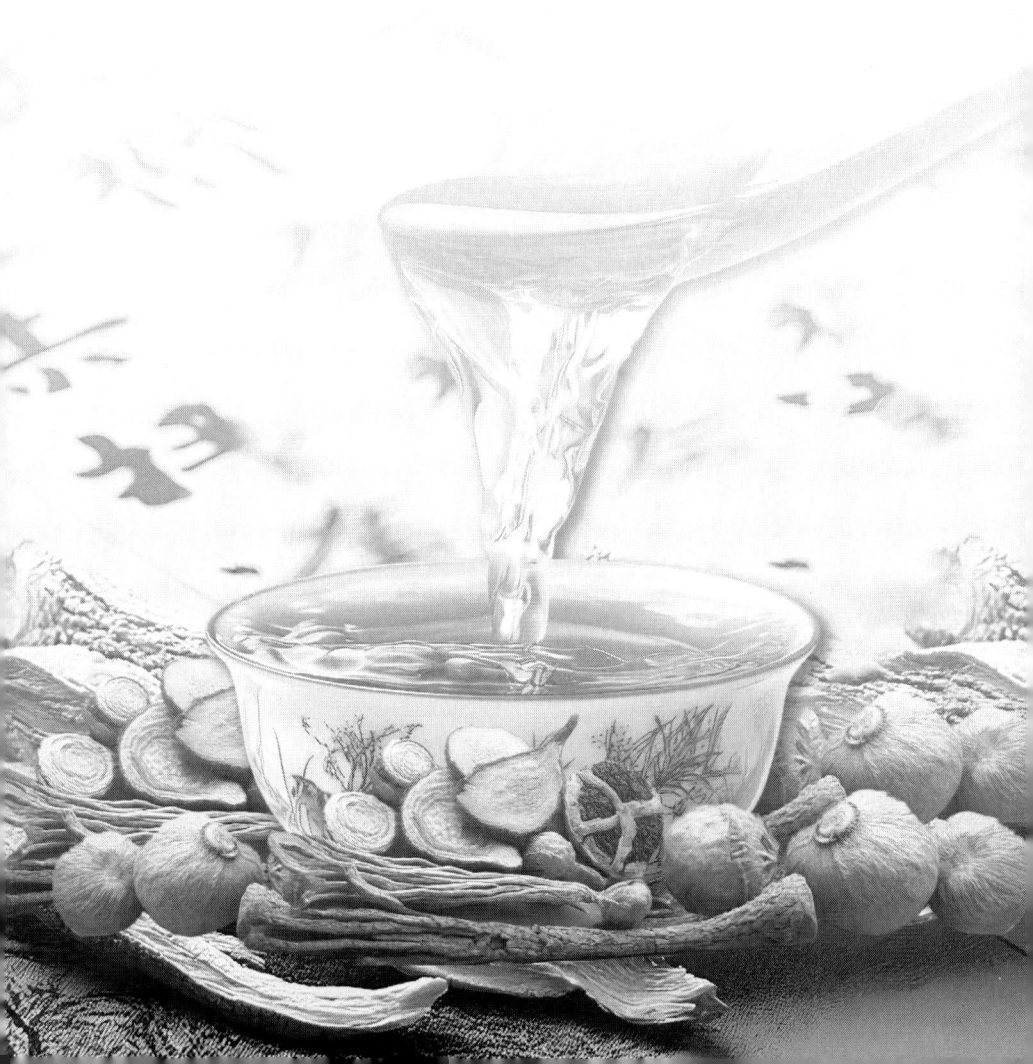

第一節　內科疾病

一、功能性消化不良

　　功能性消化不良（FD）又名非潰瘍性消化不良，是具有慢性持續性或反覆發作性上腹部痛或不適、腹脹、噯氣、早飽、厭食、噁心、嘔吐、胃灼熱等，病程超過 12 週以上而未發現器質性疾病的一組臨床症候群。羅馬Ⅲ學術委員會建議使用以下定義：FD 是指存在被認為源自胃、十二指腸區域的症狀，且無任何可以解釋這些症狀的器質性、系統性或代謝性疾病。該病曾被命名為非潰瘍性消化不良、原發性消化不良、特發性消化不良等，但現已認可 FD 這一術語。近年來功能性消化不良已成為中外醫學界重視、關注的消化內科常見病，其病因和機制的複雜性和不明確性為 FD 的治療帶來一定的難度。FD 發病率高，缺乏特效藥物，復發率高，故需進一步深入研究。

　　中醫認為本病病位在胃，涉及肝脾兩臟，多因飲食不節、外邪內侵等，使脾失健運，胃失和降，導致中焦氣機阻滯，脾胃升降失常，胃腸運動功能紊亂而發病。脾胃氣機失常是發病的中心環節。飲食不節和情志所傷為其主要發病因素，六淫勞倦為次。徐敏等發現，本病腦力勞動和城市居民患病機率較大。氣候因素與六淫均有關，其中與寒冷關係最密切，其次為海鮮或辛辣食物，精神因素主要與憂鬱多慮有關。李乾構強調指出，

情志致病在 FD 的發病機制中表現為氣機失調、臟腑損傷和神志變化。研究顯示：人的情緒變化對胃腸運動有很大的影響，當患者情緒憂鬱、恐懼或被激怒時，可顯著延緩胃的消化與排空。

中醫學中沒有 FD 的病名，由於 FD 臨床主要有以下三大症狀：上腹部痞滿，胸骨後或胃脘部疼痛、燒心、泛酸。因此李乾構等認為應將 FD 歸屬於中醫學的「痞滿」、「胃脘痛」、「嘈雜」範疇。在治療這些疾病上，中醫具有一定的優勢，很多文獻對「痞滿」、「胃脘痛」、「嘈雜」的病因病機進行研究發現，其發病主要涉及飲食不節，情志內傷，脾胃虛弱，虛實寒熱錯雜，外感及誤下傷中等方面，以下就對這方面的病因病機進行總結：

1. 情志失調

中醫學認為，脾胃屬土，主運化，肝屬木，主疏泄，調節脾胃功能。肝脾在生理上相互協調，相互為用，肝的疏泄功能是脾胃正常升降的一個重要條件。若情志憂鬱、憂思惱怒，導致肝氣鬱結，疏泄不及，可致「木鬱土壅」；若肝氣疏泄太過，則可橫逆乘犯脾胃而致病，即「木旺乘土」。情志失調包括精神緊張、憂鬱、焦慮、惱怒等方面。多項研究發現，以情志失調引起的 FD 居多。遂認為情志失調是引起 FD 的主要病因病機。

2. 飲食失常

胃為水穀之海，主受納與腐熟水穀，飲食不節，首先傷及脾胃。飲食過多，暴飲暴食，超過了脾胃的運化能力則脾胃損傷；若飲食過熱，或過食辛辣、肥甘厚膩之品，蘊積溼熱，耗傷胃陰；飲食過於寒涼，損害脾胃陽氣。一項對 72 例功能性胃腸病複合型患者的症候病機的研究發現，與飲食因素相關者有 37 例，飲食因素是引起 FD 的重要原因。飲食因素主要為脂餐、寒冷飲食和進食海鮮或辛辣食物。因此，飲食所傷僅次於情志失調，是引起 FD 的第二大病因病機。

3. 脾胃虛弱

素體脾胃虛弱，中氣不足，或貪逸、勞倦過度，耗傷脾胃之氣，或久病脾胃受傷，均能引起脾陽不足，中焦虛寒，或胃陰受損，失其濡養而發生疼痛。徐敏等透過一項對 222 例 FD 患者的研究顯示，FD 的病機關鍵是脾虛，此外，導致脾胃虛弱的因素還包括氣候因素、飲食因素、精神因素。陳貞等調查研究發現，脾虛氣滯證和脾胃虛弱（寒）證占 FD 患者的 63.5%，可見脾虛亦是 FD 的重要病因病機。

4. 寒溼不慎

外感六淫之邪的侵襲，影響脾胃功能，使其失於和降而出現胃痛。六淫之中以寒邪和溼邪最為常見，寒邪客胃則陽氣被

遏而氣機阻滯，胃失通降；溼性黏滯而纏綿，常直趨中焦而致脾胃氣機不利，使脾失健運，胃失和降導致中焦氣機阻滯、脾胃升降失常、胃腸運動功能紊亂而發病。雖然寒溼內侵所致的 FD 較少，但也是臨床上一個不可忽視的致病因素。FD 可因氣候因素發病或加重，並且與風、寒、暑、溼、燥、火均有關，其中與寒冷關係最為密切。

5. 寒熱錯雜

FD 患者一般病程較長，正氣逐漸消耗，脾胃虛弱，中焦陰陽失調，而出現寒熱錯雜。張介眉認為本病多為虛實並見、寒熱錯雜之證；而田德祿以為 FD 以脾虛為本，病初以邪實為主，但病久則虛實夾雜，寒熱錯雜。

臨床中將功能性消化不良分為肝氣鬱結證、脾胃氣虛證、肝氣犯胃證、溼熱滯胃證四個證型。肝氣鬱結證主要症候：脘脅脹痛，痛無定處，脘悶噯氣，急躁易怒，脈弦。治法：疏肝解鬱，理氣消滯。方藥：柴胡疏肝散合越鞠丸加減。肝氣犯胃證主要症候：胃脘痞滿，悶脹不舒，脹及兩脅，情志不遂易誘發或加重，噯氣呃逆，燒心泛酸，心煩急躁，脈弦或弦細。治法：疏肝解鬱，和胃降逆。方藥：四逆散合沉香降氣散加減。脾胃氣虛證主要症候：脘腹痞滿隱痛，勞累後加重或飢餓時疼痛，納差而飽，大便溏軟，舌質淡，體胖有齒痕，苔薄白或白膩。治法：健脾益氣，和胃降逆。方藥：小建中湯加減。溼熱

滯胃證主要症候：胃脘痞滿，悶脹不舒，噁心欲吐或嘔吐，納呆食少，噯氣不爽，舌質紅、苔黃膩。治法：清熱化溼，理氣和胃。方藥：三仁湯加減。

臨床中還有將功能性消化不良分為脾胃虛弱證、肝鬱氣滯證、飲食積滯證三個證型進行治療。脾胃虛弱證治以健脾助運、祛溼化痰，用六君子湯加減治療；肝鬱氣滯證治以疏肝解鬱，理氣活血，方用四逆散加味；飲食積滯證治以消積導滯，和胃降逆，方用枳朮丸加味。另外中成藥如香砂六君丸、六味能消丸、六味安消散、胃力康顆粒、氣滯胃痛片等也是常用治療藥劑，具有較好的效果。

臨床研究

主要的臨床表現為間歇性或持續性消化不良症狀，具體為上腹痛、腹脹、早飽、泛酸、噯氣、噁心、嘔吐、食慾不振等，胃鏡、鋇劑 X 光攝影、超音波、生化檢查等均未見明顯的異常。給予加味小建中湯加減治療。

處方：製大黃 6g，黃耆 20g，白芍 18g，桂枝 10g，大棗 12g，生薑 6g，炙甘草 6g，蒲公英 15g，枳殼 9g，莪朮 9g，厚朴 9g。

脾胃虛寒者加高良薑 6g、黨參 10g、吳茱萸 4g、炒白朮 10g；肝鬱氣滯者加旋覆花 6g、代赭石（包煎）15g、柴胡 6g；溼熱積滯者將方中黃耆、大棗、桂枝減為 6g，製大黃加至 10g，加茵陳 15g、佩蘭 10g、萊菔子 10g、山楂 20g、神曲 20g；胃

第三章　臨床應用總論

陰不足者將桂枝減至 6g，去除生薑，加沙參、麥冬、黃精各 10g；疼痛者加丹參 15g、延胡索 10g；嘔吐明顯者加半夏 10g。日 1 劑，水煎，分 3 次服，療程為 1 個月。臨床上運用小建中湯加減治療本病，獲得了一定的效果。

按目前，臨床對於 FD 病因以及發病機制尚不清楚，大量的臨床實踐和研究顯示，FD 主要的病理生理機制極可能和胃排空延遲、胃竇－幽門－十二指腸協調運動異常、小腸運動異常、內臟敏感性增強、胃電律紊亂、膽囊排空障礙、幽門螺旋桿菌感染等眾多因素相關。臨床上主要應用胃動力藥物治療該疾病，Domperidone 被廣大醫師認為是促胃動力較強的藥物，且不良反應少，但是也存在部分患者應用該藥物治療後症狀仍不能緩解的情況。

FD 屬中醫「胃脘痛」、「嘈雜」、「痞滿」等範疇。近年來隨著「神經胃腸病學」概念的提出，部分學者主張從肝脾（胃）入手，以疏肝理氣、和胃降逆為法治療 FD，透過長時間觀察，我們認為肝脾失調僅僅是導致 FD 的一個證型，FD 的病機主要包括虛實兩個方面。虛主要責之於脾胃陽氣不足，包括氣滯、寒凝、血瘀、食滯、火鬱等，以虛為本，以實為標。脾胃為後天之本，氣血化生之源，脾升胃降，氣血調暢，氣機不息。如果脾胃虛弱患者，氣機升降失常運化失職，則會導致上腹疼痛脹悶等不適，出現早飽、噯氣、噁心、嘔吐等症狀，脾胃虛弱，氣血生化無源，則表現為形體偏瘦，面色無華，舌質淡、脈弦澀。脾胃虛弱，中焦虛寒。小建中湯加大黃正是基於上述病理

變化組方，方中主要以桂枝、黃耆、生薑、灸甘草、大棗、白芍益氣溫中，建立中氣，針對其本，恢復脾之升運；枳殼、大黃、厚朴通降胃腑，促其傳導。上述主要主輔相配，斡旋中州，使清陽升，濁陰降，氣機通達，水穀運化。佐以蒲公英、黃連燥溼清熱兼健胃，莪朮醒脾活血，同時，大棗、白芍、甘草能滋脾斂陰。全方寓通於補，溫中有清，具有補氣溫陽、行氣活血、瀉火益陰的功效，適於各證型FD的治療。

二、胃潰瘍

胃潰瘍是常見病、多發病之一，其發生主要與黏膜損害和黏膜自身防禦修復等因素之間失衡有關。幽門螺旋桿菌感染、非類固醇抗炎藥、胃酸分泌異常是其常見病因，藥物、壓力、激素等可導致潰瘍，心理因素及不良生活習慣均可誘發潰瘍，典型的胃潰瘍疼痛具有長期性、週期性和節律性等特點。隨著生活節奏加快，不良生活習慣，社會、工作、家庭、心理負擔加重，胃潰瘍的發病率有逐年上升趨勢。其典型表現為飢餓不適、飽脹噯氣、泛酸或者餐後定時的慢性中上腹疼痛，嚴重時可見黑便與嘔血。

中醫認為胃潰瘍屬於「脾虛」、「胃虛」、「脾胃虛寒」、「胃脘痛」、「吐酸」、「反胃」、「嘔吐」等範疇。從中醫辨證論治的觀點分析，多由情志刺激、飲食不節、肝胃不和、脾胃損傷而致肝胃不和、脾胃虛寒、肝胃鬱熱、瘀血阻絡、胃陰虧虛等證

第三章　臨床應用總論

型。脾胃虛弱是本病的主要病因，氣滯、血瘀是其基本的病理變化，中醫治療該病以健脾益胃、理氣化瘀為根本。

辨證論治是中醫認識疾病和治療疾病的基本原則，是中醫學對疾病的一種特殊的研究和處理方法。正確辨證能從整體上調節人體胃腸道功能，充分發揮中醫藥治療胃潰瘍的優勢。現對於胃潰瘍的辨證分型尚無統一標準，多則七型，少則四型，但一般分成五型。

1. 肝胃不和型

症見胃脘脹痛，痛竄兩脅，痛無定處，每與情志因素有關，大便不暢，苔白微膩，脈弦細。證屬肝鬱氣滯，橫逆犯胃，胃氣阻滯。治以疏肝解鬱、理氣止痛。方以柴胡疏肝散加減。

處方：柴胡 10g，陳皮 10g，川楝子 10g，香附 10g，延胡索 10g，白芍 10g，枳殼 9g，甘草 6g，木香 5g。

疼痛較甚加延胡索 6g、川楝子 3g；噯氣較頻者加旋覆花 6g（包煎）、沉香 1.5g（研末沖服）進行加減。

2. 脾胃虛寒型

症見胃痛日久，嘔吐噁心，噯氣吞酸，畏寒，喜溫喜按，得食痛減，口淡無味，口黏，口乾不欲飲，便溏或黏滯不爽，舌質淡體胖、苔白膩或滑膩，脈多滑或細緩無力。證屬脾虛運

化無力,水溼內停。治以溫中散寒、健脾化溼。方用黃耆建中湯合良附丸。

處方:黃耆 15g,白芍 15g,桂枝 10g,炙甘草 10g,高良薑 10g,香附 10g,生薑 3 片,海螵蛸 20g,飴糖 30g。

泛吐清水較多者加陳皮 9g、乾薑 6g、法半夏 6g、茯苓 10g 等。

3. 肝胃鬱熱型

症見胃脘灼痛,痛勢較急,心煩易怒,口苦咽乾,常伴發熱,面色發紅,小便黃赤,大便乾結,舌紅苔黃,脈弦數。證屬胃火熾熱、腸腑滯阻。治以疏肝泄熱,和胃止痛。方用丹梔逍遙散。

處方:梔子 10g,牡丹皮 10g,白芍 10g,黃連 10g,陳皮 10g,石斛 10g,夏枯草 10g,麥冬 10g。

4. 瘀血阻絡型

症見胃脘疼痛如針灸,痛時持久,固定不移,拒按,食後加劇,入夜尤甚,或見嘔血黑便,舌質紫暗或多見瘀斑點,苔薄黃,脈細澀。證屬瘀停胃絡,脈絡蘊滯。治以活血通絡、理氣和胃。方用金鈴子散合失笑散。

處方:黃耆 15g,丹參 15g,佛手 10g,枳殼 10g,紫蘇梗

10g，赤芍、白芍各 10g，白朮 6g，砂仁 6g，五靈脂 10g，川楝子 10g，延胡索 10g，蒲黃 6g。

出血不止加白及 9g、三七 9g；出血兼見舌質光紅，口咽乾燥，脈細數加沙參 12g，牡丹皮 6g，麥冬 10g，阿膠 10g（烊化）加減。

5. 胃陰虧虛型

症見胃脘隱痛，時劇痛，似飢而不欲飲食，口乾唇燥，易泛酸水，食甘甜之品後更甚，食後作脹，便乾，舌紅少津，苔淨，脈細數。證屬胃陰不足，虛火灼絡。治以養陰和胃，生津潤燥。方用麥冬湯加減。

處方：麥冬 30g，人參 9g，法半夏 9g，粳米 3g，甘草 6g，大棗 9g，石斛 10g，白芍 10g。

臨床研究

臨床應用指徵，西醫診斷標準：參照《實用內科學》中的診斷標準。慢性胃炎症狀無特異性，體徵少，X 光檢查排除其他臟器疾病，行胃鏡檢查及胃黏膜活組織檢查確診；胃潰瘍有典型的餐後疼痛症狀，以典型的週期性上腹疼痛、鋇劑 X 光檢查及內鏡檢查確診；十二指腸潰瘍有典型的餐前及夜間疼痛，以週期性上腹痛及內鏡檢查確診。中醫診斷標準：根據《中醫病症診斷療效標準》中的診斷標準，即出現胃痛綿綿、空腹為甚、喜熱喜按、得食則緩、神倦乏力、泛吐清水、手足不溫、大便稀

溏、食後脘悶、脈沉細等。臨床治療方法：小建中湯治療，水煎取汁，兌入飴糖，文火加熱溶化，1劑／天，分早、晚兩次服用。小建中湯方劑由甘草6g，大棗6枚，桂枝9g，生薑9g，芍藥18g，飴糖30g組成。

醫案精選

◎案：十二指腸球部潰瘍

　　朱某，女，60歲。1995年4月26日初診。胃脘疼痛10年。胃脘部疼痛10年來反覆發作，中西藥物迭進罔效。3天前行胃鏡檢查示：十二指腸球部潰瘍。刻診：胃脘部隱隱作痛，綿綿不休，得食稍減，喜溫喜按，形寒倦怠，少氣懶言，身體消瘦，面色少華。舌淡、苔白，脈澀而微弦。

　　處方：桂枝10g，白芍15g，炙甘草6g，生薑5g，吳茱萸3g，大棗5枚，飴糖60g（分沖）。每日1劑，水煎服。

　　二診：4月30日。胃脘疼痛減輕，守方治療。再進3劑痛止，唯感乏力少氣，納穀不香。此乃中氣虧虛，生化乏源。原方稍有加減繼服40劑後，體重增加，諸症消失。胃鏡複查示十二指腸球部潰瘍癒合良好。

　　按《傷寒論》云：「陽脈澀，陰脈弦，法當腹中急痛，先與小建中湯。」此例為小建中湯之證，治以小建中湯為主加吳茱萸散寒理氣，可增強溫中止痛的作用。

第三章 臨床應用總論

◎案：胃潰瘍出血

徐某，男，36歲。2001年3月16日初診。胃脘部疼痛5年，加重並伴黑便3天。5年前因胃脘部疼痛，做胃鏡檢查示胃潰瘍，給予Ranitidine等藥物治療，疼痛緩解，後用藥不規則，病情反覆不已。面色蒼白，舌淡、苔白，脈浮芤。

處方：炙黃耆20g，白芍、海螵蛸、炒穀芽各15g，桂枝、紫蘇梗各10g，炙甘草、炮薑各5g，飴糖30g（分沖）。每日1劑，水煎服。

二診：3月21日。胃脘疼痛消失，大便轉黃，糞便隱血試驗（＋）。續進5劑，糞便隱血試驗（－）。後以異功散合海螵蛸研末，早、晚各服5g，調治月餘痊癒。

按此屬中土不運，陽不勝陰，氣不統血，虛寒失血之證。方選小建中湯加減溫中補虛，以建立中氣，中氣建立則脾升氣足，血有所統而可止。

◎案：胃潰瘍

某，女，39歲。素有胃病，常泛酸嘈雜，脘腹疼痛，痞滿噯氣。常服疏肝健胃藥，見效不大。胃鏡示：胃黏膜糜爛潰瘍充血水腫。實驗室查Hp（＋）。刻診：面黃肌瘦，氣短乏力，胃痛灼熱，嘈雜刺痛，空腹則劇，口吐酸水，食慾不振，舌淡暗，剝苔，脈沉弦。辨證為毒菌感染，蝕傷胃膜，中虛裏寒，血瘀絡阻。治以溫建中陽，殺菌護膜，活血安絡，抑肝制酸。

143

中篇　臨證解析

方用小建中湯去飴糖加味。

處方：桂枝 15g，芍藥 30g，甘草 15g，黃耆 30g，生薑 10g，大棗 10 枚，黃連 6g，吳茱萸 5g，虎杖 18g，花椒 10g，青木香 15g，海螵蛸 15g，三七 5g（沖服）。日 1 劑，水煎分早、晚 2 次溫服。

二診：服上方 5 劑，胃痛明顯好轉，嘈雜脹滿減半，泛酸少許，繼服上方 1 週，諸證緩解。為鞏固療效，延續服藥旬日而安。

按中醫認為胃脘痛最早記載於《黃帝內經》，並首次提出寒邪、食傷致病說。到明清時，治療胃脘痛的方法得到了進一步完善，即治療時需要辨證給藥，將「通則不痛」的理論運用到治療中。西醫學急慢性胃炎、胃潰瘍、十二指腸潰瘍、胃黏膜脫垂、功能性消化不良等均會出現中醫學胃脘痛症狀。中醫將胃脘痛分為 5 型：寒邪客胃型、食滯傷胃型、脾胃虛弱型、瘀血停滯型及肝氣鬱結型，其中以脾胃虛弱型最為常見。胃主受納腐熟水穀，若寒邪客於胃中，寒凝不散，阻滯氣機，可致胃氣不和而疼痛；或因飲食不節、飢飽無度、過食肥甘、食滯不化、氣機受阻、胃失和降引起胃脘痛；肝對脾胃有疏泄作用，如惱怒憂鬱、氣鬱傷肝、肝失條達、橫逆犯胃亦可發生胃脘痛；若勞倦內傷、久病脾胃虛弱、稟賦不足、中陽虧虛、胃失溫養、內寒滋生、中焦虛寒而痛；亦有氣鬱日久、瘀血內結、氣滯血瘀、阻礙中焦氣機而致胃脘痛。胃脘痛的發生機制分為虛實兩

第三章　臨床應用總論

端，實證為氣機阻滯、不通則痛；虛證為胃腑失於溫煦或濡養、失養則痛。脾胃為倉廩之官，主要作用是運化水穀，若氣機不暢、中陽不足、中焦虛寒可導致其運化功能減弱、損傷脾陽，引發胃脘痛。胃脘痛的發病機制為胃氣阻滯、胃失和降、不通則痛，治療原則是溫中健脾、和胃止痛。

西醫認為消化性潰瘍是一種臨床常見的慢性消化系統疾病，以胃和十二指腸部位潰瘍最為多見，約占消化性潰瘍的98％。消化性潰瘍的發病機制較為複雜，迄今為止尚未完全闡明。消化性潰瘍與諸多因素有關，比如胃酸、胃蛋白酶、感染、遺傳、體質、環境、飲食、生活習慣、神經精神因素等。流行病學調查分析顯示，本病的發病率為10％，且復發率高。隨著經濟的發展，飲食結構的改變，生活節奏的加快，本病發病率呈逐年升高趨勢。西醫治療本病可以快速緩解症狀，但受性別、不良生活方式、季節、精神、藥物等多種因素的影響，易復發。有研究顯示消化性潰瘍在治癒後，80％的患者在1年內復發，2年復發率達100％。因此消化性潰瘍的復發問題成為當今潰瘍病研究的熱門焦點。

關於本病的病機，歷代醫家多有論述，如張仲景在《傷寒雜病論》中認為脾胃虛弱是胃脘痛的發病根本。中醫基礎理論認為飢飽失常，久病脾胃受傷，均能引起脾陽不足，中焦虛寒而發生諸症。故治療當以溫中補虛，和裏緩急為主。本研究所選方劑為醫聖張仲景所創，其主要用於治療中焦虛寒所致的裏急腹痛。全方以《素問·臟氣法時論》裡「脾欲緩，急食甘以緩

中篇　臨證解析

之」立論，由桂枝湯倍白芍加飴糖而成，既能溫中，又能祛寒。脾胃居中焦，故建中者，建其脾胃也。方中飴糖重用，《本經疏證》記載「飴糖之柔潤芳甘，正合脾家土德，而即以緩肝之急，以肝固罷極之本，虛乏之所從來也」，故本方中取飴糖之甘溫補中，調養脾胃，緩急止痛的作用。黨參補脾胃之虛，鼓舞清陽，與飴糖同用，使血得氣而化生。芍藥養血補血，與上兩藥同用，酸以斂陰，陰收則陽歸附，甘以潤土，生化氣血，使氣血互為化生。桂枝溫經散寒、通陽化氣，與飴糖甘味同用，辛甘合化陽，與芍藥同用，則平補陰陽，調和營衛。全方共奏補虛健脾、溫中和裏之功。

脾胃虛寒，氣血陰陽生化不足以致氣血陰陽不和，腹中時痛，溫按則痛減，舌苔淡白，脈細弦而緩；或心中悸動，虛煩不寧，面色無華；或四肢痠疼，手足煩熱，咽乾口燥。此時投以小建中湯溫中補虛，和裏緩急使得中氣健，化源充，五臟有所養。

小建中湯是以六味相輔，配伍使用芍藥甘草湯於辛甘化陽之中，又具酸甘化陰之用，共奏溫中補虛，和裏緩急之功；裏急腹痛、手足煩熱、心悸虛煩可除。清代汪昂在《醫方集解》中明確提出運用芍藥甘草湯治療腹痛；金代李東垣《脾胃論》曰：「稼穡作甘，甘者己也，曲直作酸，酸者甲也。甲己化土，此仲景妙方也。」清代程國彭《醫學心悟》則認為芍藥甘草湯「止腹痛如神」。可見芍藥甘草湯具有解除平滑肌痙攣等外周肌弛緩作用，又具有鎮痛、鎮靜的作用。值得指出的是在臨床運用時，

務必要注意各藥配伍用量的比例，方可符合立法的本意。方中甘溫質潤的飴糖為君，意在溫中補虛，和裏緩急；桂枝為臣，溫陽氣，白芍加倍劑量配合甘草意在養血和營，緩急止痛；大棗和生薑意在和脾胃，調和營衛。

　　小建中湯重在調和陰陽，尤其擅長緩急止痛，是治療中焦虛寒，氣血陰陽不足，虛勞雜病的代表方子。在臨床上治療胃潰瘍及十二指腸球部潰瘍，神經衰弱，慢性萎縮性胃炎，胃痙攣，頑固性呃逆；病後產後出現中焦虛寒，營衛不和等都有很多有效病例報告。若寒重加川椒；若氣滯明顯加木香；若腹痛脹滿加厚朴、砂仁；若見嘔吐者去掉飴糖（因為飴糖味甜），加半夏和生薑；若大便溏瀉加白朮和山藥；病後體虛甚者加甘溫益氣升陽的黃耆；產後血虛當加苦辛甘溫，補血和血的當歸；裏寒虛證，陰血也常不足，故中病即止，不宜過劑；有蛔蟲的病人不能服用本方。

　　綜上所述，小建中湯的應用以其中醫的基本適應證、適應病機為臨床基礎；為使用中醫經方、古方提供了確鑿的依據和更廣闊的思路，更進一步拓展了它的臨床應用範圍。

三、潰瘍性結腸炎

　　潰瘍性結腸炎（UC）是一種病因、病機目前尚不十分明確的，以直腸和乙狀結腸為主要受累範圍的慢性非特異性炎症性腸病，病變主要限於大腸黏膜與黏膜下層。因其發病率在世界

中篇　臨證解析

範圍內有逐年上升趨勢而且復發率高，現日益受到醫學界的廣泛重視，並積極研究探索有效的治療辦法。透過對近十餘年關於 UC 治療方面文獻的研究發現，西醫主要以氨基水楊酸鹽製劑、激素及免疫抑制劑等治療，雖然有些病例顯示近期療效顯著，但副作用大，易反覆。而中醫藥治療 UC 療效確切，副作用少，復發率低，是行之有效的治療方式，值得進一步開發、研究和完善。潰瘍性結腸炎（UC）是一種慢性非特異性的結腸炎症性病變，與克隆氏症同屬於炎症性腸病。其發病可能與感染、免疫和遺傳因素有關。臨床表現為持續性或反覆性的腹瀉、黏液膿血便伴腹痛、裏急後重以及不同程度的全身症狀，可有腸外表現。病變可累及直腸和乙狀結腸，也可侵及其他部分或全部結腸。根據國外臨床調查顯示，本病的發病高峰年齡在 20～40 歲，無明顯的性別差異，患病率在（1～2）／10 萬至（3～15）／10 萬。隨著社會的發展，人類環境因素和生活方式的改變，此病的發病率呈現出上升的趨勢。現代醫學認為本病的病因和發病機制相當複雜，至今尚未完全闡明，也無遠期療效肯定的治療方案，且病程纏綿，復發率高，與結腸癌關係密切，被世界衛生組織列為現代難治病之一。隨著中醫藥研究的不斷深入發展，中醫藥對潰瘍性結腸炎在穩定病情、預防復發方面有明顯的優勢。同時，中醫藥學者藉助現代醫學的一些研究方法，為中西醫結合對潰瘍性結腸炎的臨床研究、藥理研究和動物模型試驗研究搭起了新的橋梁，為我們對該病的進

一步認識與治療研究提供了新的視角。

根據本病的臨床表現，潰瘍性結腸炎多屬中醫學的「大瘕瀉」、「泄瀉」、「痢疾」、「腸風」、「腸澼」等範疇。古人在長期的醫療實踐中，對治療本病累積了豐富的經驗，而且療效顯著，顯示出中醫藥治療本病的優越性和廣闊的前景。在發病原因方面，多數醫家認為：飲食不節、脾運失司、溼濁內生，或素體脾虛、七情鬱結、脾虛生溼、鬱久化熱，濁氣積聚日久為毒，溼熱毒邪留滯於大腸，以致腑氣不利，氣血凝滯，壅而為膿，熱傷血絡而為病。日久溼濁不化，瘀血留滯，可反覆發作。而脾氣虛弱，脾陽不振，以致脾腎兩虛出現臨床諸症。脾虛乃為該病的發病之本的觀點，已得到普遍認可。但在臨床實際工作之中，也有研究者認為，溼邪是 UC 的主要致病因素，血瘀是 UC 的重要環節。其他如劉端勇從毒探討活動期 UC 的發病機制，將 UC 的病因歸為熱毒、溼毒、溼熱毒、瘀毒 4 個方面，提出「毒邪學說」；張東華等認為，潰瘍性結腸炎以脾虛為發病的根本，在病變發展中有溼阻、氣滯、血瘀、氣虛、陽虛之不同，病機雖然複雜，但總以本虛標實、虛實夾雜為主；王蕊認為，脾虛日久，氣虛不攝，膏脂下流是本病的主要病機，溼熱貫穿於本病始終，脾虛與溼熱疫毒膠結是本病的特點。

現代醫家雖對本病的病因病機有較為統一的觀點，但是目前中醫界對本病的辨證分型仍存在著諸多見解，尚未形成較為統一的認識。蔡淦在《中醫內科臨床手冊》中，根據本病表現將

中篇　臨證解析

本病分為濕熱蘊脾、脾虛濕熱、瘀熱互結、脾腎兩虛4種證型。李培等根據本病的病因病機將該病分為濕熱內蘊型、氣滯血瘀型、脾胃虛弱型、脾腎兩虛型、陰血虧虛型5種證型。樊春華等則根據呂永慧教授治療潰瘍性結腸炎經驗，將本病為大腸濕熱、脾胃虛弱、脾腎陽虛、肝鬱脾虛、陰血虧虛、血瘀腸絡6種證型。李乾構結合其自身臨床經驗，先將本病分成2期：急性活動期，多屬於脾胃虛弱、大腸濕熱證；緩解期，多屬於脾腎俱虛、濕邪留滯證4種證型。陳鳴旺等認為，目前醫學界對潰瘍性結腸炎的中醫辨證分型尚無統一標準，常以本虛標實為綱結合本病虛火濕熱或瘀血等特點分為脾虛濕盛型、肝脾不和型、脾腎陽虛型、血瘀濕戀型4種常見證型。

臨床研究

中醫論斷標準參照《中藥新藥臨床研究指南》進行。虛寒型UC主要症狀：脘腹疼痛，喜溫喜按，腹瀉、大便稀溏；次要症狀：倦怠乏力、神疲懶言、食少、腹脹、畏寒肢冷；舌淡胖或有齒痕，苔薄白，脈沉細或尺弱。治療方藥：小建中湯。

處方：飴糖30g，桂枝9g，白芍18g，炙甘草6g，生薑9g，大棗12枚。口服與灌腸同時進行。

口服每日1劑，水煎分早、晚2次服。並於每晚睡前行1次灌腸，保留時間2小時，20天為1個療程，療程間隔5天。治療3個療程後統計療效。

醫案精選

◎案：慢性潰瘍性結腸炎

翟某，男，38歲。1997年11月23日初診。腹痛，裏急後重，下痢黏液膿血反覆發作5年。5年前因腹痛，裏急後重，下痢黏液膿血，行纖維結腸鏡檢查示潰瘍性結腸炎。刻診：腹中隱痛，大便日行5～6次，中雜白垢如涕，或帶血絲，輕度裏急後重，食慾減退，倦怠乏力，惡風自汗，面色萎黃。舌淡、苔白，脈微弱而緩。

處方：白芍15g，桂枝、炙甘草、白芷各10g，生薑5g，大棗5枚，飴糖30g（分沖）。每日1劑，水煎服。

服藥7劑，症狀消失。繼服結腸炎丸以鞏固療效。

按此例前醫因西醫診斷為慢性潰瘍性結腸炎，而迭進清熱解毒、清熱利溼之品，症未減，病未癒。臨證之際要以辨證為主，有是證用是藥，切不可拘泥於現代醫學的病名而貽誤治療。按中虛久痢，正虛邪實，予小建中湯加白芷，應手得效。

小建中湯出自《傷寒論》，功能溫中補虛、和裏緩急。主治中焦虛寒、肝脾不和證。腹中拘急疼痛，喜溫喜按，神疲乏力，虛怯少氣；或心中悸動，虛煩不寧，面色無華；或伴四肢痠疼，手足煩熱，咽乾口燥。舌淡苔白，脈細弦。本方證因中焦虛寒，肝脾失和，化源不足所致。中焦虛寒，肝木乘土，故腹中拘急痛、喜溫喜按。脾胃為氣血生化之源，中焦虛寒，化源匱乏，氣血俱虛，故見心悸、面色無華、發熱、口燥咽乾等。

中篇　臨證解析

症雖不同，病本則一，總由中焦虛寒所致。治當溫中補虛而兼養陰，和裏緩急而能止痛。方中重用甘溫質潤之飴糖為君，溫補中焦，緩急止痛。臣以辛溫之桂枝溫陽氣，祛寒邪；酸甘之白芍養營陰，緩肝急，止腹痛。佐以生薑溫胃散寒，大棗補脾益氣。炙甘草益氣和中，調和諸藥，是為佐使之用。其中飴糖配桂枝，辛甘化陽，溫中焦而補脾虛；芍藥甘草，酸甘化陰，緩肝急而止腹痛。六藥合用，溫中補虛緩急之中，蘊有柔肝理脾，益陰和陽之意，用之可使中氣強健，陰陽氣血生化有源，故以「建中」名之。現代動物實驗研究證明，本方有提高機體免疫功能的作用，故有許多虛損、勞傷之證，雖已近垂危，往往經服用小建中湯，而漸見起色，經慢慢潤補中焦而癒。本病是一種原因不明的直腸和結腸慢性炎性疾病，現代醫學認為與人體免疫功能減退、遺傳及細菌或病毒感染、飲食失調、精神刺激等因素有關，根據其臨床表現屬中醫學「泄瀉」、「痢疾」、「腸澼」等範疇，而脾胃虛弱，運化失職是發病之關鍵。小建中湯重用飴糖，甘溫入脾，溫中補虛，配芍藥酸甘化陰養營血，加桂枝、甘草、生薑、大棗，能調和氣血、平補陰陽、溫養中氣，中陽得運，則泄瀉可除。另外，口服與灌腸合用，使整體與局部同步治療，發揮了相得益彰之作用。

綜上所述，傳統中醫學透過特有的辨證論治思考模式，亦吸收採納現代醫學對本病發病的認識，採用中藥內服外治或中藥與西藥相結合治療本病，方法多樣、個體性強。目前中醫藥治療潰瘍性結腸炎病變主要採用辨證分型治療、基本方加減治

療和中藥灌腸治療等方法，均已獲得較好的近期療效，顯示其獨特優勢。

四、腹痛

腹痛是患者腹部出現疼痛症狀的一種主觀感覺，是腹腔內臟器或組織（有時也可以是腹腔外的）發生問題後發出的一種警示訊號，以引起人們的注意。腹痛有急性和慢性之分。急性腹痛常包括急腹症，可危及生命，屬於臨床工作中的突發事件，對其處理是否及時和得當關係到患者的安危。而慢性腹痛如長期得不到解決多屬疑難病例。慢性腹痛有時也可轉化為急性腹痛。所以對腹痛的處理往往是對醫生臨床能力的一種考驗。腹痛從中醫角度來看，其發病多是由於各種原因導致患者的臟腑氣機不利，從而使患者經脈氣血發生阻滯，進而使其臟腑內的經絡失營養供給等。而根據腹痛的部位，又可將腹痛分為脘腹痛、臍腹痛、少腹痛、小腹痛等多種類型。

中醫認為，腹痛多是由於外邪入侵腹中，飲食損傷脾胃，情緒憂鬱失調、跌仆損傷或絡脈瘀阻於腹部或陽氣虛弱等原因所致。

具體如下：

外邪入侵，寒氣阻滯：外邪浸淫，寒氣凝滯，使患者脾胃的經脈氣機阻滯，寒邪外侵，引起腹痛。此時，患者腹痛劇烈，

遇熱後疼痛可減，但遇寒邪則疼痛更劇烈，患者手足冰冷，舌苔可見薄白，脈沉細。

　　溼熱瘀滯，寒邪不解：暑熱時患者外感溼熱，寒邪瘀滯，鬱結於脾胃，致氣機不通，引起患者腹部疼痛。此時，患者腹痛多表現為脹痛拒按，受熱後患者腹部脹痛增加，小便短赤，苔黃脈滑數。

　　飲食積滯，損傷胃脾：飲食不節，恣食肥甘辛辣或誤食餿腐之物，又或飲食生冷等致寒邪瘀滯脾胃，腑氣阻滯，進而引發腹痛。此時，患者腹部脹痛拒按，不思飲食，後腹痛可減，便臭，苔厚脈滑。

　　情志失和，肝氣阻滯：怒火傷肝，氣機瘀滯，氣血不暢；憂思傷脾，致氣血失和，肝脾皆傷，又致臟腑經絡氣血不通，進而引發患者腹痛。此時，患者腹痛脹滿，噯氣或情志溫和則痛減，怒火旺盛或思慮甚時則腹痛加重，苔薄白而脈弦。

　　跌仆損傷，氣血瘀阻：跌仆損傷致氣血於腹部瘀滯，血氣通行不暢，則臟腑經絡難癒，最終可致腹痛。此時，患者腹部刺痛劇烈難忍，氣血瘀滯結塊，咳嗽時腹痛加劇，患者舌紫，脈澀。

　　陽氣虛弱，中虛臟寒：患者體弱虛寒，陽氣不足，或過食寒涼之物或體虛生寒致脾陽損傷，而腎陽、寒邪內外侵體引起腹痛。此時，患者腹痛綿綿，時痛時緩，喜溫惡寒，食寒痛則加劇，體寒手足冰冷，面黃苔薄而脈細。

第三章 臨床應用總論

臨床上之所以出現腹痛的上千種臨床描述,原因之一應是內涵界定不清,故本文查閱《中醫診斷學》、《中醫症狀鑑別診斷學》、《診斷學》等中西醫權威著作,對易產生混亂的性質特徵界定如下:

隱痛、劇痛。隱痛是指腹痛不劇烈,尚可忍耐,但綿綿不休。劇痛指腹痛劇烈,難以忍受,不能進行正常生活和工作。

突發痛、陣發痛、持續痛。突發痛是指腹痛突然發生且痛勢較重。陣發痛指腹痛時發時止,或有定時,或無定時。持續痛指腹痛綿綿,中無休止。

固定痛、竄痛。固定痛指腹痛位置固定。竄痛(走竄痛)指腹痛位置遊走不定或攻衝作痛。

冷痛、灼痛。冷痛是指腹痛伴有冷感而喜暖。灼痛是指腹痛伴有燒灼感而喜涼。

絞痛、刺痛。絞痛指腹部痛勢劇烈,如刀絞割。刺痛是指腹痛如針炙之狀。

脹痛、墜痛、拘急痛。脹痛是腹痛兼有撐脹感。墜痛常發生於小腹並有重墜感。拘急痛是指腹痛伴有筋脈肌肉拘急攣縮感。

反跳痛。醫生併攏手指按壓腹部片刻,使壓痛感覺趨於穩定,然後迅速將手抬起時患者感覺腹痛突然加重,並常伴有痛苦表情或呻吟。

中篇　臨證解析

醫案精選
◎案：寒腹痛輕證

　　多因素體不足，或久病中虛，或飲食勞倦，傷及脾胃，中虛裏寒，營衛氣血不足，不能溫養、營潤臟腑而致腹痛綿綿，喜溫喜按，痛有休作，並伴有精神萎靡，納少便溏，倦怠乏力。舌質淡苔白，脈沉無力。予小建中湯，甘補溫運，建中止痛，誠如《金匱方歌括》「元犀按：婦人腹中痛主以小建中者，其意在於補中生血，非養血定痛也，蓋血無氣不生，無氣不行，得建中之功，則中氣健運，為之生生不息。」《金匱要略淺述》中，譚日強治驗：女42歲，患腹痛已年餘，經常臍周隱痛，用熱水袋溫按可止，大便鏡檢無異常，四肢痠痛，飲食無味，月經延期，色淡量少，舌苔薄白，脈象沉弦，曾服理中湯無效，此裏寒中虛、營衛不足，擬辛甘溫陽，酸甘養陰，用小建中湯……月經正常，食慾轉佳。

◎案：虛寒腹痛重證

　　每見於虛勞日久，陽氣虛衰，裏寒偏盛，或急性胃腸炎患者，吐、下、汗後，中陽驟衰，陰寒內生，營衛俱虛，絡脈細急所致。此類疼痛，發作較快，且疼痛較劇。如急性胃腸疾患，吐、下、汗後，陽氣頓衰，裏寒尤重，可發生腹中急痛。治以溫建中陽、調和營衛、緩急止痛。曾治一急性胃腸炎患者，症見腹瀉嘔吐，數次之後，腹痛劇烈，輾轉反側，頭面、四肢冷汗出，腹部初按不適，重按不拒，舌苔白潤，脈沉弦。

證已由實轉虛,屬腹中急痛,由於虛寒在裏,絡脈收引,營衛鬱滯,陰盛於內,陽欲外越。急用小建中湯,補虛安中,和營衛,調陰陽,緩急止痛,服藥後半小時許,痛除汗止。

◎案:脾虛肝鬱腹痛證

因脾胃先虛,營衛不足,中虛裏寒,土不榮木,肝木失養,則橫逆犯中,即所謂「土虛木乘」,絡脈細急,腹痛乃生。其證為腹中拘急作痛,喜溫喜按,飲食減少,心煩易怒,或兩脅脹,脈虛弦;或脾土先虛,復感外邪,邪傳少陽,肝膽乘脾之腹中急痛。以上兩種症候,均屬土虛木乘,然土虛為先,疼痛為急,故以本方(可加柴胡)補虛建中,緩急定痛為治。務使中陽得運,營衛和調,土旺則木無以相乘,則急緩痛止。《御纂醫宗金鑑》曰:「若因木盛土衰,中虛裏急者,用此補虛緩中定痛可也。」臨床中如「土虛木乘」之痛經,使用本方也獲佳效。曹穎甫治一婦女,產後月事每四十日一行,飯後則心下脹痛,日來行經,腹及少腹俱痛,痛必大下,下後忽然中止,或至明日午後再痛,痛則經水又來,又中止,至明日卻又來又去,兩脈俱弦,此為肝膽乘脾臟之虛,宜小建中湯加柴芩,一劑痛止,經停,病家因連服二劑,痊癒。(《經方實驗錄》)

按中醫認為,腹部為脾、胃、小腸、大腸、肝、膽、膀胱、胞宮等臟腑的所居之處,不同部位的腹痛所代表的臟腑不同。其中,脘腹痛多表示病變在脾、胃,肝、膽疾患亦可影響脾、胃產生脘腹痛,臍腹痛多表示病變在大腸、小腸,小腹痛

中篇　臨證解析

表示病變在膀胱、胞宮，少腹痛多表示病變在肝經。腹痛掣胸脅多表示肝鬱氣滯，腹痛掣腰多表示氣滯血瘀，腹痛掣前陰多表示寒凝肝脈。值得注意的是，腹部臟腑不應簡單地視為解剖器官。如中醫脾病類似於消化系統疾病，中醫肝病有心理情緒的異常和半身不遂、震顫等神經系統的表現。

　　腹痛的不同性質特徵具有不同的辨證意義。腹部隱痛見於胃氣虛、胃陰虛、腎氣虛等虛證；腹部劇痛見於寒滯胃腸、蟲積腸道等實證；腹部竄痛見於肝鬱氣滯、胃腸氣滯等氣滯證；腹部固定痛見於瘀血阻絡；腹部冷痛見於脾胃陽虛、寒滯胃腸、腎虛寒凝、寒滯肝脈等證型；腹部灼痛見於胃陰虛、胃熱熾盛、肝火犯胃、膀胱溼熱等證型；腹部脹痛見於肝鬱氣滯、食滯胃腸、胃腸氣滯、膀胱溼熱等證型；腹部墜痛常見於氣滯型痛經患者；腹部刺痛見於瘀血阻絡和溼熱蘊結患者；腹部拘急痛見於寒凝或瘀血患者；腹部絞痛見於瘀血阻絡或蟲積腸道；反跳痛多見於腸癰患者；腹部持續痛多與瘀血有關，腹部陣發痛多見於脾胃陽虛、瘀血阻絡和胃腸氣滯等證型；腹部突發痛多見於蟲積腸道。

　　腹痛的影響因素對於症候的診斷也具有重要意義。如腹痛夜間發生多表示瘀血停滯；腹痛得食誘發表示瘀血停滯；腹痛空腹加重，得食緩解者表示脾胃虛寒；腹痛排大便緩解多表示食滯胃腸；腹痛排小便誘發表示膀胱溼熱；腹痛矢氣緩解表示胃腸氣滯；經期或經前腹痛與氣滯血瘀、寒溼凝滯或溼熱下注有關；經期或經後腹痛與衝任虛寒或氣血虧虛有關；腹痛按壓

誘發表示胃熱熾盛、瘀血阻絡或食滯胃腸等實證；腹痛按壓緩解表示胃氣虛、脾胃陽虛等虛證；腹痛得溫緩解多表示脾胃陽虛、寒滯胃腸、寒滯肝脈等虛寒證；情志不舒誘發腹痛多表示肝火犯胃或肝鬱氣滯。總之，用小建中湯治療腹痛一定要辨證準確。

五、內傷咳嗽

內傷咳嗽指肺臟虛弱或他臟累肺所致的咳嗽，為呼吸系統臨床常見病症之一，其基本病機為肺失宣降，肺氣上逆，以痰、瘀與火為主要病理因素，多屬虛證或虛實夾雜證。《素問·咳論》曰：「五臟六腑皆令人咳，非獨肺也。」說明咳嗽的發生雖主要關於肺，但與五臟六腑關係密切，任何一臟或多臟系統的病變都可以影響肺臟而引起咳嗽。鄧鐵濤教授提出的「五臟相關學說」認為人體各臟腑系統之間在生理上相互連繫，在病理上相互影響。用「五臟相關學說」來解釋內傷咳嗽的病因病機及指導治療有一定幫助。

咳嗽是臨床常見肺系病症，多與肺失宣降，肺氣上逆相關，見於上呼吸道感染、急慢性支氣管炎、肺炎等。咳嗽日久，遷延不癒，可致痰飲咳喘、勞損及肺脹。從中醫病因而言，分為外感與內傷咳嗽。外感咳嗽多為風寒燥邪襲肺；內傷咳嗽則是因臟腑功能失調，導致內生邪氣干肺，或他臟影響肺的功能所致。肺為嬌臟，五臟病變亦常累及於肺，繼而發生咳嗽。正

如《素問・咳論》指出：「五臟六腑皆令人咳，非獨肺也。」此處之「咳」，多指內傷咳嗽而言。肺臟與他臟在生理情況下相互連繫，在病理上，心為陽臟，五行屬火，心肺同居膈上，心火亢盛，火熱刑肺則肺失清肅，久則耗血傷陰；肝失疏泄，氣鬱化火，肝火犯肺，引起肺失清肅；脾失健運，水溼不化，聚溼成痰，痰阻氣道，致使肺氣不利；腎陰虧虛，肺失滋養，以致乾咳，甚則咳血，是故「五臟六腑皆令人咳，非獨肺也」。因此，對於內傷咳嗽的探討，不僅責於肺臟功能失調，五臟六腑功能受損或失調均可導致肺氣上逆而咳嗽。故治內傷咳嗽，須先辨其證，知其臟，然後論其治，方能對證下藥，病瘥矣。

肺主咳：肺主一身之氣，司呼吸；主宣發肅降，通調水道；主治節，肺朝百脈。內傷咳嗽與肺臟直接相關，痰飲、瘀血阻肺、肺不布津或肺臟氣陰不足均可使肺臟宣發功能失調而致咳嗽。肺位於上焦，以清肅為順。若素體痰盛或飲食不節，致痰溼內停，痰飲上貯於肺，影響肺氣宣降，則經常咳嗽吐痰，氣喘，時輕時重。瘀血阻滯肺絡，肺失宣降，氣血運行失暢，輕肅失職，氣逆於上，可見喘促氣逆，甚咳逆倚息不得臥。正如《丹溪心法・咳嗽》曰：「肺脹而嗽，或左或右，不得眠，此痰挾瘀血礙氣而病。」肺主宣發，使津液散布全身體表，肺不布津則致咳嗽。肺喜潤惡燥，肺之陰液虧損，使肺失滋潤，宣降失司，可見乾咳無痰，或痰少而黏，口鼻咽乾。肺氣布津，賴於陽氣的溫煦，若肺陽不足，陰寒內盛，寒性凝滯，致津液不

化,聚為寒飲,則見咳喘痰嗽,甚則咳逆倚息不得臥,其形如腫等。

心肺相關:「火盛乘金」而致咳心肺位置最近,關係密切。心主血脈與肺主氣司呼吸,肺氣與心血密切相關。心主血功能正常,肺才能主氣司呼吸,故有「撥出心與肺」心病傳肺,集中表現在「火盛乘金」,心火熾盛,灼傷肺金,如在《醫門法律》中強調指出:「相火從下而上,挾君火之威而刑其肺,上下合邪,為患最烈。」另外,心火衰微,亦可致火衰金冷,肺金失於溫煦,如《中西匯通醫經精義》指出:「心火不足,則下泄,上為飲咳,皆不得其制節之故也,唯肺制心火,使不太過,節心火,不使不及,則上氣下便,無不合度。」心火太過與不及,肺即受累,變生咳嗽諸證。而心氣不足致血流阻滯,由瘀而生痰,亦可影響肺主呼吸的功能,引起咳嗽。

肝肺相關,「木火刑金」而致咳肝性升發,肺主肅降,共同調節氣機,維持氣機暢利。若肝氣鬱結,失其升發疏泄之能,就會影響肺氣的肅降而致咳嗽,如有些慢性咳嗽患者每因情志鬱怒而誘發,就是肝對肺影響的表現。肝火上炎,灼傷肺陰,則可出現咳嗽,咽喉乾燥,痰出不爽,胸脅脹滿等症,即「木火刑金。」《景岳全書》曰:「肺屬金,為清虛之臟,凡金被火刑,則為嗽。」

肺脾相關,聚溼生痰而致咳,脾主運化,若脾失健運,或脾陽不足,水溼不化,聚溼生痰,上漬於肺,痰溼阻肺,壅塞

中篇　臨證解析

氣道,肺失宣降則咳嗽,此證在肺而其本在脾也,故有「脾為生痰之源,肺為貯痰之器」之說,此可謂脾咳,臨床以咳痰清稀,倦怠乏力,便溏為主要表現。正如《活法機要》指出:「咳者,謂無痰而有聲,肺氣傷而不清也。嗽,謂無聲有痰也。脾溼動而為痰也,咳嗽是有痰而有聲。蓋因傷於肺氣而咳,動於脾溼,因咳而為嗽也。」討論了肺脾兩臟在咳嗽這一病症變化中的相互關係。

肺腎相關,「金不生水」而致咳,《醫述‧咳嗽》謂:「肺金之虛,多由腎水之涸,而腎與肺又屬子母之臟,呼吸相應,金水相生,苟陰損於下,陽孤於上,肺苦於燥,不咳不已,是咳雖在肺,而根實在腎。」《症因脈治》指出:「腎經咳嗽之因有勞傷肺氣,則金不生水……則腎經咳嗽之症作矣。」由於腎陰虧虛於下,肺金失於濡潤,由此肺津不足,燥熱內生,肺失肅降,氣逆於上,而致咳嗽。是謂肺腎陰虛之咳嗽。溫熱病後陰津耗傷,腎陰虧耗,虛火灼金,肺絡受損,肺失濡潤,肺氣上逆,亦可發為咳嗽,可見咳嗽痰少,痰中帶血,潮熱盜汗,腰膝痠軟之症。

由此可見,內傷咳嗽可由肺臟自病引起或其他臟腑功能失調而生痰、致瘀或化火等內邪干肺所導致,其病位在肺,與心肝脾腎關係密切。「五臟相關學說」立足於「五行學說」,而不拘泥於五行的生剋制化關係,突出強調了臟腑系統的相關性,順應了時代的發展,表現了中醫學的整體觀和辨證論治的特色。

在五臟相關學說的指導下才可以全面了解內傷咳嗽的病機，為內傷咳嗽的辨證提供依據。

醫案精選

◎案

劉某，女，37歲。咳嗽1個月，於2009年9月13日初診。患者1個月前因感冒後出現咳嗽，曾間斷口服西藥、中成藥，靜脈注射抗生素治療3日（具體用藥不詳），療效不佳。症見：咳嗽，咳痰，痰白量少，咽乾，口渴，納可，二便調，素體畏寒喜溫，平時手腳涼，易感冒，月經期提前，經期長，量少色淡。既往有慢性鼻炎病史。體檢：體態微胖，面色白，舌淡，苔薄白，脈沉弦。中醫診斷為咳嗽。辨證為脾胃虛寒、肺失宣肅。治以溫補脾胃、宣肺止咳。方用小建中湯加減。

處方：桂枝6g，白芍12g，炙麻黃6g，麥冬12g，五味子6g，北沙參12g，炮薑6g，生地炭15g，杏仁12g，前胡12g，厚朴10g，百合15g，焦三仙（焦麥芽、焦山楂、焦神曲）各10g。7劑，水煎服，每日1劑，分早、晚2次飯後服用。

二診：2009年9月20日。患者服藥後咳嗽明顯減輕，仍有口渴、咽乾，畏寒稍緩解，在原方基礎上去麻黃、五味子，加炙黃耆15g、炒白朮10g、防風6g。7劑，水煎服。

三診：2009年9月27日。患者僅偶咳，繼以前方調理2週，咳嗽基本痊癒。囑其平日服用玉屏風顆粒以預防感冒。

中篇　臨證解析

◎案

任某，女，35歲。咳嗽2週，於2009年11月8日初診。患者2週前由於工作勞累兼受寒而出現咳嗽、咳痰、胸悶、氣短。症見：咳嗽，咳痰，痰多色白，胸悶，氣短，乏力，時胃脹，大便偏稀，無發熱、流涕。體檢：形體偏瘦，面色萎黃，懶言聲低，舌淡，苔薄黃，脈沉細。中醫診斷為咳嗽。辨證為脾胃氣虛、肺失宣肅。治以補氣健脾、宣肺止咳。方用小建中湯加減。

處方：桂枝6g，白芍10g，葛根10g，炒白朮10g，茯苓15g，生甘草6g，杏仁10g，前胡10g，橘紅10g，法半夏10g，砂仁6g（後下），焦三仙各10g。7劑，水煎服，每日1劑，分早、晚2次飯後服用。

二診：2009年11月15日。患者服藥後咳嗽、氣短均減輕，唯痰較多，大便已成形。在原方基礎上去白朮、葛根、砂仁、焦三仙，加生黃耆15g、竹茹10g、枳殼10g、雞內金10g、懷山藥10g。7劑，水煎服。

三診：2009年11月22日。患者痰較前減少，但仍有少量，咳嗽已不甚，有時仍感氣短。繼用前方2週。後因患者出差，未再續診。

按對於內傷咳嗽病因病機，沈金鰲在《雜病源流犀燭》中的闡述「肺不傷不咳，脾不傷不久咳」。內傷咳嗽常反覆發作、遷延不癒，往往有兩方面原因。一是由於素體脾虛，土不生金，

母病及子，肺體失養，虛而不固，從而導致其易感外邪，宣肅失常；二是由於久病肺體虛弱，子盜母氣，日久及脾。最終，往往形成惡性循環，使病情纏綿難癒。小建中湯出自仲景《金匱要略·血痹虛勞病脈證并治》，原方組成有桂枝、芍藥、生薑、大棗、飴糖、甘草六味。其較桂枝湯倍芍藥，加飴糖，芍藥酸寒收斂，飴糖甘溫補中，這樣變化之後，使方劑更偏於走裏而補虛。歷來經典文獻中小建中湯用以治療中焦虛寒之腹痛、泄瀉等病症為多。目前臨床主要用來治療胃潰瘍和十二指腸潰瘍、潰瘍性結腸炎、胃酸過多、胃酸過少、慢性胃炎以及產後體虛等疾患。臨床運用小建中湯時，在藥物用量上多採用原方比例，芍藥量大於桂枝，使其不失建中之意，同時因方中有辛溫之桂枝、生薑與芍藥、大棗相配，又有桂枝湯調和營衛之功。肺主皮毛司外，脾胃居於中而主內，運用小建中湯加減配伍，取其內和脾胃、外調營衛之意，以達到內外同治、肺脾同調的目的。內傷咳嗽常兼有外邪，此時應少佐以辛藥，以助桂枝、生薑達表祛邪之力；對於熱象較為顯著者，或值天氣炎熱之時，可用辛涼之桑枝代替桂枝，或赤芍、白芍同用，或佐以辛涼透表之金銀花、連翹等；表虛汗多，或容易感冒者，多加黃耆以益氣健脾、收汗固表，又有黃耆建中湯之意。

　　劉某案中患者咳嗽雖源於外感，但久咳不癒，必責之於正虛。患者平素即喜暖畏涼，當屬脾胃虛寒之體，土不生金，肺氣不足，衛表不固，故易反覆感冒。脾虛而不能統血，故月經提前，氣血生化乏源，所以月經量少色淡。治療上宜標本兼顧，扶正祛邪。處方在小建中湯的基礎上加灸麻黃，以宣散在

表之寒，扶正而不留邪。同時為防炙麻黃發散太過而仿效小青龍湯，加五味子、北沙參、麥冬以收斂氣陰。因其病在肺，故用杏仁、前胡合炙麻黃以宣肺化痰，厚朴理氣以祛痰，百合養陰潤肺。炮薑可溫脾胃，生地炭滋陰止血，二者合用作為佐藥調理月經。

任某案中患者為脾氣虛弱、氣血不足之體，復因勞累，更傷中氣，肺體失養，又兼寒溫失宜，肺受邪侵，宣肅失職而發為咳嗽。方以小建中湯加減，初診時恐有外邪在表，故加葛根既扶助祛邪，又可升陽以止瀉。前胡、杏仁宣肺止咳，炒白朮、砂仁、橘紅、法半夏、茯苓健脾化痰。

五臟六腑之咳多為內傷咳嗽，其病機多屬正虛邪實，其特點是發病緩慢，病程較長，遷延難癒或易於復發，治療上亦需辨清標本緩急，虛實主次。《醫醇剩義》云：「後人不明此義，一遇咳嗽，不辨其所以致咳之由，但從肺治，又安怪其效者少，而不效者多耶？」中醫講究辨證論治，治病求本，非見咳必責之於肺，而是透過望聞問切收集的四診數據分析論證而尋求治病之本，因五臟六腑均能引起咳嗽，臨床上必須審症求因，才能從本質上將疾病治癒。

六、虛勞

中醫學之虛勞係指四肢百骸、五臟六腑、氣血陰陽諸虛百損的病症，與現在醫學之慢性疲勞症候群、亞健康狀態及憂鬱

焦慮症有諸多相似之處。在社會競爭日益激烈、生存壓力逐年增加的今天，該病發病率亦呈上升之勢。

虛勞病名，首出《金匱要略·血痹虛勞病脈證并治》「夫男子平人，脈大為勞，極虛亦為勞」，「勞之為病，其脈浮大，手足煩，春夏劇，秋冬瘥，陰寒精自出，酸削不能行」。《黃帝內經》中雖無虛勞病名，但對該證的病機亦有所描述，如《素問·通評虛實論》曰：「精氣奪則虛。」虛勞是由多種原因所致的以臟腑虧損、氣血陰陽不足為主要病機的多種慢性衰弱性症候的總稱，其特點是因虛成損，積損成勞，表現複雜，病勢纏綿，故非朝夕可治。歷代醫家對其病因病機、辨證論治頗多發揮，特別是漢代醫家張仲景在《金匱要略》中對其辨證論治尤為獨到，其以脈大和脈極虛概括虛勞脈證病機，並確定補虛、祛風、活血三法為虛勞病的根本治法，為後世醫家研治虛勞奠定了堅實的基礎。虛勞病是因稟賦不足，後天失調，病久失養，積勞內傷，久虛不復，而表現為五臟陰陽氣血虛損的多種慢性疾病的總稱。虛勞病範圍相當廣泛，從證型上來說，總的可分陽虛、陰虛、陰陽兩虛三型，而以陰陽兩虛最為複雜，臨床表現往往是陰陽、虛實、寒熱之症交織，辨證比較困難，治療比較棘手。

虛勞病的病因病機在《金匱要略·血痹虛勞病脈證并治》中（下簡稱〈虛勞篇〉）未被專條論述，只散在於條文中。甚至，還見於其他篇章，所以對該問題的研究須通觀全書，前後連繫，相互參照。首篇第 13 條提出「五勞、七傷、六極」，〈虛勞篇〉

中篇　臨證解析

第 18 條提出「五勞虛極」等，這是指的虛勞病的整體病因病機。〈虛勞篇〉第 8 條還提到「失精家」、第 18 條提到「房室傷」，這是提出房室過度，腎精耗損，可以導致腎的陰陽兩虛證；〈虛勞篇〉第 18 條中說的「憂傷」，指的是憂鬱過度傷肝，肝陰暗耗，虛熱上擾於心所致的以陰虛為主的虛勞病；〈虛勞篇〉第 18 條又說「食傷」、「飢傷」、「勞傷」，首篇第 13 條提到「食傷脾胃」，指出由脾胃受傷亦可導致虛勞病，這就是小建中湯證的病因。

脾胃為水穀之海。《素問・靈蘭祕典論》云：「脾胃者，倉廩之官，五味出焉。」《素問・經脈別論》云：「食氣入胃，散精於肝，淫氣於筋。食氣入胃，濁氣歸心，淫精於脈，脈氣流經，經氣歸於肺，肺朝百脈，輸精於皮毛，毛脈合精，行氣於府，府精神明，留於四臟，氣歸於權衡，權衡以平，氣口成寸，以決死生。」《靈樞・玉版》云：「胃者，水穀氣血之海也。」《靈樞・營衛生會》又云：「人受氣於穀，穀入於胃，以傳與肺，五臟六腑，皆以受氣。」明確指出水穀的消化、吸收主要是靠脾胃功能完成的。水穀入胃，經胃的腐熟，脾的消化、吸收，把水穀變化為精微物質，再經脾的輸送到各臟腑組織，保證各臟腑組織的正常生理活動。所以《中藏經》云：「胃者人之根本也，胃氣壯，則五臟六腑皆壯。」《醫宗必讀》經云：「安穀昌，絕穀則亡……有胃氣則生，無胃氣則死」之說，說明脾胃在人體發揮著極為重要的作用。脾胃為氣血生化之源。氣血是人體生命活動的物質基礎，所以《靈樞・本臟》云：「人之血氣精神者，所

以奉生而周於性命者也。」《素問・五臟生成》又說:「肝受血而能視,足受血而能步,掌受血而能握,指受血而能攝。」而血的生成,來自水穀精微。《靈樞・決氣》云:「中焦受氣取汁,變化而赤,是謂血。」氣的產生,為水穀之氣與肺呼吸之氣在肺中結合而成,《靈樞・五味》云:「穀始入於胃,其精微者,先出於胃之兩焦,以溉五臟,別出兩行營衛之道,其大氣之摶而不行者,積於胸中,命曰氣海。出於肺,循喉咽,故呼則出,吸則入。」《靈樞・刺節真邪》云:「真氣者,所受於天,與穀氣並而充身也。」由此可見,氣血都來自水穀的精微。水穀的消化、吸收、轉輸,直接關係到人體氣血的生成。而水穀轉化為精微物質又必賴於脾胃的健運。

綜上所述,脾胃為水穀之海,為氣血生化之源,是人體賴以生成的重要臟腑,故稱之為「後天之本」。若脾胃陽虛,健運失職,則影響氣血生化。氣血不足,則難以維持機體的活動和抗禦病邪的侵襲,久之,臟腑組織失養,陰陽平衡失調,就會導致五臟陰陽氣血的虛損,形成虛勞病。《脾胃論》說:「百病皆由脾胃衰而生也。」《醫門法律》說:「飲食少則血不生,血不生則不足以配陽,勢必五臟齊損。」脾胃陽虛,氣血生化無源,氣屬陽,血屬陰,氣血虧損,陰陽亦隨之匱乏,故出現陰陽兩虛,陰陽各有所偏,互不維繫,失去平衡,就會產生寒熱錯雜的症候,小建中湯證就是一個典型的例證。〈虛勞篇〉第13條說:「虛勞裏急,悸,衄,腹中痛,夢失精,四肢痠疼,手足煩

熱,咽乾口燥,小建中湯主之。」陽虛不能與陰和,則陰以其寒獨行,而寒主收引,故腹中拘急不舒,即「裏急」;寒凝氣滯,不通則痛,所以「腹中痛」;陽虛(脾陽虛),氣血生化與輸送不足,不能濡養四肢,故「四肢痠疼」;陽虛陰不內守,精液外泄,所以「夢失精」。這些症候,實非陰之盛,乃陽虛,陰陽失去平衡,而產生的虛寒證。病本陽虛,精血生化不足,陽損及陰,精血減少,導致陰虛,陰虛不能與陽和,則陽以其熱獨行,出現「咽乾口燥」、「手足煩熱」之症;虛熱傷陽絡則「衄」;心失營養,故心悸。這些症候,實非陽之熾盛,乃陰虛不能配陽,陰陽失調,而產生的虛熱證,從以上分析,不難看出,脾胃陽虛,氣血生化無源,氣血虧損,陽損及陰所致陰陽兩虛是小建中湯證的病機。

醫案精選

◎案

王某,男,36歲。2004年4月訴疲勞、腿痠困無力、寐差、頭暈頭痛1年餘,診脈見雙脈沉而無力,舌質淡紅,苔薄白。

處方:桂枝15g,芍藥30g,生薑10g,炙甘草10g,大棗4枚,黃耆15g,黨參10g。7劑,每日1劑,水煎,早、晚2次溫服。

2007年9月患者再次應診,訴3年前服7劑中藥後一切疲勞消除,最近又出現上述症狀,要求再服原方10劑。

第三章 臨床應用總論

　　按疲勞是現代都市人最為常見的臨床症狀之一，幾乎每個人都曾體驗過。疲勞症候群是以慢性或反覆發作的極度疲勞持續至少半年為主要特徵的症候群。臨床表現多端，但主訴都有極度疲勞困乏，西醫病因尚不明確，中醫應按虛勞論治。患者雙脈沉而無力，舌質淡，苔白，用小建中湯加黨參、黃耆；兼形寒肢冷，加四逆湯；舌紅脈細加六味地黃湯，雖《傷寒論》有言「桂枝下嚥，陽盛則斃」，但後者認為遇虛實夾雜當用此方者，也不可踟躕，在治療上，《證治心傳‧虛勞說》「經云：虛者補之，勞者溫之」。《素問‧生氣通天論》：「陰平陽祕，精神乃治。」所以，治療疲勞症候群應首選小建中湯調和陰陽，使中氣得以四運，俾陰陽得以協調，寒熱錯雜諸證亦隨之而解。

　　小建中湯是甘溫之劑，適用於由脾胃受傷所致的陰陽兩虛、寒熱錯雜的虛勞病，但總是由陽損及陰，偏於陽虛的一面。對於由陰血虧損所致的陰虛為主的虛勞病，症見虛勞虛煩不得眠，潮熱盜汗，手足心熱，脈弦大無力或乳等，不宜用小建中湯，而用酸棗仁湯；或由失精傷腎，陰損及陽，導致腎陰陽兩虛，症見經常遺精、滑精、少腹弦急，陰頭寒，目眩、髮落，脈極虛、乳遲等，也不宜小建中湯，宜用桂枝龍骨牡蠣湯。以上兩種情況，用小建中湯，則更損其陰，加重病情。

　　以腎陽虛的虛勞病，症見腰痛，小便不利，少腹弦急，甚則畏寒肢冷，大便溏瀉，脈微或沉遲無力，非小建中湯所主，病重藥輕，不能勝任，宜八味腎氣丸；有由心陰陽兩虛所致的虛勞不足，脈結代、心動悸，亦非小建中湯之力所及，故用炙

甘草湯。所以不是所有的陰陽兩虛證都可用小建中湯，應根據「四診」收集的資料，進行辨證論治，才能收到預期療效。

　　人體之陰陽，相互維持，相互平衡。虛勞病的發展，往往陰虛及陽，或陽病及陰，從而導致陰陽兩虛之證。在治療上可採用「虛者補之，勞者溫之」，當甘溫建中，緩急止痛，小建中湯最為恰當。此方為桂枝湯倍芍藥重用飴糖而成，以桂枝、生薑辛溫通陽，芍藥、飴糖酸甘化陰，大棗、甘草緩中補虛，這樣可建中氣，調和陰陽，使中氣得以四運，俾陰陽得以協調，寒熱錯雜諸證亦隨之而解。《金匱要略心典》謂：「故求陰陽之和者，必求中氣，求中氣之立者，必以建中也。」

第二節　兒科疾病

一、疳積

　　疳積是「疳」和「積」的總稱。「疳」者是指由餵養不當或多種疾病影響導致脾胃受損，氣液耗傷而形成的一種慢性疾病。臨床上以形體消瘦，面色無華，毛髮乾枯，精神萎靡或煩躁飲食異常為特徵。「積」者是指由乳食內積，脾胃受損而引起的腸胃疾病。臨床上以腹瀉或便祕、嘔吐、腹脹為主要症狀。本病尤多見於5歲以下小兒，故又稱「小兒疳積」，曾經是中醫兒科四大要證（痘、麻、驚、疳）之一。古代人們生活水準低下，

對小兒餵養不足使脾胃內虧而生疳積，故當時小兒疳積多由營養不良而引起。而現在隨著人們生活水準的提高，加之獨生子女越來越多，家長們盲目餵養甚至錯誤餵養，加重脾胃的負荷而損傷脾胃，導致疳積的產生，所以現代的小兒疳積多由於營養過剩引起。現代醫學的小兒蛋白質能量營養不良、營養性貧血、慢性消化不良、佝僂病及多種維生素缺乏症、微量元素缺乏等均屬於中醫小兒疳積的範疇。目前，由於一些兒童仍面臨營養不足和營養過剩兩個主要問題，疳積仍是兒科的常見病、多發病。

中醫從五臟辨證論治：

脾疳：臨床最為常見，這與小兒時期「脾常不足」的生理特點有關，所以有「諸疳皆脾胃病」的論點。而「諸疳皆為脾胃先病」的論述更為確切。小兒乳食不節，嗜食肥甘，貪食寒涼，家長餵養不當，而成疳積。疳積是積的重症，所謂「積為疳之母，無積不成疳」。其病機可以概括為脾胃受損，氣陰耗傷，受納運化功能失調，導致積滯內停，壅滯氣機，阻滯胃腸，津液消亡。臨床表現為面黃身熱、肚大腳弱、納呆中滿、水穀不消、瀉下酸臭、萎靡乏力、合面睏睡、嗜食異物、口中異味、舌乾、苔厚等脾虛不運的症狀。《小兒藥證直訣》云：「疳，皆脾胃病，亡津液之所作也。」故治療脾疳，以運脾化積、理氣和胃。正如江育仁教授提出「脾健不在補貴在運」。「運」屬於八法中的和法，攻補兼施、祛邪不傷正。運與化是脾的主要生理

中篇　臨證解析

功能，即運精微，化水穀。根據脾疳的特點擬健脾消積散，由黃連、神曲、麥芽、山楂、白朮、茯苓、木香、黨參、陳皮組成。方中黃連清熱消疳；神曲、麥芽、山楂健脾消食；白朮、茯苓健脾化溼益氣；木香、黨參、陳皮補氣健脾、行氣醒脾化滯。臨證中根據需要進行加減，單純脾疳病程短，治療效果顯著。

心疳：臨床上也可見，五行中心屬火，脾屬土，火生土，故心為脾之母，小兒脾有積不治，氣血津液生化乏源，心血、心陰不足，導致子病犯母，而成心疳，在《幼幼新書》中名為「心驚疳」。由於小兒為「純陽之體」，陽氣相對偏旺，心為火臟，故心疳除了有疳積本身的一些症狀以外，還有心火偏旺、熱盛傷津的症狀，如面黃、兩頰紅赤、身壯熱、口鼻乾燥、夜啼、五心煩熱、易出頭汗、大便乾、尿黃赤、舌尖紅、少苔等。治以運脾化源、清心保津。心疳的患兒，心火旺、心陰虛的症狀相對比較明顯，所以在臨床診治過程中，醫生往往會忽視脾胃的調理，過度地強調清心保津，選用寒涼之品，導致脾胃功能進一步受損，臨床療效欠佳。故自擬茯龍丸，方由茯神、赤茯苓、龍骨、黃連、麥冬、丹參、白扁豆組成。方中茯神、龍骨寧心安神；黃連苦寒堅陰退熱；丹參、麥冬養心生津；赤茯苓、白扁豆健脾寧心。臨證時根據具體症狀給予加減。

肝疳：又名肝風疳，在臨床上較為多見。在五行中，肝屬木，脾屬土，肝木克脾土。根據病機不同臨床上可分兩類：一

第三章　臨床應用總論

是脾積不治，致脾虛，脾虛則肝乘之，最後導致肝脾同病；二是肝氣旺盛，疏泄太過，影響脾胃正常的運化和氣機的升降，而形成肝疳。故脾疳可引起肝疳，反之，肝疳可加重脾疳。肝為風臟，開竅於目，故肝疳常會出現風動和目的症狀，主要臨床表現有：搖頭揉目、白膜遮睛、眼睛澀癢、髮豎頭焦、情緒焦躁易怒、額頭青筋顯露、全身多汗、腹大青筋、身體羸瘦、下痢頻多、色清等症狀。治以清肝除疳、運脾化積。由於小兒「肝常有餘，脾常不足」的生理特點，決定了容易發生肝疳，所以治療肝疳的總原則是抑肝扶脾。正所謂「見肝之病，知肝傳脾，當先實脾」。所以治療肝疳必須肝脾同治。在《醫宗金鑑》中的抑肝扶脾湯方藥基礎上，擬疏肝運脾湯治療肝疳，臨床療效顯著。其方藥組成有：黨參、白朮、蟬蛻、龍膽草、蘆薈、白蒺藜、鉤藤（後下）、神曲、麥芽、薄荷。方中鉤藤、白蒺藜疏肝涼肝；蘆薈、龍膽草清瀉肝熱；蟬蛻、薄荷明目退翳；白朮、黨參益氣健脾；神曲、麥芽健脾消食。在臨證過程中可靈活加減運用。

　　肺疳：在臨床上較為常見，在五行中，肺屬金，脾屬土，脾土生肺金。《育嬰家祕》中指出「脾肺皆不足」，故臨床上肺脾常相兼為病。因肺主氣而脾益氣，脾氣的強弱決定了肺氣的盛衰。若脾疳，運化失常，則肺氣亦不足；肺疳則肺氣虛，宣降失職，水液代謝不利，水溼困脾，導致脾虛，脾虛生疳積。所以，肺脾在生理病理上都有密切的連繫。在《醫宗金鑑·疳證

中篇　臨證解析

門》曰:「面白氣逆時咳嗽,毛髮焦枯皮粟乾,發熱憎寒流清涕,鼻頰生瘡號肺疳。」這裡論述了肺疳的主要症狀,肺主氣,司呼吸,合皮毛,開竅於鼻,故可出現上述症狀,此外還有瀉痢頻下,胸悶少氣、呼吸不暢、腹脹納呆等。治以補肺健脾。由於小兒肺脾不足,所以臨床上小兒脾胃系統和呼吸系統疾病最為常見。「培土生金」為臨床上常用的肺病治脾法,並且療效顯著。疳之始成於脾,後傳於肺,故治療肺疳,要更加注意脾肺同調。方用清肺消疳飲,方藥組成:麥冬、黃芩、阿膠、防風、苦杏仁、丁香、陳皮、茯苓。方中麥冬、阿膠滋養肺陰;防風、苦杏仁質潤不傷陰,並可宣降肺氣;黃芩清瀉肺火;丁香、陳皮利肺氣、健脾氣;茯苓健脾。肺脾之氣足,則疳自除。該方治療後可明顯降低小兒呼吸道疾病的發病率。

　　腎疳:腎為先天之本,脾為後天之本,先後天相互資生,先天生後天,後天養先天。若脾疳失治誤治,長期氣血生化不足,腎不能得到水穀精微的充養,或因津液內耗,臟腑蘊熱,最後均可導致腎疳。病機可概述為脾腎氣陰兩虛。腎疳為五疳中較重者,臨床症狀常見:骨瘦如柴、面色黧黑、手足怕冷、寒熱時來、齒齦出血、口臭乾渴、腹痛滑瀉、夜啼、睡中磨牙、舌體瘦、色絳。治以滋腎陰、健脾氣。腎疳的病程較長,病情較重,用藥療程比較長,加上中藥服用不便,事先告知家長病情的嚴重性和服藥的長期性。腎疳可嚴重影響小兒的生長發育。久病必瘀,所以適當佐以行氣活血化瘀藥,自擬滋腎運

脾湯，根據八珍湯加減而成，方由地黃、當歸、川芎、黨參、黃耆、山茱萸、天冬、茯苓、黃柏、陳皮組成。方中當歸、地黃、黃耆、黨參補氣養血，陳皮、川芎行氣消滯、補而不滯，山茱萸、天冬平補脾腎，茯苓健脾，黃柏瀉腎中虛火。諸藥合用，補而不滯，療效顯著。

臨床研究

臨床中醫診斷標準主要依據《中醫病症診斷療效標準》中的疳症進行診斷：①飲食異常，有明顯脾胃功能失調者。②形體消瘦，體重低於正常平均值的15%～40%。③兼有精神不振、煩躁易怒、喜揉眉擦眼、磨牙吮指等症。④有餵養不當，病後失調，長期消瘦史。⑤「蛔疳」大便鏡檢蟲卵陽性。久不欲食，食而不化，食後膨脹，便溏或久瀉；少氣懶言，腹痛綿綿，形體消瘦，面色少華；舌質淡，苔薄白，脈緩無力。治療方法：予以小建中湯。

處方：桂枝6g，甘草2g，芍藥8g，生薑2片，飴糖5g。

中藥煎服法，每日1劑，1個月為1個療程，連續治療3個療程。〈小建中湯治療小兒脾虛型疳積的臨床療效觀察〉報導小建中湯治療疾病的總有效率是94.3%，說明小建中湯可以用於治療脾虛型的小兒疳積。

按《小兒衛生總微論方》云：「小兒疳者，因脾臟虛損，津液消亡，病久相傳，至五臟皆損也。」從以上可知，脾胃受損

中篇　臨證解析

為疳症之始,雖然根據臟腑可以分為五臟疳,但這只是相對而言。五臟是一個有機的系統,相互之間互相影響。我們在臨床辨證疳症過程中要有所側重,並告知患兒父母日常的注意事項和科學的餵養方法,以提高臨床療效。中醫藥治療小兒疳積確實有其獨到的優勢,其治療方式多樣、處方靈活、療效確切、副作用小等優勢顯而易見。

二、小兒腹痛

　　腹痛為小兒臨床常見的症狀之一,凡劍突以下、臍的兩旁及恥骨以上部位發生疼痛者,均稱為腹痛。據統計,從幼兒到小學畢業的兒童中,有3分之1以上經歷過腹痛。腹痛涉及的病變很多,許多內、外科疾病均可出現腹痛症狀,其原因有功能性的,也有器質性的。這裡所說的是指排除了器質性病變、局限於臍周圍的、反覆發作性的小兒腹痛。發病年齡以3～14歲多見,在學齡兒童中的發病率為10%～20%。中醫稱本病為「腸氣病」、「腸痛」或「盤腸氣」,認為其發生多與感染蛔蟲、飲食失當、寒冷刺激、脾胃虛弱、氣滯血瘀、肝氣犯胃等原因有關。

　　病因病機:①蟲積腹痛。多見臍周疼痛,時痛時止,重則出現吐蛔現象,食則痛作,形體消瘦。治以殺蟲、導滯、通便為主,方用烏梅丸加減。②傷食腹痛。指小兒飲食不節,過食油膩、香脆之品,損傷脾胃所致的腹痛。表現為胸脘痞悶、

胃納減退、噯腐吞酸、脘腹脹痛、口臭苔厚等，嬰幼兒可吐出不化奶塊或未消化食物，或有哭鬧煩躁現象。治以消食導滯，方用保和丸加減，亦可用焦三仙治療。③寒凝腹痛。小兒平素體質較弱，當氣溫變冷，寒邪易侵襲腹部，寒凝氣滯，導致腹痛。表現為陣發性腹痛，或大便稀溏，小便清長，面色發青，吞酸，形寒肢冷，得熱痛減。治以溫中散寒，方用小建中湯或吳茱萸湯加減。④飲冷腹痛。為小兒過食生冷、瓜果等損傷脾胃所致，夏季飲冷過後最易誘發。表現為陣發性腹痛，以臍周疼痛多見，噁心嘔吐，嘔吐物帶有酸味和食物殘渣，腸鳴腹瀉，大便檢查無異常。治以溫中散寒、行氣止痛，可用四逆湯加減。嘔吐兼腹瀉時，服用藿香正氣水，效果亦佳。⑤脾虛腹痛。指小兒平素脾胃虛弱導致的慢性腹痛。表現為體質虛弱，四肢無力，少氣懶言，完穀不化，或吐或瀉，腹部隱痛等。宜健脾補氣，和胃滲溼，方用參苓白朮散加減。⑥肝氣犯胃腹痛。症見胃脘脹悶，臍周痛甚，時痛時止，善太息。矢氣後腹痛減輕，反覆發作，每於情志變化而腹痛發作。治以疏肝理氣，和胃止痛，方用柴胡疏肝散加減。⑦氣滯血瘀腹痛。症見臍周脹悶不舒，痛而拒按，或痛如針炙，痛有定處（臍周圍），或觸之有塊，推之不移，按之痛甚，面無光澤，舌質暗紅，或舌有瘀點，脈細弱或細澀。治以理氣化瘀、散結止痛，常用少腹逐瘀湯加減。若氣滯症狀明顯，可加川楝子、烏藥理氣止痛；若腹有包塊，可酌加少量三稜、莪朮、穿山甲，以散瘀化結止痛。

中篇　臨證解析

　　總之，小兒腹痛的病因很多，應根據患兒臨床表現仔細審辨。在辨證用藥的基礎上，也可根據患兒具體病情，配合針灸、推拿、理療等方法。另外，平時注意預防和調養，飲食有規律，不暴飲暴食，不恣食生冷、煎炸、油膩之品；注意飲食衛生，蔬菜要洗淨煮熟，瓜果要洗淨去皮，不喝生水，飯前便後要洗手；注意腹部保暖。

臨床研究

　　本病目前尚無統一的診斷標準，臨床上小兒腹痛多位於胃脘以下、臍之四旁及恥骨聯合以上的部位。常有反覆發作史，發作時可自行緩解，每次發作持續時間數分鐘至數十分鐘，腹痛綿綿，常時作時止，時輕時重，痛處喜按，得溫則舒，得熱食暫緩，以臍部明顯，痛作時小兒表情痛苦，軀幹蜷曲，少有腹肌緊張，無壓痛及反跳痛，症狀緩解時神情正常，活動自如。發作時檢查腹部可觸及壓痛，但發作間歇全腹柔軟未見異常壓痛。治療方法予小建中湯合理中丸加減治療。

　　處方：桂枝 6～9g，白芍 9～12g，甘草 3～6g，飴糖 6～9g，大棗 3～6g，生薑 3～6g，黨參 9～10g，白朮 6～9g，乾薑 3～6g。

　　加減：乳食積滯，脾失健運者加炒麥芽、萊菔子、雞內金；噁心嘔吐者加法半夏、旋覆花；腹脹明顯者加陳皮、檳榔。每日 1 劑，水煎 2 次，共取汁 200ml，分 2 次溫服，7 天為 1 個療程，腹痛症狀緩解但未消失者繼續服用第 2 個療程（完全無效者

停止本方治療），待腹痛症狀完全緩解後停止服藥。並於停藥後 3 個月左右隨訪，觀察療效。對於有急性感染症狀的應給予對症支持處理。治療期間禁食生冷，忌暴飲暴食，避免腹部受涼等。

〈小建中湯加減治療小兒虛寒性腹痛〉一文中論述治癒 38 例，占 79.17％；顯效 10 例，占 20.83％；總有效率為 100％。甄德清治療小兒反覆性腹痛 36 例，3 個月以上病程，體檢無陽性體徵，多納差便溏，少數便乾，多數患兒嗜好冷飲。辨證為脾虛氣弱、陽氣不足，以本方為主，納差加茯苓、山楂、雞內金；便乾加枳殼、檳榔；便溏加山藥、茯苓。共治癒 22 例，顯效 14 例，總有效率為 100％。張本夫等治療小兒夜半腹痛 11 例，檢查無陽性結果，素嗜寒涼，辨證為脾胃虛虛、寒凝脾胃，以本方煎湯後加胡椒末口服，痊癒 8 例，好轉 3 例，總有效率為 100％。徐震治療小兒腸痙攣症 19 例，多表現為臍周疼痛，伴噁心嘔吐，出汗肢冷，多有飲冷史，辨證為脾胃虛寒，以本方為主，神疲乏力者加黃耆、黨參；納呆者加神曲、麥芽；便溏者去大棗，加蓮子、山藥；嘔吐者加吳茱萸。服 14 日後，痊癒 14 例，好轉 2 例，總有效率為 89.5％。王豔霞治療小兒虛寒性腹痛 38 例，13 例伴有噁心嘔吐，多數有飲冷史，曾以「黃連素」等藥物治療易復發。以本方為主方，噁心嘔吐者加丁香、吳茱萸，治療 10 天後，痊癒 30 例，好轉 3 例，總有效率為 86.9％。

中篇　臨證解析

醫案精選
◎案

陳某，男，7歲。2年來腹痛反覆發作，服中西藥均不見好轉，於1987年8月12日就診，診時患兒疼痛面容，面色少華，形體消瘦，精神倦怠，腹軟無包塊，肝脾未及，四肢清冷，時痛時止，發作時呻吟，痛處喜按，得溫則舒，時有吐酸，不思飲食，大便稀，舌淡苔白，脈細弱。化驗：大便、血液常規，經鋇劑X光攝影、超音波均正常。辨證為中焦虛寒。治以溫中補虛，和裏緩急，健脾扶正。投以小建中湯加減。

處方：炒白朮30g，桂枝、細辛各6g，黃耆20g，甘草5g，大棗6枚，生薑3片。水煎分2次服，每日1劑。

服3劑後諸證大減，為鞏固療效，再進3劑而痊癒，隨訪至今未復發。

按小建中湯出自《金匱要略·血痹虛勞病脈證并治》。在此方基礎上加細辛一味大熱大辛之品，功在散寒定痛，經過數年觀察諸多辛熱藥中，止痛之功當首推細辛，惜囿於「細辛不過錢」之說，一般醫者用量均在3g以下，使其止痛作用往往不能發揮，其實細辛用於湯劑中，其最不必少於其他藥物。現在也有人用動物試驗及人體觀察，大劑量細辛煎劑未發現副作用。細辛配桂枝之辛甘化陽，得芍藥之酸，能於土中瀉木，甘草之甘，能和中緩急，生薑、大棗調和營衛，和中益脾，諸藥合用，具有建立中氣，調和陰陽，緩急解痛之功效顯著。

隨著社會的進步和生活水準的提高，不少小兒暴飲暴食，不分冬夏恣食生冷，加之小兒臟腑嬌嫩，形氣未充，機體極易為外來之邪所傷。寒涼之邪內侵機體，結聚於胃脘、腸間，聚而不散，寒主收引，寒凝則氣血凝滯，壅塞不暢，不通則痛，故見腹痛。《小兒衛生總微論方》曰：「小兒心腹痛者，由臟腑虛而寒冷之氣所干。」故對於虛寒性腹痛治療以溫中補虛，緩急止痛之法。飴糖能溫中補虛，和裏緩急；白芍和營益陰，柔肝緩急，調理肝脾；桂枝溫陽化氣；黨參補中益氣；延胡索溫中止痛；炙甘草和中益氣；生薑、大棗調和營衛。全方既能溫中補虛，又能緩急止痛，療效確切，值得臨床推廣。由於腹部臟腑經絡分布較多，小兒臟腑嬌嫩，特別是脾胃薄弱，經脈未盛易為內外因素干擾，特別是感受寒邪，搏結腸間，胃脘聚而不散，寒主收引，寒凝則氣滯，氣血壅塞不暢，經脈痹阻不通，導致腹痛。小兒生活不能自理，冷暖不能自調，喜食生冷瓜果，以致脘腹受風寒之侵，故易發生臍周痙攣性疼痛，所以用溫中補虛，緩急止痛的小建中湯治療，效果滿意。

三、小兒腸痙攣

腸痙攣是小兒復發性腹痛的常見原因，西醫治療可緩解疼痛，但缺乏防止復發的理想措施。再發性腹痛在兒童中患病率可達5％～10％，常見於5～10歲兒童，有3分之1至2分之1可持續到成人。再發性腹痛可分器質性和功能性兩類，其中功能性最常見，約占95％。功能性再發性腹痛主要見於腸痙攣。

中篇　臨證解析

其特點為突然發作,臍周痙攣性、陣發性腹痛,伴或不伴嘔吐、汗出等表現,發作間歇期缺乏異常體徵,多在晨起、空腹、進餐時或受涼後誘發。雖然預後良好,但對患兒帶來痛苦,使家長驚恐不安,成為現今社會非常關心的問題。目前西醫治療腸痙攣多為解痙、鎮痛、抗過敏等藥物對症治療,病情易於復發且藥物副作用較明顯,中醫治療針對病因辨證論治,療效明顯,復發率低,且無明顯副作用,易為患兒及家長所接受。

小兒腸痙攣屬中醫「腹痛」範疇。小兒脾胃薄弱,經脈未盛,易為內外因素所干擾。六腑以通為順,經脈以流通為暢,凡腹內臟腑、經脈受寒邪侵襲,或腸胃為乳食所傷,中陽不振,脈絡瘀滯等,均可引起氣機壅阻,經脈失調,凝滯不通而腹痛。如陳捷認為腹部受涼、飲食不調及情緒緊張為常見誘因,中焦虛寒、氣滯不暢為病機;徐震等認為中焦虛寒、脾陽不振則臟腑失於溫養,脈絡因而凝滯,故而腹痛反覆發作;陳剛等認為小兒肝常有餘、脾常不足,如果飲食不節,恣食生冷,或調護不當,寒氣外客,或服藥過寒,損傷中陽,均可致寒積中焦,脾陽不振,寒凝氣滯而發為腹痛;陳建平認為小兒腸痙攣的根本病機是脾失健運,中焦有積滯,這是導致本病反覆發作的關鍵,而飲食不慎、受涼或情志不暢等因素則是誘因;崔明辰認為本病多因受涼或過食生冷,寒邪直中胃腸,寒凝氣滯,氣血經脈受阻不通而見痙攣性腹痛;佘繼林等認為臟腑失於溫養,經絡凝滯不通而致中焦臟腑虛寒證型的腹痛;李霞認為本

第三章　臨床應用總論

病發病機制為腹部受寒邪侵襲，或腸胃為乳食所傷，脈絡受損，氣血凝滯不通，不通則痛。另外，周躍庭根據中醫辨證，認為小兒腸痙攣符合蟲積腹痛的症候特點，指出此病的發生多與小兒飲食不節（潔），喜食生涼，嗜食甘炸，易感諸蟲有關，過食生涼則傷中陽，蟲因寒而動，擾動腸胃故腹痛。總之，概括其病因病機為脾胃虛寒，寒凝氣滯，飲食積滯，腸蟲內擾。

辨證論治

乳食積滯：腹部脹滿，疼痛，拒按，口氣酸臭不思飲食，大便酸臭或不消化食物殘渣，或嘔吐，夜臥不安，時時啼哭，舌苔厚膩，脈弦滑。治法：消食導滯，行氣止痛。方藥以保和丸加減，方中陳皮調中理氣，半夏和胃健脾，傷食必兼乎溼，故用茯苓補脾滲溼；炒山楂善消肉食油膩之積，炒神曲長於化酒食陳腐之積，萊菔子下氣消食除脹，長於消穀麵之積，連翹散結清熱，可消食積於內所蘊之熱；加炒麥芽行氣消食，健脾開胃，腹脹、腹痛明顯者用沉香行氣止痛，降逆調中。

中焦虛寒：腹痛綿綿，時作時止，痛處喜溫喜按，常反覆發作，持續數日，神疲倦怠，食慾不振，大便不成形。治法：溫中散寒，行氣止痛。方以理中湯加減，藥用乾薑、太子參、白朮、甘草、陳皮、枳殼、白芍等。乾薑溫胃散寒，太子參健脾益氣，白朮健脾燥溼，甘草和中補土，加陳皮健脾理氣，枳殼行氣寬中，白芍、甘草相伍和裏緩急，疼痛甚者加醋延胡索行氣止痛。

185

中篇　臨證解析

脾胃積熱：腹痛明顯，多呈持續性脹痛或陣發性加劇，壓痛明顯，腹脹而硬，大便不通，呃逆食少，舌紅苔黃。治法：清熱通便，行氣止痛。方以承氣湯加減，藥用大黃、枳實、厚朴、木香、砂仁、陳皮、焦山楂、焦麥芽、焦神曲等。大黃、枳實、厚朴清熱通便，木香、砂仁、陳皮理氣行滯，焦山楂、焦麥芽、焦神曲消食化積。

肝氣鬱結：胃脘脹滿，臍周痛甚，時痛時止，善太息，矢氣後腹痛減輕，反覆發作，或情緒不穩，每於情志變化而腹痛發作。治法：疏肝理氣，和胃止痛。方用柴胡疏肝散加減：柴胡、白芍、枳殼、陳皮、川芎、香附、甘草。柴胡疏肝解鬱，枳殼、陳皮、香附行氣散結，川芎活血行氣，白芍、甘草緩急止痛。該證型多伴有納差，多加白朮、茯苓健脾，炒神曲、炒麥芽消食和胃。

臨床研究

主要用於表現為復發性臍周痛，或伴上腹部痛，甚至全腹痛，但不甚劇烈。每次持續 5～70 分不等，或自行緩解，或經腹部按摩、腹部熱敷、肌內注射解痙劑後緩解。每週發作 1～2 次，至每日 4～5 次不等，尤以每週發作 7～8 次者居多。伴隨症狀不固定，常見有噁心、嘔吐、面色蒼白、出汗、四肢不溫，疼痛緩解後隨之消失。間歇期如常人。治療方法予以小建中湯加減。

處方：桂枝 5~9g，芍藥 10～18g，飴糖 30g，炙甘草 6～10g，大棗 4 枚，生薑 5～10g。

神疲乏力者加黃耆、黨參，食慾減退者加神曲、麥芽，便溏者去大棗加蓮子、山藥，嘔吐者加吳茱萸。每日1劑，水煎服。7日為1個療程。全部病例都完成了2個療程。

〈小建中湯治療小兒腸痙攣症19例臨床觀察〉一文中報導治癒14例（73.7%），其中5例在第1個療程，9例在第2個療程，腹痛逐漸減少至消失，腹痛消失後繼續服藥1個療程，以鞏固療效。好轉3例（15.8%），每月仍有2～3次腹痛發作。2例（10.5%）進餐或進餐訊號誘發者無效。總有效率為89.5%。

按中醫認為，小兒臟腑嬌嫩，脾常不足，又寒冷不知自調，飲食不知自節，若受涼、生冷飲食過度、飢餓等，可使本不足的脾胃陽氣更虛，虛則內寒。中焦虛寒，脾陽不振，則臟腑失於溫養，脈絡因而凝滯，故腹痛反覆發作。小建中湯重用飴糖，甘溫入脾，溫中補虛，和裏緩急，桂枝溫陽散寒，芍藥養血和陰，辛溫之生薑與甘溫之炙甘草、大棗，既可加強溫裏補虛，又可調和脾胃。諸藥配合，平調陰陽，溫養中氣，使臟腑得以溫養，脈絡氣血流暢，腹痛乃癒。腸痙攣的病因尚不清楚，一般認為，多為過敏性痙攣體質的表現。特異性體質者，在誘因的作用下，副交感神經興奮，腸壁缺血，致使腸壁肌肉痙攣，引起腹痛。

因此，運用小建中湯以平調陰陽，溫養中氣，與現代研究發現其可降低胃腸道副交感神經的超常興奮性緩解腸痙攣有關，從而可防止腹痛的復發。

第三節　婦科疾病

一、痛經

　　痛經是臨床常見的婦科疾病，當今中西醫學均十分關注。關於本病，中醫學不但有獨特的理論，更累積了極其豐富的治療經驗。這些理論、經驗和治療方法，絕大多數保留在中醫古籍之中。凡在經期或行經前後，出現週期性小腹疼痛，或痛引腰骶，甚則劇痛暈厥者，稱為「痛經」。

　　古代對於婦科疾病的認識較早，先秦時期，文獻中即有關於婦女孕、產方面的記載。秦漢之際的《黃帝內經》、《神農本草經》中對於婦女月經的生理、月經病的病因病機、症候、治則以及治療方藥均有涉及。漢代《金匱要略》中記載的一些內容如「婦人……腹中血氣刺痛」、「婦人腹中諸疾痛」及「婦人腹中痛」等，類似痛經，但尚未明確提出是行經期的腹痛。隋代《諸病源候論》首次明確提出了「婦人月水來腹痛」這一病名，可見對於痛經的認識已較準確，將本病的腹痛定位於經期，較之統言「婦人腹中痛」已有明顯進步。宋金元時期，雖然醫家們對痛經的認識與治療有了進一步的發展，但是尚未見到「痛經」這一病名出現。自隋以來，其病名一直不固定，「經行腹痛」、「殺血心痛」、「經期疼痛」、「經來腹痛」等名稱均有使用，直到清代徐大椿的《女科指要》中才看到這一病名。雖然徐氏所論「痛經」實際上包

第三章　臨床應用總論

含了經行身痛（書中曰「痛經在表」）在內，但大多數內容仍屬於現代意義上的「痛經」，故從此之後，「痛經」這一病名得以確立並沿用至今。

痛經的病因，主要分為內外二途。外因指外邪，最早被提出的是風寒，即《諸病源候論》中所說的「風冷之氣」，《聖濟總錄》中提出了「寒氣所客」，《傅青主女科》指出寒溼之邪亦可致痛經，清代《沈氏女科輯要》認為「若風邪由下部而入於脈中，亦能作痛」，即風、寒、溼邪均可單獨或相兼為病而致痛經。內因是導致痛經的體質因素或自身病理狀態，如《諸病源候論》指出手太陽少陰之經血虛受風冷可致痛經，宋代齊仲甫的《女科百問》認為痛在經前是因為「外虧衛氣之充養，內乏榮血之灌溉」，明代虞搏《醫學正傳》認為痛在經後者是氣血虛，《傅青主女科》認為痛經的內因有肝經鬱火和腎虛肝旺二種，清代黃元御的《四聖心源‧婦人解》則指出「經行腹痛，肝氣鬱塞而刑脾也」，「其痛在經後者，血虛肝燥，風木剋土也」。多以虛為主，或虛實夾雜，內因純屬實者少見。

西醫認為痛經與下列因素有關：①精神因素部分婦女對疼痛過分敏感。②子宮發育不良，容易合併血液供應異常，造成子宮缺血缺氧而引起痛經。③子宮頸管狹窄。④主要是月經外流受阻，引起痛經的發生。子宮屈曲。⑤影響子宮內經血通暢而至痛經。遺傳因素如發生痛經與母親痛經有一定關係。⑥內分泌因素：月經期黃體酮升高有關。⑦婦科病如盆腔炎、子

189

中篇　臨證解析

宮內膜異位症、子宮腺肌病、子宮肌瘤、子宮內放置宮內節育器等。

　　現代中醫認為痛經的病位在於胞宮和衝任二脈，並與肝、腎兩臟關係密切，其主要病機無外乎「不通則痛」或「不榮則痛」兩端，其證又有「實」和「虛」之分。實者常與因七情內傷、外感六淫、起居失宜等因素導致的氣滯血瘀、寒溼凝滯、溼熱蘊結有關，上述因素導致邪氣內伏，停滯於胞宮和衝任二脈，引起氣血運行不暢，不通則痛。虛者常與因稟賦不足、勞傷氣血、起居失宜等因素導致的肝腎虧損、氣血兩虛有關，上述因素導致精血虧虛，胞宮和衝任二脈失於濡養，不榮則痛。王昕教授認為本病的發生，本為腎虛，標為寒凝、氣滯、血瘀。人體生殖發育之本在腎，若先天稟賦不足，陽虛於內，則胞宮失於溫煦，或飲寒涉冷，重傷陽氣，致寒凝冷結，或平素憂鬱，情志不暢，氣血滯於胞宮，不通則痛，以致痛經發生。王道全教授認為痛經主要由於婦女在正氣不足，氣血虛弱時，受到風寒溼邪侵襲，造成氣滯血瘀、寒溼凝滯而引起氣血運行不暢，胞宮經絡受阻，致使月經排出困難，不通則痛，發為痛經。楊家林教授認為痛經的發病與肝的關係最為密切，情志因素導致肝之疏泄失職，肝鬱氣滯，氣血運行不暢，氣滯血瘀，不通則痛是發病的主要原因，提出痛經以實證為主，虛證少見，也可見虛實夾雜之證。何貴翔教授認為溼熱瘀結型痛經較為常見，「溼」、「熱」、「瘀」乃溼熱蘊結型痛經的病機關鍵，「溼熱」為

本,「血瘀」為標,溼熱瘀阻衝任胞宮,不通則痛,發為痛經。

病機:《景岳全書·婦人規》曰「經行腹痛,證有虛實。實者或因寒滯,或因血滯,或因氣滯,或因熱滯;虛者有因血虛,有因氣虛」。《醫宗金鑑·婦科心法要訣》中說:「凡經來腹痛,在經後痛,則為氣血虛弱;經前痛,則為氣血凝滯。」可見實證痛經,多經前痛,由於寒凝、血瘀、氣滯、熱結等原因,導致衝任、胞宮氣血壅盛,經血排出不暢,不通則痛;虛證痛經,多經後痛,月經將淨或經後,血海更虛,導致衝任、胞宮、胞脈失於溫煦和濡養,不榮則痛。痛經病位在子宮、衝任,病機不外乎「不通則痛」或「不榮則痛」的虛實兩端。

王文采認為其病機主要為「不通」,不論氣滯、血瘀、寒凝,還是氣血虛弱、肝腎虧損,均可產生氣血運行不暢,導致「不通則痛」。「不通則痛」主要指實證(亦有因虛致實、虛實夾雜者),多由於素性憂鬱或者易怒傷肝,氣鬱不舒,血行失暢,瘀阻子宮、衝任,表現為經前或經期小腹脹痛拒按,血色紫暗有塊,塊下痛暫減,乳房脹痛,胸悶不舒,舌紫暗、脈弦;或經期產後,感受寒邪,或過食寒涼生冷,寒客衝任,與血相搏,致子宮、衝任氣血凝滯,表現為下腹冷痛,得熱痛減,月經或見推後,量少色暗,肢冷畏寒,舌暗苔白,脈沉緊;或素體溼熱內蘊,或經期產後攝生不慎感受溼熱之邪,與血相搏,流注衝任,蘊結胞中,氣血失暢,表現為經前或經期小腹疼痛,或有灼熱感,經量多,經期長,質稠夾黏液,平素帶下量

多，色黃質稠，或伴低熱，舌紅苔黃膩、脈弦或滑數。

王莉在對 2,967 例調查資料的體質及氣質特點進行聚類研究發現，女子與男子相比，尤以精血不足等虛弱體質多見，這種特殊體質使其易受致病因素影響而產生包括痛經等在內的婦科疾病，正所謂「不榮則痛」。不榮則痛是指虛證，多由脾胃素虛，化源匱乏或失血過多後衝任氣血虛少，行經後血海氣血愈虛，不能濡養子宮、衝任，表現為經期或經後小腹隱隱作痛，喜按，或小腹空墜感，經色淡，面色無華，頭暈乏力，舌質淡，脈細無力；或者稟賦素弱，或多產房勞損傷，精血不足，經後血海空虛，衝任、子宮失於濡養，表現為經期或經後小腹綿綿作痛，伴腰骶痠痛，經色黯淡，量少質稀薄，頭暈耳鳴，面色晦暗，健忘失眠，舌質淡，苔薄，脈沉細。整體說來，臨床上痛經分虛實兩端，實證多為氣滯血瘀、寒溼凝滯、溼熱瘀阻，虛證多為氣血虛弱、肝腎虛。

臨床研究

臨床應用指徵：病程最長 5 年，最短 6 個月。臨床表現為行經少腹痛劇，熱敷則痛減，2 天後經量漸多而疼痛稍減，經色淡且挾有血塊，月經週期延長，且經行 1 週後仍腹痛綿綿不休，常伴有形寒肢冷，面色白，納差，時感腹脹，舌淡，苔白，脈細遲。治療方法予以小建中湯。

處方：飴糖 30g，桂枝、炙甘草各 9g，白芍 18g，生薑 12g，大棗 14 枚。

倦怠乏力者加黨參、黃耆各 15g；伴見腹脹者加焦麥芽 15g。每日 1 劑，水煎溫服，早、晚 2 次，7 劑為 1 個療程。一般治療 2～4 個療程。

〈小建中湯治療痛經 25 例〉一文中記載痊癒 18 例，占 72%；好轉 7 例，占 28%；總有效率為 100%。楊思華治療一女學生，經行腹痛 7 年，遇寒尤甚，手足冷，面色白，邊有齒痕，辨證為氣虛寒凝胞宮，以本方加延胡索、益母草，1 劑而痛減，2 劑而痛止，又服用 4 個月經週期後痛經未作，月經正常。聶四成治療一女學生，經行腹痛 5 年，以本方加香附、細辛、赤芍，3 劑而癒。聶四成治療產後及輸卵管結紮術後腹痛 2 例，伴有腰痠頭暈，體倦乏力，辨證為術後血虛、胞脈失養，以本方加當歸、川芎、赤芍、白芍、杜仲等藥，分別 8 劑和 12 劑而癒。

醫案精選

◎案

張某，女，18 歲。2 年來，每當經來第 1 天則少腹劇痛，量少色暗，2 天後經量漸多而痛稍減，色淡，月經週期正常，但經期常持續 7～9 天，且經行 1 週後仍腹痛綿綿不止。此次行經腹痛劇烈，熱敷而痛減，伴有畏寒肢冷，體倦乏力，面色白，舌淡，苔白，脈細遲。證屬中氣虛弱，氣血不足，寒積作痛。治以溫中補虛，緩急止痛。方用小建中湯加黨參、黃耆各 15g。水煎溫服，每日 1 劑，早、晚空腹各 1 次，7 劑後痛經時

間縮短，畏寒肢冷減輕，守方繼服 21 劑，並囑其忌食生冷，再次行經疼痛未作，隨訪 1 年痛經未復發。

◎案

張某，女，18 歲，學生。1998 年 2 月 10 日初診。13 歲月經初潮，因冒雨涉水誘發經來腹痛，時發時癒，未引起重視。近半年來經前和經期少腹痛甚，痛引腰骶，熱敷或加壓按摩則疼痛稍解，經量少，色暗，怕冷便溏。每次月經期間需用止痛片或肌內注射止痛針方可止痛。現離月經期 5 天，特求治於中醫。查：舌淡苔白，脈沉弦。證屬寒滯衝任。治以溫通衝任，調經止痛。方用小建中湯加味。

處方：桂枝 6g，生薑 9g，飴糖 12g，當歸、香附、赤芍、白芍各 10g，細辛 5g。3 劑，水煎服。

藥後行經腹痛未作，連續觀察 1 年無復發。

◎案

某，女，26 歲，未婚。6 個月來月經後期，量少、色淡、質稀，每次月經未行即小腹痛如絞扎，腰痛如折，喜溫喜按，甚則因痛而昏厥，伴食少便溏，汗多氣短，手足厥冷，白帶多質稀，脈沉遲，舌淡苔薄白。證屬脾腎陽虛，氣血不足，經行不暢。治以暖中補虛，溫養氣血。方用小建中湯加味治療。

處方：當歸 10g，黃耆 15g，桂枝 10g，白芍 20g，炒艾葉 10g，吳茱萸 6g，香附 15g，木香 10g，乾薑 10g，炙甘草 10g。

第三章　臨床應用總論

按此方每月經前服用 7 天，連續調治 3 個月而癒。

按本例患者為體虛陽氣不振，營血不足所致。所謂「痛無補法」之說，但應做具體分析。正如程鍾齡所說「若屬虛痛，必須補之，虛而寒者，則宜溫補並行」。本案痛經，擬用溫中補虛，通陽散滯，調和氣血，方中病機，藥達病所，故能獲效。

◎案

戴某，女，22 歲，未婚。3 年來行經腹痛，第 1、第 2 天痛劇，開始血量少，待 3 日後血量漸多而痛稍減，色淡有塊，週期尚準。平素喜暖畏寒，體倦乏力，不耐勞累，經至必服止痛片及中藥，以求暫安。此次行經少腹痛劇，雖已過 10 餘天，少腹仍綿綿作痛，時有發脹，舌淡苔白，脈細而遲，此係中氣虛弱，氣血不足，脾胃陽虛，寒積作痛，宜溫中散寒，緩急止痛，給予小建中湯，連進 10 劑後，適值經再至，此次疼痛大減，未服止痛片，又續服 20 餘劑，再次行經疼痛未作。

◎案

趙某，女，25 歲，未婚。2001 年 12 月初診。月經後期伴腰腹痛半年。患者月經量少、色淡、質稀，每次經水未行即覺小腹痛如絞扎，腰痛如折，喜溫喜按，甚或因而昏厥。伴食少便溏，汗多氣短，手足厥冷，白帶甚多色淡，脈沉遲，舌苔薄白。證屬脾胃陽虛，氣血不足，經行不暢。治以暖中補虛，溫養氣血。方用歸芪建中湯加味。

處方：當歸 10g，黃耆 15g，桂枝 10g，白芍 20g，炒艾葉 10g，吳茱萸 6g，香附 10g，木香 10g，炙甘草 10g，乾薑 10g。每日 1 劑，水煎分 2 次服。

在經前用藥 1 週，連續調治 2 月遂癒。

◎案

某，女，39 歲。生育 2 胎，4 年之中，清宮 3 次。衝任虛損，營血不足，面黃消瘦，四肢疲乏，氣短心悸，小腹拘急作痛，稍有緊張，疼痛更甚。月經也開始量少遲滯，色淡質稀，腰痛脛酸，精神不振，舌淡苔白，脈象弦細，此虛勞證也。諸醫以氣血兩虧治之，投八珍十全，效果不顯。小腹痛感依然，其勢綿綿，無壓痛，肌緊張，喜溫按。證屬虛勞裏急，少腹虛寒，營血虧損，經脈失濡。治以溫建中陽，煦養營血，益損補虛，緩急止痛。方用小建中湯，外加血肉有情之品。

處方：桂枝 15g，芍藥 30g，甘草 15g，生薑 10g，大棗 10 枚，飴糖 30g，黃耆 30g，當歸 18g，羊肉 60g。

以肉熟湯成為止，飲湯，每日 3 次溫服。

二診：共服 8 劑，面轉紅潤，氣短心悸明顯好轉，小腹隱痛基本消失，偶爾感寒，倘有小覺，繼服原方 4 劑，諸證消失。

◎案

雷某，女，21 歲，學生。1992 年 12 月 2 日初診。自訴每月經行時小腹疼痛，甚至輾轉不安、臥床不起，賴以止痛藥緩

解，遇寒尤甚，得熱則痛減，現為經行第1天，下腹疼痛難忍，伴手足冷，經量少，色暗紅。症見：面色蒼白，唇白，舌淡胖邊有齒痕，苔白潤，脈弦細。證屬陽氣虛弱、寒凝胞宮。治以甘溫益氣，溫經止痛。方用小建中湯加減。

處方：桂枝10g，芍藥20g，甘草5g，大棗12g，白糖10g，延胡索10g，益母草10g。每日1劑，水煎服。

1劑後腹痛頓減，2劑後經暢，諸證減輕，囑每經前服用上方，連服數週期，4週期後痛經止，月經正常，本例痛經屬陽氣虛，寒凝胞中，寒主收引，主凝滯，致經血不暢，不通則痛，小建中湯溫通經脈，緩急止痛；加延胡索、益母草行氣止痛，通調衝任，而通則不痛。

按《丹溪心法》根據痛經的時期不同而將其分成三類：經候過而作痛者，乃虛中有熱，所以作痛。經水將來作痛者，血實也……臨行時腰疼腹痛，乃是鬱滯，有瘀血。初具辨證論治之形，且為後人辨治痛經確立了正規化，後世醫家大多依據痛經的時期進行辨證。如明代《濟陰綱目》將痛經分成三類：將經行而痛者，氣之滯也；來後作痛者，氣血俱虛也……錯經妄行者，氣之亂也。《景岳全書‧婦人規》中分類更簡要，實通者，多痛於未行之前，經通痛自減；虛痛者於既行之後，血去而痛未止，或血去而痛益甚。大都可按可揉者為虛，拒按拒揉者為實。清代《傅青主女科》將痛經分為三類：經前腹痛數日而後經水行者，其經來多是紫黑塊……肝中之鬱火……少腹疼於行經之後

中篇　臨證解析

者……腎水一虛，則水不能生木……經水將來三五日前，而臍下作疼，狀如刀刺者，或寒熱交作，所下如黑豆汁……下焦寒溼。《四聖心源》指出經行腹痛，肝氣鬱塞而刑脾……其痛經後者，血虛肝燥，風木剋土。《女科指要》則透過脈象和症狀對痛經進行辨證，寒凝緊盛，遲細虛寒，熱結於血或洪或數，血少挾熱弦數澀芤，水停沉細，滑必痰凝，風冷脈浮，沉則氣滯。經前腹痛，氣血之滯。經後刺疼，血室之虛。

小建中湯為桂枝湯倍芍藥加膠飴組成，本方以膠飴為君藥，佐甘草、大棗，以甘溫補中，倍芍藥以酸甘化陰，合桂枝辛甘化陽，陰陽相生，助化源之匱乏。《金匱要略心典》云：「是方，甘與辛合生陽，酸得甘助而生陰，陰陽相生，中氣自立，是故，求陰陽之和者，必於中氣，求中氣立者，必以建中也。」故小建中湯是治中陽不運，脾胃虛寒，陰陽失調所致諸證之總方。其方結構嚴謹，藥味簡練，如辨證準確，療效顯著。小建中湯方中飴糖甘溫質潤入脾，益脾氣並養脾陰，溫中焦而緩急止痛，故為君藥。芍藥養陰而緩肝急，桂枝溫陽而去虛寒，兩味為臣。炙甘草甘溫益氣，既助飴糖、桂枝辛甘養陽，益氣溫中緩急，又合芍藥酸甘化陰，柔肝益脾和營。生薑溫胃，大棗補脾，合用升騰中焦生發之氣而調營衛，共為佐使之用。六味配合，於辛甘化陽之中，又具酸甘化陰之用，共奏溫中補虛，緩急止痛之效。更用黃耆、黨參以增強益氣補血之功。而痛經病因各異，寒熱虛實不同，凡屬中氣虛弱，脾胃虛寒，氣血不足，衝任失調，寒積作痛者均可選用本方。

二、先兆流產

先兆流產指妊娠 28 週前出現少量陰道流血或（和）下腹痛，宮口未開，胎膜未破，妊娠物未排出，妊娠尚有希望的繼續。先兆流產屬中醫學「胎漏」、「胎動不安」、「妊娠腹痛」等範疇。中醫認為導致胎漏、胎動不安的原因，古人論述頗多。《諸病源候論》則已有對胎漏、胎動不安病機的簡單論述：「漏胞者⋯⋯衝任氣虛，則胞內泄漏」、「胎動不安者，多因勞役氣力，或觸冒冷熱，或飲食不適，或居處失宜」。並了解到本病的發病有母體和胎元兩方面原因，「其母有疾以動胎」和「胎有不牢固，致動以病母」。《婦人大全良方》云：「妊婦下血⋯⋯食少氣倦，此脾氣虛而不能攝血。」《景岳全書・婦人規》說：「凡胎熱者，血易動，血動者，胎不安。」

現代醫家在此方面亦有較多闡述。羅氏認為腎為先天之本，胞脈繫於腎，腎虛則胎元不固而流產。而脾為後天之本，氣血生化之源，故安胎應以補腎健脾，益氣養血為主。彭氏認為，妊娠期間腰痠腹痛、小腹下墜者，只知是帶脈無力繫胎，卻不知是脾腎之虧。胞胎雖繫於帶脈，而帶脈實關於脾腎。脾腎虧損則帶脈無力，胞胎即無以勝任。脾腎虧則帶脈急，胞胎之所以有下墜之狀。宋文武認為，腎氣不足、胎元不固是致病之本，氣血虧虛、胞系失養是致病之因。

縱觀各代醫家對本病病因病機的論述，大致可歸納為：腎

中篇　臨證解析

虛、脾虛、氣血不足、血熱、血瘀、外傷等導致衝任氣虛失調，胎元不固而引發流產。朱丹溪認為，胎漏多因於血熱。《諸病源候論》把病因歸結與「其母有疾以動胎」和「胎有不牢固，致動以病母」兩大類。清代醫家齊秉慧認為先兆流產「或因脾虛氣弱而不能載，或因縱欲傷腎而不能安，或因攀高，或因跌仆」。

現代醫家認為，先兆流產的發病器官在脾腎兩臟，脾腎失養、氣血不足是主要原因。羅元愷認為，腎藏精，主生殖，胞絡者繫於腎，腎氣以載胎，腎氣不固，封藏失職，故而墮胎；然而腎氣之滋長，又賴於後天脾胃水穀之精氣的滋養，脾虛生化乏源腎氣難固，則胎元難保；婦女以血為本，經、孕、產、乳都以血為用，氣血虛弱胎元亦難固。夏桂成認為，子宮是心腎交合的場所，本病的重點在於心腎失交，尤其以腎虛為前提；有專家認為，腎虛、血熱、氣虛、血虛、驚恐、外傷等導致腎氣不足、衝任不固、胎元無根，且凡此之疾又多憂鬱，虛羸之體又易外侵，故七情內傷、六淫外犯，臨證夾雜繁複；高曉俐認為，此病的基本病理在於脾腎不足，衝任不固，不能攝血養胎；宋文武認為，腎氣不足、胎元不固是致病之本，氣血虧虛、胞系失養是致病之因；程運文認為，脾腎功能失常，水聚成痰，痰濁下注胞宮，衝任失調而致本病；趙光燕等認為，瘀滯胞宮，影響胚胎生長發育而致胚胎隕落。

目前認為其症候主要有腎虛、血熱、氣虛、血虛、血瘀。腎虛型以壽胎丸為代表方，以菟絲子、桑寄生、續斷、阿膠為

主藥，臨證應結合腎之陰陽偏盛，選加溫腎或滋陰之品；血熱型以保陰煎為代表方，藥用生地黃、熟地黃、白芍、山藥、續斷、黃芩、黃柏等；氣血虛弱型以胎元飲、舉元煎為代表方，以人參、白朮益氣補中，黃耆、升麻益氣升提、固攝胎元，使腎氣充足、胎繫有力；血瘀型以桂枝茯苓丸為代表方，方用桂枝、茯苓通陽開結、伐邪安胎，治孕後癥痼害胎。

臨床研究

現代醫家根據自己的臨床經驗，分型論治，遣方用藥，各有特色。夏桂成認為，治療上當以補益腎氣為主，壽胎丸是公認的補腎安胎方藥，其中菟絲子、桑寄生、杜仲等尤為要藥，在此基礎上根據患者症候偏向加減化裁；王玉霽以壽胎丸為主方用藥，肝腎陰虛型用二至丸合壽胎丸，脾腎兩虛型用壽胎丸加益氣健脾之藥，腎虛血瘀用壽胎丸合四物湯加減，肝胃不和則合用溫膽湯加減；張寬智主張用安奠二天湯加味，氣血兩虛加用當歸、砂仁，脾腎不足加續斷、巴戟天，血熱則去參朮加白茅根、紫草，跌仆損傷而出血加側柏葉炭、椿根皮，腹痛加益母草，腰痛加菟絲子；姚宣芬主張腎虛型用加味壽胎丸，血熱型用黃連涼血湯加減，肝經瘀熱用溫膽湯合保胎丸加減，驚恐外傷型用固腎止血湯；程運文則從痰辨治，分別用補氣健脾之四君子湯合二陳湯，溫補腎陽、溫化寒痰之腎氣丸合二陳湯，滋補腎陰、清化熱痰之六味地黃湯合清氣化痰湯加減；羅元愷將本病分為 3 型：脾腎兩虛用補腎固衝丸，氣血兩虛用毓

麟珠，血虛內熱用保陰煎；李明道等將此病分為腎虛、氣虛、血虛、血熱、血瘀5型，主張在壽胎丸基礎上隨證加減；蔣儉將此病分為氣虛血瘀、氣滯血瘀、寒凝血瘀及熱蘊血瘀4型，以活血化瘀法辨治本病。現代醫家沿襲了先賢的治療經驗，對先兆流產的治療療效獨特，在辨證論治整體上遵循補氣血、固腎氣、強衝任、健脾胃的治療原則。縱觀現代醫家對先兆流產的辨證治療，在補腎健脾同時，根據症候寒熱虛實的不同，辨證治療上又有新的突破。

醫案精選

◎案

莫某，女，29歲。1999年10月，因懷孕2個月，陰道出血就診。患者於兩年前孕7個月時，因從腳踏車上摔下而流產，而後一直未孕。此次孕2個月後，無明顯誘因，即見陰道出血，婦科檢查診斷為先兆流產。症見腰腹墜脹，夜不能寐；陰道流血，面色無華，神疲懶言，納呆，身困乏力，便溏，舌紅，苔薄白，脈滑，右大於左，不耐重按。辨證為中氣不足，胎元失固。治以益氣補中，攝血安胎之法。投黃耆建中湯原方。

處方：黃耆30g，桂枝10g，白芍20g，炙甘草6g，大棗12g，生薑10g，飴糖2匙。每日3劑，水煎服。

上方1劑，陰道流血漸少，腰腹墜脹減輕，夜可安寐。繼服上方3劑，諸症悉除。隨訪足月順產一女嬰。

第三章　臨床應用總論

◎案

姚某，女，30歲。2000年3月初診。患者初孕7個月，因被摩托車撞傷，而入某院住院治療。症見小腹疼痛，陰道流咖啡樣物。超音波示胎盤部分剝離，診為外傷性先兆流產。經住院治療10日，症狀無明顯改善而就診。症見小腹隱痛，陰道流咖啡樣物，下肢水腫，按之凹陷，脘腹脹滿，食慾不振，大便不成形，舌紅，苔白、脈左澀而右滑，重取少力。辨為中氣不足，氣血瘀滯，胎元失養。以益氣補中，祛瘀和血之法治之。投歸芪建中湯合失笑散。

處方：當歸20g，黃耆30g，桂枝10g，白芍20g，炙甘草10g，大棗12g，生薑10g，飴糖2匙，五靈脂10g，蒲黃10g。

服藥5劑後，陰道咖啡樣物消失，腹痛止。繼服上方調理半月，足月順產一女嬰。

按先兆流產，古稱胎漏，亦稱胞漏，臨床有從腎治，有從脾治等不同。因脾主運化，不但生養萬物，且能承載萬物，故胎兒之生長發育及安居於胞宮，皆賴脾土之強健。即如《易經》曰：「至哉坤元，萬物資生，乃順承天。坤厚載物，德合無疆，含弘光大，品物咸亨。」故臨床所遇先兆流產或習慣性流產，若中虛陽弱之證明顯者，以建中劑化裁，或黃耆建中，或歸芪建中，往往數劑之後，中氣建立，胎即安固矣。

西醫對於先兆流產病因的研究越來越深入，但是孕早期的治療只局限於提高黃體功能。中醫學發揮整體觀念、辨證論

中篇　臨證解析

治、四診合參的特點，經數千年的臨床實踐，累積了豐富的經驗，並已獲得很好的成效。到目前為止，未見任何研究顯示中藥保胎對母體及胎兒有不良反應，故易為廣大患者所接受。雖然，目前中醫藥治療先兆流產的臨床研究較多，但相關的實驗研究較少，更多的僅局限於單味中藥的藥理研究，因此應加強中醫藥治療先兆流產的複方實驗研究，充分利用現代科學技術方法和工具，揭示中醫藥治療先兆流產的機制，尋找科學的組方依據，以更理想地服務於臨床。

三、其他婦科醫案精選

◎案：惡露不絕

某，女，28歲。1989年5月25日初診。患者素體虛弱，於20天前行人工流產術，至今陰道出血不止，量不多，色淡，腹痛綿綿，頭暈頭昏，精神疲憊，氣短懶言，乏力納差，曾在某醫院住院治療7天，靜脈注射抗生素、胺基酸等並口服生化丸、歸脾丸等無效。刻診：面色萎黃，精神疲憊，少氣懶言，不思飲食，頭昏頭暈，動則尤甚，陰道流血不止，量少色淡，少腹時痛，舌淡，苔薄白，脈沉細無力。證屬氣虛失統，衝任不固。治以補氣攝血。方用小建中湯加味。

處方：桂枝8g，白芍、生薑、艾葉炭、阿膠（烊）各10g，飴糖18g，大棗3枚，甘草6g。

5劑後患者頭昏頭暈減輕，納食增加，精神轉佳，不需攙扶自己前來就醫，訴陰道出血止，腹痛消失，效不更方，繼服5

劑痊癒。

按《胎產心法》云「產後惡露不止，非如崩證暴下之多也，由於產時傷其經血，虛損不足，不能收攝」。此患者非正常生產分娩，行人工流產術後損傷更大，加之平素體質虛弱，更致氣血虧虛，衝任不固，不能收攝，故用小建中湯溫中補虛；加阿膠、艾葉炭養陰益氣攝血，故諸藥合用，標本同治而血自歸經。

◎案：崩漏

李某，女，45歲。1994年3月20日初診。經血淋漓不斷2個月，色淡質稀，或挾有少量血塊，伴見身體倦怠，頭昏氣短，心悸怔忡，曾以更年期症候群服更年康、穀維素、維生素B1、雲南白藥等罔效。查BP 135/75mmHg（1mmHg ≈ 0.133kPa），血紅素90g/L。追問其有慢性結腸炎病史。證屬脾虛氣弱，統攝無權，衝任不固。治以健脾益氣，固衝止血。方用小建中湯加減。

處方：桂枝8g，白芍、生薑、黨參、茯苓、白朮各10g，阿膠（烊）15g，血餘炭、益母草各20g。5劑，每日1劑，水煎服。

患者精神轉佳，頭昏頭暈減輕，陰道偶有少量出血，僅在活動後出現，原方繼服7劑而告痊癒。

按患者近絕經之際，天癸竭止，衝任脈虛，加之有慢性結腸炎病史，脾氣虛弱，使經血失其約束而致久漏不止，漏下日

中篇　臨證解析

久,又使氣血更虛。《景岳全書·婦人規·崩淋經漏不止十二》云:「凡見血脫等證,必當用甘藥先補脾胃,以益發生之氣。蓋甘能生血,甘能養營,但使脾胃氣強,則陽生陰長,而血自歸經矣。」用小建中湯加黨參、茯苓、白朮健脾益氣;再配阿膠、血餘炭固衝攝血;益母草補氣攝血而不留瘀。諸藥合用,效如桴鼓。

◎案:**產後癲狂**

李某,女,23 歲。1993 年 2 月 25 日初診。患者於產後 5 天,因其新生兒發燒慮其為破傷風,而引起癲狂症,初默默獨語,徹夜不眠,2 天後時而登高而歌,時而狂言罵詈,不避親疏,1 個月後前來就診。刻診:焦慮善疑,不欲見人,心悸怔忡,煩躁失眠,問其不答,時而掩面哭泣,時而狂言罵詈,面色萎黃,倦怠食少,舌質淡,苔薄白,脈弦細稍數。證屬產後癲狂,乃因產後氣血虧虛,神失所倚所致。治以溫補氣血,養心安神。給予小建中湯加減。

處方:桂枝 8g,白芍 12g,生薑 10g,遠志 10g,木香 8g,龍骨 15g,牡蠣 15g,茯神 10g,大棗 3 枚,炙甘草 6g。

服 6 劑,心悸稍安,問之有答,但仍不欲見人,有時掩面哭泣,繼服 6 劑,上述症狀基本消失,後改用逍遙丸善後。

按此患者由於分娩出血,耗傷氣血,又因其子患病,憂鬱成疾,未得及時診治,病久損傷心脾,心神失養,神失所倚,造成癲狂。方中小建中湯培補元氣,用遠志、木香、龍骨、牡

蠣、茯神養心安神定志，全方共奏溫補氣血、養心安神之效，故癲狂告癒。

◎案：妊娠腹痛

陳某，女，28歲。1996年10月3日初診。妊娠24週，小腹冷痛，綿綿不斷，按之則痛減，面色白，形寒肢冷，頭暈，心悸。近半月來，症狀加重，伴胎動不安。體檢：舌淡苔薄白，脈沉細。辨證為胞宮受寒，胞脈失於溫養所致。治以溫裏助陽，緩急安胎。方用小建中湯加味。

處方：肉桂5g，炒赤芍、飴糖各12g，甘草、杜仲各10g，阿膠15g。

連服8劑而癒。隨訪獲悉已足月分娩一健康男嬰。

◎案：產後腹痛

王某，女，30歲。1997年3月4日初診。患者於3天前順產一男嬰，產時出血較多。今小腹隱痛，且有加重之勢，痛時加壓揉按或熱敷則痛減。體檢：面色萎黃，精神欠佳，伴頭暈目眩，噁心，舌質淡，苔薄，脈虛細。辨證為產後血虛，胞脈失於溫養，風邪乘虛侵襲所致。治以溫中補虛，緩急止痛，調理營衛。方用小建中湯加當歸、益母草。

處方：桂枝6g，甘草、赤芍、白芍、益母草各10g，生薑9g，當歸、飴糖各12g。

連進4劑。複診時腹痛消失，精神轉佳。原方加黨參、黃

耆各 15g，再進 4 劑而癒。

◎案：節育術後腹痛

劉某，女，29 歲。1996 年 5 月 13 日初診。患者已孕三胎產三胎，後行腹式輸卵管結紮術。術後 6 個月出現少腹隱痛。隨後症狀逐漸加重，伴腰部痠痛，頭昏乏力，月經先後不定期，量少色紫。雙側少腹有壓痛，怕冷，舌質淡紅，苔薄白，脈弦澀。婦科檢查：雙側附件輕微黏連。此係手術損傷衝任，傷及精血滯阻胞脈所致。治以溫中補虛，活血止痛。方用小建中湯加味。

處方：桂枝、川芎、甘草各 6g，赤芍、白芍、飴糖各 12g，當歸、枸杞子各 15g，杜仲 10g。

服藥 8 劑，諸症明顯減輕。效不更方，續原方再服 6 劑而癒。半年後隨訪，未見復發。

◎案：淫毒浸漬　建中化淫

張某，女，35 歲。2008 年初診。患者口腔黏膜糜爛，有黃豆大潰瘍 6 塊，邊緣清楚，伴有紅暈；兩側大陰唇黏膜分別有 1cm×0.5cm 和 1cm×2cm 潰瘍各 1 塊；血清康華氏反應（－）。經某醫院婦科、外科、內科會診，診斷為貝賽特氏症候群，治療未效，遂請中醫會診。刻診：面色萎黃，唇淡，腹痛綿綿而喜按，心悸，汗出，氣短乏力，經期如常，但量少色淡，白帶甚多色白，大便溏，小便清，脈沉弦帶滑，舌質淡，舌苔白滑

而潤。證屬勞倦傷脾，脾虛傷溼，溼毒不化，招致蟲毒侵蝕。治以溫建中氣，袪除溼毒。方用黃耆建中湯加味。

處方：黃耆20g，桂枝6g，白芍15g，紅棗7枚，生薑5片，土茯苓30g，薏仁10g，炙甘草10g，飴糖60g（分2次兌服）。每日1劑，分2次服。

外洗配方：土茯苓、苦參、忍冬藤各30g。水煎2次，漱口並坐浴，1天3次；錫類散2支，外搽患部，1天3次。服上藥3劑後腹痛減；服7劑腹痛止。調治2個月，口腔、陰部潰瘍癒合。該病與中醫婦科「陰瘡」等病相類，現代醫學對此沒有很好的治療方法。但本案溫建中氣，袪除溼毒而取效，可見中醫藥辨證論治的優勢。

◎案：氣虛發熱　甘溫除熱

王某，女，25歲。2008年9月初診。患者產後發熱2個月不退，體溫39～40℃。症見：身熱，汗多，面色萎黃，口唇、指甲不華，骨瘦如柴，皮膚乾皺，精神萎靡。右臀褥瘡如掌大，凹陷色淡，膿稀。證屬病後體虛，脾胃氣弱，陽陷入陰，氣虛發熱。治以補中益氣，托裏排膿，以歸芪建中湯主之。

處方：黃耆60g，桂枝6g，白芍15g，當歸12g，黨參12g，白朮10g，升麻6g，柴胡6g，炙甘草10g，大棗7枚，飴糖60g（分2次兌服），忍冬藤12g。每日1劑，水煎服。

14劑熱退後，以蚤休30g易忍冬藤，調治2個月，熱退

汗止，談吐流利，右臀褥瘡癒合，告癒。本例患者產後脾胃氣虛，氣虛發熱，效甘溫除熱之法，用歸芪建中湯合補中益氣湯化裁之義，以求陽氣來複，俾陽生陰長，氣充血濡，則浮陽自斂。

◎案：溫補脾腎　中土得運

王某，女，47歲。2008年11月初診。月經無定期2年，患者月經或前或後，或多或少，伴有形寒怕冷，顏面浮腫，面色萎黃，心悸多汗，失眠頭暈，大便溏，唇淡。血壓波動於（90～100）/（140～170）mmHg，尿液常規檢查（一），脈虛弦，舌淡有齒痕。證屬脾腎兩虛。治以溫補脾腎，予小建中湯合傅氏安老湯出入。

處方：桂枝6g，白芍12g，白朮10g，黃耆15g，黨參10g，熟地黃10g，山茱萸10g，當歸10g，炙甘草6g，大棗7枚，生薑3片。每日1劑，水煎服。

患者藥後腫消寐安，精神好轉，照上法在經期前後各服3～5劑，連服3個月，遂癒。本例患者為更年期症候群，證屬脾腎氣虛，建其中，溫其腎，使腎氣旺盛，中土得運，故而獲效。

◎案：氣虛血滯　溫養氣血

趙某，女，25歲，未婚。2001年12月初診。月經延期伴腰腹痛半年。患者月經量少、色淡、質稀，每次經水未行即覺小腹痛如絞扎，腰痛如折，喜溫喜按，甚或因而昏厥。伴食少

便溏，汗多氣短，手足厥冷，白帶甚多色淡，脈沉遲，舌苔薄白。證屬脾胃陽虛，氣血不足，經行不暢。治以暖中補虛，溫養氣血。方用歸芪建中湯加味。

處方：當歸10g，黃耆15g，桂枝10g，白芍20g，炒艾葉10g，吳茱萸6g，香附10g，木香10g，炙甘草10g，乾薑10g。每日1劑，水煎分2次6服。

在經前用藥1週，連續調治2個月遂癒。本例患者為體虛陽氣不振，營血不足的痛經；所謂「痛無補法」之說，也該具體分析。正如《醫學心悟》曰：「若屬虛痛，必須補之，虛而寒者則宜溫補並行。」本案痛經，擬用溫中補虛，通陽散滯，調和氣血，法中病機，藥達病所，故能獲效。

◎案：人工流產術後腹痛

李某，32歲，售貨員。於2000年2月18日以「人工流產術」後腹痛劇烈就診。該患者一天前因停經44天行「吸宮術」，術後腹痛不適有下墜感，至夜疼痛加重，腰膝痠軟無力，陰道少量粉紅色白帶，舌質黯淡，脈弦細。以小建中湯加減。

處方：桂枝6g，白芍12g，當歸10g，飴糖30g，炙甘草6g，大棗7枚，生薑3片。每日1劑。

3劑後，疼痛明顯減輕，陰道粉紅色白帶消失。再服3劑後腹痛止。半月後隨訪，一切復原。

按「人工流產術」後腹痛，臨床較為多見，由於「人工流產

術」易損傷胞脈，傷及氣血，造成氣血虧虛，運行不暢，進而瘀阻胞宮，不通則痛。而《金匱要略·血痺虛勞病脈證并治》中載「虛勞裏急，悸，衄，腹中痛，夢失精，四肢痠疼，手足煩熱，咽乾口燥，小建中湯主之」以及《金匱要略·婦人雜病脈證并治》中也載：「婦人腹中痛，小建中湯主之。」小建中湯具有溫中補虛，緩急止痛之效，再酌加延胡索、蒲黃以增化瘀通經止痛之力。每用治「人工流產術」後腹痛者，屢屢收效。

◎案：失血腹痛

某，女，35歲。初產橫位，失血量多，貧血心悸，氣短自汗，因產褥期營養欠佳，身體一直難以康復。頭暈，身痛，少腹拘急常有空墜感，腰痛膝酸，下肢無力。刻診：面瘦萎黃，飲食少進，肌肉消瘦，神疲乏力，舌淡苔白，脈沉細弦。證屬虛勞裏急，營血不足。治以溫建中陽，補血養營。方用小建中湯加味。

處方：桂枝15g，白芍30g，甘草15g，生薑10g，大棗12枚，黨參18g，飴糖30g（烊化），當歸15g，阿膠15g（烊化）。每日1劑，水煎，分早、晚2次溫服。

二診：服藥10劑，自覺四肢溫煦，少腹拘急緩解，氣短、心悸好轉，貧血貌漸有改觀，後以上方調治月餘，外加當歸生薑羊肉湯食補遂安。

第四節　男科疾病

一、遺精

遺精是男性生殖系統疾病中常見病症之一，指不因性生活而精液頻繁遺泄者。遺精既可是一種單獨病症，也可是多種疾病的一種共同表現。常見於西醫的性神經官能症、前列腺炎、陰莖包皮炎、精囊炎、精阜炎等。遺精由於腎虛不固或邪擾精室，導致不因性生活而精液排泄，每週超過 1 次以上者。其中有夢而遺精的，稱為夢遺；無夢而遺精，甚至清醒時精液流出的，稱為滑精。此外，中醫又有失精、精時自下、漏精、溢精、精漏、夢泄精、夢失精、精滑、夢泄等名稱。

病因病機：①陰虛火旺。勞神過度，情志失調，妄想不隨，則心陰耗損，心火亢盛，心火不下交於腎，腎水不上濟於心，於是君火動越於上，肝腎相火應之於下，以致精室被繞，精失閉藏，應夢而遺。②肝火偏旺。所願不隨，情志憂鬱，肝氣鬱結，氣鬱化火，肝火亢盛，擾動精室，導致遺精。③溼熱下注。感受溼邪，或醇酒厚味，中焦脾胃失運，溼熱內生，熱熬精室，精關失守，則遺精於下。④心脾兩虛。心神過勞，耗傷陰血，陰虛火旺，虛火擾動精室而致遺泄；或思慮傷脾，中氣虛陷，氣不攝精，精失固攝而遺精。⑤腎虛不固。先天不足，房勞無度，頻繁手淫，腎精虧損，封藏失職，精關不固，導致

遺泄；或其他證型遺精久延不癒，腎精虧耗，陰損及陽，腎陽虛衰，精關不固而精液滑泄。本病的發生，多由腎虛不能固攝，君相火旺，擾動精室所致。症見眩暈，心悸，精神不振，體倦無力，腰痠腿軟或兼小便短黃而有熱感，若不治療或治療不當，病情趨重而出現耳鳴、面白少華，畏寒肢冷等。舌質淡，脈沉細或舌質紅，脈細數。

辨證論治

①陰虛火旺。夜寐不實，多夢遺精，陽性易舉，心中煩熱，頭暈耳鳴，面紅生火，口乾苦。舌質紅，苔黃，脈細數。治則：養陰清火，交通心腎。方用得雨固精丹（自擬）：黃連、生地黃、當歸、酸棗仁、茯神、遠志、蓮子肉、天冬、熟地黃、牡丹皮、黃柏、炙甘草。②肝火偏旺。夢中遺精，陽物易舉，性高潮，煩躁易怒，伴胸脅不舒，口苦咽乾，大便乾燥，頭暈目眩，面紅目赤，舌質紅，苔黃，脈弦數。治則：清肝瀉火。方用清瀉挽流丹（自擬）：龍膽草、梔子、黃芩、柴胡、當歸、生地黃、澤瀉、車前子、木通、竹葉、甘草。③濕熱下注。有夢遺精頻作，尿後有精液外流。小便短黃而混，或熱澀不爽，口苦煩渴。舌紅，苔黃膩，脈滑數。治則：清熱利濕，健脾升清。方用萆薢鞏堤飲（自擬）：萆薢、黃柏、茯苓、車前子、蓮子心、牡丹皮、石菖蒲、白朮、蒼朮、牛膝。④心脾兩虛。遺精遇思慮或勞累過度而作。頭暈失眠，心悸健忘，面黃神倦，食少便溏。舌質淡，苔薄白，脈細弱。治則：益氣補

血，健脾養心。方用心脾築堤丹（自擬）：黃耆、人參、當歸、龍眼肉、白朮、柴胡、茯神、遠志、酸棗仁、炙甘草、山藥、芡實。⑤腎虛不固。遺精頻作，甚則滑精。腰痠腿軟，頭暈目眩，耳鳴，健忘，心煩失眠。腎陰虛者，兼見顴紅，盜汗，舌紅，苔少，脈弦數；腎陽虛者，可見陽痿早洩，精冷，畏寒肢冷，面浮白，舌淡，苔白滑，尖邊齒印，脈沉細。治則：補益腎精，固澀止遺。方用強腎長城丹（自擬）：芡實、蓮鬚、金櫻子、沙苑子、煅龍骨、煅牡蠣、蓮子、菟絲子、山茱萸。

臨床研究

主要用於：①男子不因性生活而排泄精液，多在睡眠中發生，每週超過 1 次以上，甚則勞累或欲念即精液流出。②遺精頻繁者，可伴有頭暈、耳鳴、腰痠腿軟等症。③直腸指診、前列腺超音波及精液常規等檢查可助病因診斷。方用小建中湯加味。

處方：桂枝 12g，炒白芍 24g，炙甘草 12g，大棗 5 枚，生薑 10g，黃連 6g，肉桂 2g，人參 10g，五味子 8g。

用冷水浸泡藥 20 分，先以武火煎沸，再以文火煎煮共 30 分，取頭汁，再煎 20 分，共取汁 200ml。

醫案精選

◎案

孫某，男，46 歲。1989 年 3 月 15 日初診。夢遺 1 年餘，經多處治療效果不著。近半月來，由於勞累，每晚必作，精

神緊張，情緒不穩，心悸而煩，身體倦怠，不欲勞作，口乾舌燥，納呆食少，腰背惡寒而酸楚，手足心熱，面色白，舌淡苔白，脈沉細無力。診斷為虛勞病。辨證為陰陽兩虛、陰陽失和。治以建立中氣，調和陰陽。方用小建中湯加味。

處方：桂枝 15g，白芍 30g，炙甘草 10g，生薑 15g，大棗 20 枚，飴糖 350ml。以水 1,700ml，煮取 600ml，去滓，溫服 200ml，每日 3 次。

14 劑後，夢遺不作，餘症均見好轉。再進輕劑小建中湯送五子衍宗丸 2 粒，21 劑後病癒。

按本方為桂枝湯倍芍藥，加飴糖而成。桂枝湯既治表解肌調營衛，又治裏補虛調陰陽。芍藥味酸，飴糖味甘，辛甘化陽，酸甘化陰，陰陽相生，中氣自立。如古人云：求陰陽之和，必求中氣；求中氣之立，必建其中。小建中湯在仲景著作中曾多次出現，但對其方證論述最詳的當屬《金匱要略·血痹虛勞病脈證并治》中「虛勞裏急，悸，衄，腹中痛，夢失精，四肢痠疼，手足煩熱，咽乾口燥，小建中湯主之」的論述，後世醫家有稱此為建中八證的，而對此方證則多從寒熱雜、陰陽兩虛、酸甘化陰、辛甘化陽、陰陽雙補等方面論述，小建中湯具有化瘀之功。方中化瘀之功在芍藥，小建中湯由桂枝 90g，芍藥 180g，甘草 60g，生薑 90g，大棗 12 枚，膠飴 1,000ml 組成。在《神農本草經》中並沒有提及桂枝、甘草、大棗、膠飴有化瘀之力，《神農本草經》論芍藥曰：「主邪氣腹痛，除血痹，破堅

積，寒熱疝瘕，止痛，利小便，益氣。」可見，芍藥功能當以化瘀、行滯、益氣、利尿為主，仲景用藥經驗很多出自《神農本草經》，這已被多數醫家考證並認可，因此說芍藥在小建中湯中具有化瘀之功並不為過。值得提出的是，這裡的芍藥是赤芍而非白芍，在《神農本草經》和仲景時代，芍藥不分赤、白，而後世分開是一個進步。

遺精的證型較多，兼證不一，治療時雖按辨證遣方各有不同，在各型的治療中加用知母、黃柏非常必要。原因是此二種藥治療遺精有特效。藥理研究證明，知母不僅可以清熱解毒、抗菌消炎，而且可降低神經系統的興奮性，配黃柏能降低性神經系統的興奮性（即瀉相火之意），配酸棗仁可降低大腦皮質的興奮性，故能減少性的衝動，有利於性功能的恢復，對心腎不交型極為合拍，因知母、黃柏有抗菌消炎作用，所以對因前列腺炎、精囊炎引起的遺精，療效特別好。遺精的治療除用藥物外，還必須注意精神調養及飲食起居。尤其是心腎不交型，精神調養排除雜念至關重要。正如《景岳全書》說：「遺精之始，無不病由乎心……及其既病而求治。則尤當以持心為先。然後隨證調理，自無不愈。使不知求本之道，全恃藥餌，而欲望成功者，蓋亦幾希矣。」在飲食起居方面，注意夜晚進食不要過飽，少食辛辣食物，少用菸酒、咖啡之類，睡時側臥，內褲不宜過緊，蓋被不宜過厚，並適當參加體育活動。

中篇　臨證解析

二、遺尿

　　遺尿症（PNE）是指排尿不能自主，有尿即自遺的一種症狀。多見於素體虛弱、久病、大病後體虛的患者，無年齡、性別界限。遺尿症是指5歲以上小兒睡眠中小便自遺的一種病症，中醫稱遺尿症為「遺尿」、「遺溺」。國外報導兒童中遺尿症發病率為5%～15%，其中男性多於女性。曾有人對3,035例不同年齡兒童調查顯示發病率為5%～12%，可見本症是小兒時期常見病，值得引起重視。

　　本病發生的原因，歷代醫家論述頗多，如《針灸甲乙經》中指出「虛則遺溺」。《諸病源候論》指出「遺尿者，此由膀胱虛冷，不能約於水故也」。《幼幼集成》指出「此皆腎與膀胱虛寒也」。《金匱翼》指出「脾肺氣虛，不能約束水道而病為不禁者」。遺尿主要與腎與膀胱虛寒不能固攝有關，此外也與脾、肺等臟腑功能失常有關。中醫認為原因有以下幾點：①膀胱虛冷，不能約束。歷代醫家多把「膀胱虛冷、不能約束」視為遺尿的主要病因病機之一，導致膀胱虛冷的原因有三。腎與膀胱俱虛，寒積膀胱：《古今醫統大全·幼幼彙集》云：「小兒遺尿者，此由膀胱有冷，不能約於水故也。夫腎主水，腎氣下通於陰。小便者，津液之餘也。」《嚴氏濟生方·小便門》亦云：「腎藏有寒，寒積膀胱，注於脬臟，小便頻數或遺尿而不禁，遂成利病。」服冷藥過度，致膀胱虛冷：《太平聖惠方·治小兒遺尿諸方》云：「夫小兒遺尿者，此由臟腑有熱，因服冷藥過度，傷於下焦，致膀

胱有冷，不能制於水故也。」胞中已寒，外邪乘之：《普濟方·傷寒門·遺溺》云：「水液之餘者，入胞而為尿，使胞中虛寒不能約制水液。加以邪氣乘之，故使溺自遺而不禁也。」②心腎氣虛，傳送失度。《壽世保元·遺溺》云：「夫尿者，賴心腎二氣之所傳送，膀胱為傳送之府。心腎氣虛，陽氣衰冷，致令膀胱傳送失度，則必有遺尿失禁之患矣。」③心火太盛，任其自行。《辨證錄·遺尿門》云：「人有憎熱喜寒，面紅耳熱，大便燥結，小便艱澀作痛，夜臥反至遺尿，人以為膀胱之熱也，誰知是心火之炎亢乎。夫心與小腸為表裏，心熱而小腸亦熱。然小腸主下行者也，因心火太盛，小腸之水不敢下行，反上走而顧心，及至夜臥，則心氣趨於腎，小腸之水不能到腎，只可到膀胱，以膀胱與腎為表裏，到膀胱即是到腎矣。然而膀胱見小腸之水，原欲趨腎，意不相合，且其火又盛，自能化氣而外越，聽其自行，全無約束，故遺尿而勿顧也。」④肺氣虛冷，上不能制下。《黃帝內經》云：「其本在腎，其末在肺，皆積水也。」《醫燈續焰·肺癰脈證》云：「肺居最上，為諸氣之總司，而通調水道，下輸膀胱。遺尿小便數者，肺氣虛冷，有失通調之職，所謂不能制下也。」又如《中西匯通醫經精義·臟腑為病》云：「夫肺以陰氣下達膀胱，通調水道而主制節，使小便有度，不得違礙肝腎以陽氣達於膀胱蒸發水氣使其上騰，不得直瀉，若陽氣不能蒸，發則水無約束，發為遺溺。」⑤肝虛火擾，疏泄失職。《張氏醫通·大小府門·小便不禁》云：「但原其不得寧寢，寢則遺溺。知肝虛火擾，而致魂夢不寧，疏泄失職。」又如《證治

彙補・遺溺》云：「遺尿……又有挾熱者，因膀胱火邪妄動，水不得寧，故不禁而頻來。」⑥中土不溫，上下皆虛。《本草思辨錄・乾薑》云：「豈知金生於土，土不溫者上必虛，上虛則不能制下，其頭眩多涎唾者上虛也，遺尿小便數者下虛也，而皆由於中之不溫也。」醫學心悟・大便不通》云：「遺尿有二症，一因脾胃虛弱，倉廩不固，腸滑而遺者；一因火性急速，逼迫而遺者，宜分別治之。」⑦稚陽尚微，不甚約束。《醫述・雜證匯參・小便》云：「遺溺，遺失也。夢中遺失，醒而後覺，童稚多有之，大人少有也。夫童稚陽氣尚微，不甚約束，好動而魂遊，故夜多遺失。」《成方便讀・收澀之劑》云：「夫遺尿一證，有虛寒，有火迫，然皆由下元不固而致者為多。凡老人、小兒多有之，因老人腎氣已衰，小兒腎氣未足之故。蓋腎者，胃之關也。若關門不利，則聚水而成病；關門不固，則水勢下趨，不約而遺矣。」《證治彙補・下竅門・遺溺》云：「睡則遺尿，此為虛症，所以嬰兒臍氣未固，老人下元不足，皆有此患。」⑧經脈病變，小便不禁。《雜病源流犀燭・小便閉癃源流》云：「遺溺，腎、小腸、膀胱三經氣虛病也。而經又推及肺、肝、督脈，緣肺主氣以下降生水，輸於膀胱，肺虛則不能為氣化之主，故溺不禁也。肝督二經之脈，並循陰器係廷孔，病則營衛不至，氣血失常，莫能約束水道之竅，故遺溺不止也。若夫腎上應於肺為子母，母虛子亦虛，其遺數宜也。小腸主傳送，故其氣虛，亦患遺溺也。膀胱者，水泉所藏，虛則不能收攝，而溺自遺也。以

第三章　臨床應用總論

上皆小便不禁之由於諸經者也。」《黃帝內經素問集注·刺腰痛篇第四十一》云：「衝脈為十二經脈之原，心主血脈，故痛而熱，熱甚生煩。其循於腹者。出於氣街，挾臍下兩旁各五分，至橫骨一寸，經脈阻滯於其間。故腰下如有橫木居其中，起於胞中，故甚則遺溺。」

西醫認為遺尿與神經中樞功能失調有關。病因主要是以下幾點：①遺傳因素：大部分遺尿患兒有家族史。據研究，父母雙親有遺尿史者，子代發生率為77％。②睡眠覺醒障礙：大部分患兒夜間睡眠過深，難以喚醒。這種覺醒反應是隨年齡的增長而逐漸完善的，PNE是這種發育過程的延遲或障礙所致。臨床觀察發現，這部分孩子體格發育有較正常兒童延遲。據研究，當夜間膀胱充盈時，腦電圖改變由深睡眠轉入淺睡眠狀態，位於腦橋的藍斑（LC）神經元被認為是覺醒中心之一，由此推測，LC神經元的功能障礙或膀胱到LC神經元的傳導通路障礙導致了PNE。③精胺酸血管加壓素（AVP）分泌異常：近年來研究報導，約70％患兒存在夜間AVP分泌不足現象。正常人夜間AVP分泌增多，在凌晨1～2點達到最大值，使夜間尿量控制在一定範圍內。而PNE患兒，夜間AVP分泌不足，導致夜間尿量增多，尿滲透壓降低，不能適應膀胱容量而導致遺尿。某醫院對37例PNE患兒進行夜間尿量和滲透壓、血漿AVP測定等觀察發現，28例（76％）患兒夜間AVP缺乏分泌高峰，並臨床表現為尿量增多和尿滲透壓低於正常。此類患兒對去氨加壓

素（DDAVP）治療有很好的療效。④膀胱功能障礙：主要指功能性膀胱容量（FBC）減少、逼尿肌不穩定和尿道阻塞致逼尿肌過度收縮。FBC 是指白天膀胱充盈至最大耐受程度時的膀胱充盈量。相當一部分患兒 FBC 較正常兒童減少。逼尿肌不穩定是指在膀胱充盈過程中發生無抑制性收縮，逼尿肌不穩定本身可導致 FBC 減少。此類患者常伴有白天尿頻、尿急症狀，甚至有溼褲現象。對去氨加壓素治療反應欠佳，而對一些頑固性遺尿，尤其應警惕有無後尿道阻塞。某醫院透過對近 100 例 PNE 進行尿流動力學檢查，發現膀胱功能障礙患兒在 PNE 中占 40%。⑤心理因素：臨床觀察發現，大部分遺尿患兒存在心理問題，如焦慮緊張、自卑、不合群，嚴重者有攻擊行為等。但近年來的研究發現，這些心理行為問題是由於長期遺尿而繼發產生，並非是導致遺尿的病因。

中醫辨證治療：早在《素問·宣明五氣》中已有「膀胱……不約為遺溺」的記載，歷代醫家亦多認為遺尿為先天稟賦不足、素體虛弱，腎氣不足，下元不固；也可因病後失調、肺脾氣虛；或由肺脾及腎，導致腎虛；或心腎不交，水火不濟，心志不能下達於腎，腎虛不能主水，則膀胱不能固水。也可因溼熱內蘊，鬱於肝經，熱迫膀胱而致遺尿。由此可見遺尿一證，不僅和腎與膀胱有關，同時，與肺、脾、肝、心、三焦、小腸等臟腑都有非常密切的連繫。故在治療中應根據患兒的四診所得辨證用藥，臨床上有從腎論治用補腎固攝下元法，常用方劑為

鞏堤丸合桑螵蛸散（桑螵蛸、菟絲子、益智仁、覆盆子、銀杏、黃耆、黨參等）；從脾論治用健脾益氣升陽固澀法，常用方劑為補中益氣湯（黃耆、黨參、白朮、陳皮、大棗、當歸、升麻、柴胡、甘草、生薑）合縮泉丸；從心論治用交通心腎佐以收攝法，常用方劑為桑螵蛸散（桑螵蛸、遠志、黨參、茯神、當歸、龍骨、龜板），心火偏旺可加導赤散；從肝論治，用疏肝清熱，佐以利溼法，常用方劑為龍膽瀉肝湯（龍膽草、黃芩、梔子、澤瀉、車前子、當歸、柴胡、甘草、地黃）；還有從肺論治而有宣肺、清肺、溫肺、益肺等法。

現代醫學對遺尿的發生發展已有了長足的認識，而中醫在遺尿治療的研究中尚有一些不足，為此，我們首先要採用現代的方式、先進的技術進行深層次的研究，比如在從腎論治、從肺論治、從脾論治中是否能結合近年研究顯示的遺尿主要涉及AVP夜間分泌不足，膀胱功能障礙和睡眠覺醒障礙，遺尿基因定位等，研究出諸如麻黃、菖蒲、補骨脂等的作用節點，從病因治療到辨證治療上有所新發現；其次在治療遺尿的臨床實踐中將疾病診療模式和辨證論治相結合，按循證醫學要推展多中心臨床研究，制定符合循證醫學模式要求的遺尿症的療效判定標準和規範化的辨證治療方案。

臨床研究

主要用於血液常規、尿液常規、生化檢查和超音波檢查後，排除了泌尿、生殖系統炎症、占位性病變和下消化道占位

性病變、內分泌疾病後出現晝夜遺尿的患者。治療方法：運用溫補脾腎，散寒縮尿之法擬小建中湯加桑螵蛸、烏藥。

處方：白芍 25g，桂枝 9g，炙甘草 6g，大棗 4 枚，生薑 9g，飴糖 3 匙（另包，後下），桑螵蛸 9g，烏藥 9g。

煎服法：上方每日 1 劑，每劑用適量涼開水浸泡半小時後文火久煎取汁 300ml，再加飴糖入藥汁中，文火燉化後服，每次服 100ml，每日 3 次，小兒藥汁量減半，10 天為 1 個療程。

「小建中湯加味治療遺尿症 32 例」治療 1 個療程痊癒 12 例，2 個療程痊癒 10 例，3 個療程痊癒 6 例，3 個療程好轉 2 例，無效 2 例。在日本，有人根據中醫辨證施治的觀點，選擇夜間遺尿、虛弱、易疲勞、腹直肌緊張過敏的遺尿患兒，以小建中顆粒劑進行治療，效果頗佳。共治療遺尿患兒 7 例，結果 2～3 日獲得良效的 3 例，其他的 1 週內出現顯著效果；約 2 週內痊癒的 4 例，其他的約 1 個月痊癒，伴隨症狀及一般狀況也隨之改善。方法是根據年齡大小，每日服小建中顆粒劑 4～5g，分 2～3 次沖服。

醫案精選
◎案

張某，女性，37 歲。1998 年 4 月 3 日初診。素體虛弱，20 天前因患肺炎後即出現遺尿症狀，晝夜帶著衛生棉，經抗炎治療半月後肺炎痊癒，但遺尿症狀無好轉，逐來診治。訴自遺冷尿，倦怠乏力，畏寒怕冷，四肢痠疼，喜熱飲和食辛辣食物。

檢查：精神疲憊，形體消瘦，面色無華，觸診腹部柔軟不溫，舌質淡紅，苔薄，脈沉細。血液、尿液常規、生化檢查正常，超音波檢查排除了泌尿、生殖系統疾病。診斷為遺尿症。病機為脾腎虛寒，氣化失常。治以溫補脾腎，散寒縮尿。方選小建中湯，加桑螵蛸9g、烏藥9g。10劑，水煎服，每日1劑，告知其煎服法。4月14日複診，訴遺尿症狀消失，但尿頻，約2小時1次，倦怠乏力，畏寒怕冷，四腳痠楚好轉，飲食嗜好同前。檢查：精神好轉，顏面已有色澤，形體消瘦，腹軟欠溫，舌脈同前。原方有效，故不更方，繼續用原方10劑，煎服法同前。治療2個療程後，諸證消失，遺尿症痊癒。半年後隨防，體重增加，未復發。

　　按腎主水液，開竅於前、後二陰，腎中精氣的蒸騰氣化直接影響尿液的生成和排泄，若腎與膀胱俱虛，冷氣乘之，寒積膀胱，膀胱約束無權，開合失度，故而發生遺尿。膀胱為津液之府，腎與膀胱俱虛，而冷氣乘之，衰弱故不能約制；夜屬陰，小便不禁，胞裏自出，謂之尿床。心主神明，腎主水液，若心火不能下降於腎，腎水不能上濟於心，致心腎不交，傳送失度，水液排泄不能由心所主、受腎封藏，導致遺尿。心之陽氣偏盛即為心火，心火下移至小腸，可致「小便艱澀作痛」，然患者反而遺尿，其病機可能為：心主神志，心火太盛可致神明被擾，情志過於興奮，難以約束，任其自行而遺尿。腎為「先天之本」，與膀胱互為表裏，若稚陽尚微或先天不足，腎陽不足以溫煦膀胱，不甚約束，則發為遺尿。肺為水之上源，其通調水

道與腎主水功能互為貫通，使體內水液輸布和排泄平衡。肺位最高，主肅降，可將體內水液向下輸送，成為尿液生成之源；若肺氣虛冷，通調水道功能減退，不能制下，無權約束水道，可引起遺尿。肝主疏泄，腎主封藏，二者相互制約、相反相成；肝虛火擾或挾熱妄行，致肝失於疏泄，腎封藏失職，膀胱開合失度，引起遺尿。脾主運化，可將多餘水分及時轉輸至肺和腎，透過肺、腎的氣化功能，化為汗和尿排出體外。李東垣《脾胃論·脾胃勝衰論》中有云「百病皆由脾胃衰而生」，故脾土不溫，倉廩不固，氣血生化無源，可致肺腎皆虛，引起遺尿。受各經脈循行特點與臟腑功能的影響，腎、小腸、膀胱、肺、肝、督脈、衝脈等諸多經脈病變，皆可患遺尿。

中醫認為，腎司二關，主膀胱氣化，遺尿症一般與腎陽虛有關，而小建中湯主治病症與遺尿症無關，但本方具有溫中健脾之效，建中者，有建立中氣之意，脾胃位居中州，為營衛氣血生化之源，中氣立則化源足，五臟皆可得養，建中實為健臟腑。脾與腎的關係是脾屬土為後天之本，腎屬水為先天之本，先天之本有賴於後天之本的滋養。補脾即可發揮補腎之功。該方組成以小建中湯為主溫補中焦脾胃，加桑螵蛸、烏藥以溫腎縮尿，全方共奏溫補脾腎，散寒縮尿之功。

綜上所述，先天稟賦不足和後天腎、心、肺、脾、肝五臟偏虛，均可導致膀胱失約，發生遺尿。調攝不當或感受外邪，可導致膀胱虛冷，不能約水而遺尿。心火太盛、肝火內擾及挾熱而至均可導致腎失封藏，膀胱開合失司，而發生遺尿。此

外，腎、小腸、膀胱、肺、肝、督脈、衝脈等諸多經脈病變，亦皆可患遺尿。正確辨證，合理應用小建中湯加減，可以有效地治療遺尿。

三、其他男科疾病案例舉隅

◎案：男性不育

某，男，36歲，陽痿不射精12年，頭昏心悸，手足煩熱，神疲氣怯，小便不利，用力方能排出，盜汗，晨泄。陰囊潮溼臊臭，舌淡胖，脈弦弱。證屬中虛，心腎不交。治以培補中氣，交通心腎。方用小建中湯加減。

處方：桂枝12g，炙甘草12g，大棗12枚，生白芍24g，生薑9g，膠飴30g，黃連10g，木通6g。

5劑後，夢減少。加肉桂10g、黃耆15g、烏藥12g、菖蒲12g。

10劑後，陽事堅，體力增，性交後能射精，前方加益智仁10g，再服10劑後，伴侶懷孕，並足月順產。

按男性不育症是困擾育齡夫婦的一個全球性重要問題，對家庭和個人帶來極大的心理壓力。對於男性不育要詳細、全面地尋找病因，以保證正確的診斷及合理的治療。尤其要注意某些藥物對男性生育的影響及生活方式的改變，盡量減少對男性生育有不良影響的因素。本案陽痿，以建中取效，是求本論

治妙法。陽痿與腎相關，但一概補腎壯陽常有不效者。中氣建立，氣血精化生有源，後天之本旺盛，腎方能開合協調，陽物舉則堅而有力，合則能射精。《金匱要略·血痺虛勞病脈證并治》曰：「脈弦而大，弦則為減，大則為芤，減則為寒，芤則為虛，虛寒相搏，此名為革，婦人則半產漏下，男子則亡血失精。」仲景認為虛勞的病機當為瘀、虛、寒，故其治療大法也應從化瘀、補虛、溫陽著手，並根據瘀的部位、虛的程度、寒的多少的不同分別創制不同的方劑來治療。純用辛溫燥烈之品容易傷陰，雖能助陽但不利化瘀。「血遇寒則凝，遇熱則行，瘀血非溫而不化」，仲景用桂枝以溫陽，芍藥以活血，膠飴等藥以補虛並制約桂枝之辛燥。「如此其方化瘀而不傷正，補虛而不斂邪，溫而不燥，柔而不滯，故瘀得以化，虛得以補，寒得以溫，陰陽通利，氣機通暢，諸證悉平」。

第五節 老年科疾病

一、便祕

便祕是老年人常見的一種消化道症狀，臨床以大便乾結、排便無力，或排便週期延長，或便而不暢為特徵。據統計，其患病率在11.5%～24%不等，且隨年齡的增長其患病率顯著增加。相對年輕人而言，便祕對老年人的危害更大，可誘發心

第三章 臨床應用總論

絞痛、心肌梗塞、腦出血、猝死、疝氣、痔瘡出血、肛裂、脫肛，甚至痴呆、直腸癌等。老年習慣性便祕是一種常見的臨床病症，常伴隨各種急慢性疾病發生，它不但能夠影響病患直腸、肛門及其相鄰臟器正常功能，而且會引起全身疾病，尤其是心腦血管疾病，嚴重者可導致病人猝死，因此，對於老年習慣性便祕應引起高度重視。在老年習慣性便祕的治療上，西醫採用的多是對症治療，一般是使用瀉藥，具有一定的副作用，嚴重的會導致病人水電解質紊亂，停止給藥後會出現便祕程度加重。而採用中醫藥治療此病，可以獲得滿意的療效，產生的副作用少，且復發率低、藥效維持時間長。

　　病因病機：①排便動力缺乏。營養不良，長時間坐而不動，全身衰弱，如各種疾病導致的長期臥床、老年等原因造成的運動障礙，以及經產婦生育過多造成腹壁鬆弛等，都可影響協助排便的膈肌、腹肌、提肛肌的肌肉收縮力，以致產生便祕。②腸道所受刺激不足。吃下去的食物過少，或者其中的粗纖維和水分不足，以致直腸黏膜受到糞塊充盈擴張的機械刺激減少，大腦皮層也因為沒有足夠的感覺衝動，而不產生排便反射，造成便祕。③腸黏膜正常的敏感性降低。在腸炎、痢疾等疾病的恢復期，因為腸黏膜正常的敏感性降低，故在腹瀉之後有一段時間容易產生便祕。此外，經常服用瀉藥或灌腸等，也能使腸黏膜的敏感性降低，即使腸壁受到足夠的刺激，也不能適時地引起排便反射。④精神神經因素。排便的一系列動作是透過神

中篇　臨證解析

經反射來完成的,所以各種精神神經因素也可以造成便祕。如沒有按時排便的習慣,經常忽視便意;肛門或直腸附近有疼痛性疾病(如痔瘡、肛門裂、肛門周圍膿腫等),因為怕痛而不敢大便,有意識地抑制排便,久而久之也可以產生便祕;當腦或脊髓發生病變時,可使自律神經系統失去平衡,使分布在腸壁上的交感神經興奮性增強,副交感神經作用減弱,從而產生便祕。此外,憂鬱性精神病和癔病患者也常有便祕的現象。⑤腸道內容物前進受阻。當腸道內部發生狹窄或腸道外部受到機械性壓迫時,可使腸內容物前進的道路發生阻礙,因而造成遲發的便祕。腸內阻塞常見於結腸癌、直腸癌、增殖型腸結核、不完全腸套疊、腸扭轉及結腸狹窄和其他原因所致的腸道阻塞;腸外壓迫性阻塞常見於手術後腸沾黏、結核性腹膜炎(黏連型)、妊娠等。⑥整個胃腸道運動緩慢。在營養缺乏,特別是維生素 3 類缺乏,以及甲狀腺功能減退等情況下,因食物通過整個胃腸道的時間延長,也可形成便祕。⑦各種醫學治療也容易造成便祕。如胃腸道腫瘤手術,惡性腫瘤的放療、化療,以及許多藥物如鴉片類、抗憂鬱藥、鈣通道拮抗劑、利尿劑、抗組織胺藥等。還有相當多的一部分患者沒有發現明確的導致便祕的原因。如便祕同時出現便血、消瘦、發熱、黑便和貧血等症狀或有結腸癌家族史者,要高度警惕結腸癌的可能。

臨床研究

臨床主要用於符合西醫診斷及中醫辨證分型診斷，年齡≧60歲，病程在6個月以上；停服原治療藥物1週以上；無器質性病變及其他併發症患者。

治療方法：

①口服經方小建中湯，根據《傷寒論》中小建中湯的藥物組成及藥物用量比例，結合現代的計量單位，擬定處方為：

桂枝10g，白芍30g，炙甘草10g，乾薑10g，大棗20g，飴糖30g。

每日1劑，用1,000ml清水浸泡30分後文火煎煮40分取汁300ml，分早、晚2次服用。

②中藥穴位貼敷：取廣木香粉、白朮粉各2g，蜂蜜調和成糊狀，均勻塗於直徑3～5cm穴位貼上，外敷固定於臍部，每日更換1次；中藥口服與穴位貼敷聯合使用。

趙琳治療便祕1例，大便不解半月，素食，常大便乾，納呆，臨廁乏力，辨證為中氣不足，升降失利，以本方加當歸、黃耆，1劑而便解，1週而證除。謝言崇治療習慣性便祕1例，病史10年，嗜菸酒，形胖聲高，前醫視其體壯而濫用攻伐，雖有暫效，復日又祕，伴腹中攣急，喜溫按，虛坐努責。辨證為脾陽虛，氣血虧虛。以本方加阿膠、當歸、龍眼肉、肉蓯蓉、草決明等藥，3劑而痛減，便軟易排，因有頭昏，減桂枝、生薑，加蒼朮、蔓荊子，3劑而證平，又5劑而收功。

中篇　臨證解析

醫案精選
◎案

　　某，女，61歲。1999年8月初診。主訴：大便不解半月。患者長期素食，大便經常祕結，或二三日，或三五日一解不等，常自服牛黃解毒片以通便。此次病後亦服之，然未見效，漸致腹脹，納呆，氣短懶言，倦怠乏力，臨廁努蹲近小時，亦不能解，痛苦難忍，由人攙扶來診，並要求灌腸。症見形瘦，面色萎黃少華，語聲無力，腹軟，壓痛不著，舌淡暗，苔略膩，脈沉細弱。辨為中氣不足，升降失和。治以益氣補中，潤腸推恭之法。投歸芪建中湯原方。

　　處方：當歸30g，黃耆30g，桂枝10g，白芍20g，炙甘草10g，大棗12g，生薑10g，飴糖2匙（沖）。

　　上藥服下1劑，至翌日中午即解出大便，腹脹頓消。續服上方1週，諸證漸除。隨訪月餘，大便恢復正常。

　　按便祕一證，臨床殊為常見，且尤多見於女性患者，或二三日一行，或三五日一行，甚或七八日一行，似本案者則鮮見。有的便如羊屎，有的並不燥結，然皆數日方解。就診多自服牛黃解毒一類，或醫曾以瀉下、潤下治之，大抵服藥時尚可一日一解，然停藥後，又復如前。觀其脈證，此類便祕屬中氣不足較多，《靈樞・口問》云：「中氣不足，溲便為之變。」中土脾胃職司運化，乃升降之樞，以大便而言，雖從乎降，故醫者、患者亦皆知之，或以牛黃解毒降之，或以麻子仁丸降之，

然，豈知升降相因，升之不前，則降之不後，故中氣不足，升之不及者，降道亦為障礙，或中氣不足，升降不和，大便皆為祕結，此類患者若妄投清下、潤下，或增水行舟之劑，則中氣愈不足，便祕愈難解，宜審症求因，建立中氣，則清者得升，濁者自降矣。

◎案

　　吳某，女，59歲。2002年9月24日初診。自訴大便困難，數天1次，已20餘年，伴腹部痞、滿、脹不適，常需服三黃片等方可緩解，大便乾燥，排便費力。近日脘腹部脹滿明顯，排便努掙時伴便血，口臭、舌淡、苔薄白，脈沉細弱。辨證：中焦虛寒，運化無力為本；腑氣不通，熱結於下焦為標。急則治標，首選桃核承氣湯加阿膠、黃芩、當歸煎服，以通腑泄熱止血，佐以扶正。4劑便通血止，脹滿全消，但大便前腹痛，停藥大便不解，且感胃脘隱痛。考慮方中大黃、芒硝苦寒更傷中陽，當培補中焦為主，方選小建中湯加白朮，2劑。服後只有便意，仍困難不解，追問其湯中未加飴糖，以原方再進2劑（加飴糖同煎），服後大便鬆軟易解。續進2劑善後，並囑多食蔬菜，定時登廁。隨訪1年，大便一直通暢，每隔2天1解。

　　按便祕是大便祕結不通，排便時間延長，或欲大便而艱澀不暢的一種病症。習慣性便祕是由於偏食習慣，食物中粗纖維、果膠與脂肪過少；腹肌與骨盆底肌軟弱，以及忽視培養定時排便習慣等因素引起，多見於中年以上的經產婦女。其病機

雖屬大腸傳導功能失常,但與脾胃關係密切。若中焦虛寒,陰陽不和,脾胃運化功能失常,臟腑生理活動失常,致脾不升清,胃不能降濁,大腸不能正常傳送糟粕,脘腹脹滿,腑氣不通,大便祕結。便祕的治療不能單純通下,結合便祕機制,習慣性便祕患者病程長,病情反覆遷延,常服苦寒瀉下藥損傷脾陽,辨證屬於虛證,陰陽不和者居多。擬用小建中湯加白朮治療,以收溫中補虛,調和陰陽,促進腸道傳導功能之功。方中飴糖甘溫質潤入脾,益脾氣並養脾陰,溫中焦而緩急止痛為君;白芍養陰而緩肝急,桂枝溫陽而祛虛寒共為臣;炙甘草甘溫益氣,既助飴糖,又合桂枝辛甘養陽、益氣溫中緩急,合白芍酸甘化陰、柔肝益脾和營;生薑溫胃,大棗益脾,合用以升騰中焦生長之氣而調營衛,共為佐使。方中飴糖為君不可缺失,反之則失仲景之意。白朮補氣健脾,大劑量可促進腸道蠕動功能。諸藥合用,共奏溫中補虛,緩急通便之功。

老年性便祕是一種主訴為排便次數減少、排便間隔時間延長、排便困難,同時伴有糞便乾結,排便後會出現不適感或糞便殘留感的病症。目前老年人中有三分之一患有不同程度的老年性便祕,老年性便祕已經成為常見臨床症狀,且嚴重影響老年人的生活品質。老年性便祕因在排便時過分用力極有可能引發急性心肌梗塞、心絞痛、心律失常、腦血管意外、高血壓甚至是猝死,造成嚴重後果。從發病機制上看,老年人習慣性便祕多因下元虧損、氣血不足而致。氣為血帥,氣止則血止,氣行而血行。老年人多有體虛、氣血兩虛症狀。如有氣虛則會導

致血不得運，腸道不潤以及無推動力，大腸失去傳送能力。血虛則會造成津虧，從而使大腸不得滋潤、不能蠕動，造成大便乾燥、排便困難。

小建中湯的立法旨在調和氣血，兼顧中氣，透過平衡陰陽達到中焦氣機條達的作用，進而恢復脾胃功能，生化氣血，滋養四旁，透過脾胃功能的恢復達到調和臟腑氣機，平衡臟腑陰陽的作用。方中飴糖甘溫質潤，能益脾氣而養脾陰，溫補中焦兼可緩肝之急；白芍加飴糖是針對裏急腹痛之症而設，用以緩急止痛；桂枝溫陽氣；白芍益陰血；甘草甘溫益氣，養陰滋脾，桂枝不走表而入裏，通裏陽，振奮中氣，以利運化；生薑溫胃，大棗補脾，合而升發中焦之氣諸藥合用，既能辛甘化陽又能酸甘化陰，共奏溫中補虛和裏緩急之功，另合阿膠、當歸、酸棗仁、肉蓯蓉發揮滋陰通陽養血潤腸通便之功。中醫對便祕的認識由來已久，其病機雖屬大腸傳導功能失常，但與脾胃關係密切。老年人體質漸弱，臟腑功能衰退，尤其表現在中焦脾胃陰陽不和，運化功能失常，脾不升清，胃不能降濁，導致大腸不能正常傳送糟粕，腑氣不通而出現大便祕結。因此，對於老年人體虛便祕患者，不可「見祕攻便」，《景岳全書》云：「陰結者正不足，宜補宜滋者也。」所以正確的治療大法應該從滋養、補益著手。中焦脾胃之氣復生，升降功能恢復，有助於調節大腸傳導功能。且脾氣生則津液始生，水增則舟行，故而達到通便的效果。此方深諳「見祕不攻便，強人健腸胃」之意，亦治病必求本的表現。中藥穴位貼敷，取臍中，即神闕穴。神闕穴作

為任脈上的重要腧穴，具有溫補元陽，健運脾胃的功效，可用於便祕的治療。選擇的貼敷藥物廣木香粉、白朮粉具有益氣健脾的功效，粉劑藥物更容易吸收，加上神闕穴處皮膚較薄，敏感度高，有豐富的微血管，使藥效直達病所。配合口服小建中湯，可達到補虛通便的功效。

二、失眠

睡眠障礙中醫稱之為「不得寐」或「不寐」，指經常不能獲得正常睡眠，輕者入睡困難或眠而不酣，時寐時醒，醒後不能再眠，重者可徹夜不眠；現代醫學指排除心腦疾患、軀體及情感原因，患者連續3週以上有入睡難、易醒及（或）多夢、晨醒早等表現的睡眠障礙，多伴有頭暈頭痛、心悸乏力、健忘等症狀。

老年性睡眠障礙是指特發於老年期的原發性失眠，是困擾老年人的常見病症，長期的失眠嚴重影響了老年人的生活品質，會加重和誘發老年人的軀體疾病，並常伴有情緒、心理的改變。

失眠，屬於中醫「不寐」、「目不瞑」、「不得眠」等範疇，《景岳全書‧雜證謨‧不寐》高度概括了不寐的病因病機「一由邪氣之擾，一由營氣之不足耳」。老年人因其特殊的生理變化，關於老年性失眠有著特殊的病因病機。《難經‧四十六難》認為老年人「臥而不寐」是由於「血氣衰，肌肉不滑，榮衛之道澀」。《張氏醫通‧不得臥》言：「年高人血衰不寐。」中醫認為，失眠的基本病機是陽不入陰、陰陽不調。對於老年性失眠，《素問‧上古

天真論》曰「女子七七,任脈虛,太衝脈衰少,天癸竭,道地不通」,「丈夫……七八……天癸竭,精少,腎臟衰,形體皆極」,故《靈樞‧營衛生會》「老者之氣血衰,其肌肉枯,氣道澀,五臟之氣相搏,其營氣衰少而衛氣內伐,故晝不精,夜不瞑」。可見,氣血衰少、陰陽失濟是老年失眠的基本病理特點。周仲瑛則認為,老年性失眠多以脾腎虛為本,火痰食瘀為標,病位在心,與肝、膽、脾、胃、腎的陰陽氣血失調相關;虛多實少,遷延日久則虛中夾實。

徐行認為老年性失眠與腦動脈硬化有關,隨著人體衰老,臟腑功能逐漸減退,其中以脾腎為主。在老年性失眠中,氣血兩虛,腎陰不足為本,痰瘀阻滯心脈為標。任何認為老年性失眠的病理機制主要有兩方面:①臟腑虧損,氣血虧虛;②陰陽失調,心腎不交。蘇榮立等認為老年性失眠係氣血虛弱,陽氣渙散,營衛行遲,陰陽不交,神失所主而然。李志宏認為老年體衰,陽虧血少,閒而多思,勞傷心神,血不養心,神無所依導致失眠。任志丹認為老年性失眠是由於臟腑功能減退,腎氣漸衰,陰氣尤其不足,水不涵木,以致肝陽偏旺,繼而侮及脾胃,衝心犯肺。曹紅霞等認為是因情志所傷,鬱怒傷肝,鬱火上擾,心神不寧所致,肝鬱乘脾,導致脾運不健而生溼熱,溼熱侵犯膽而出現一系列失眠的症狀。周穎認為老年人腎氣漸衰,腎精不足,真陰不升,心火旺盛,真陽不降,水火不濟,心陽獨亢至神不守舍造成失眠。

中篇　臨證解析

中醫辨證論治：傅澄洲等將老年性失眠分為8型辨證論治：①心脾兩虛、氣血不足宜益氣養血安神法，予人參歸脾湯；②津虧腸燥，腑氣不通，濁氣上擾，宜通腑調胃安神法，予通腑安神湯；③氣機鬱滯、心神被擾，宜調肝暢志安神法，予調肝安神湯；④肝腎不足、氣化失司，宜固泉止遺安神法，予固泉安神湯；⑤脾腎虛寒，腸滑失禁，腦失所養，宜澀腸固脫安神，予真人養臟湯；⑥年邁體弱，營衛遲滯，風陽躁動皮膚搔癢之失眠，宜祛風止癢安神，予養血熄風安神湯；⑦老年人陽氣虛衰，神失所養，陰陽失調的失眠，宜扶陽抑陰安神法，予茯苓四逆湯；⑧痰瘀化熱，虛實夾雜，熱擾心神，神氣散亂之失眠，宜祛痰清熱法，予溫膽湯。

老年人失眠特點：①氣血虧虛：《難經·四十六難》有云「老人血氣衰，肌肉不滑，營衛之道澀，故晝日不能精，夜不能寐也」；《張氏醫通·不得臥》有「年高人血衰不寐」之說；明代張景岳《景岳全書》指出「勞倦思慮太過者，必致血液耗亡，神魂無主，所以不寐」，「無邪而不寐者，必營氣之不足也，營主血，血虛則無以養心，心虛則神不守舍」。《類證治裁·不寐論治》也說：「思慮傷脾，脾血虧損，經年不寐。」可見，脾虛氣血不足，心失所養致使營衛不和是導致老年性失眠的重要病機。②腎陰虧虛：《馮氏錦囊祕錄》提出了「老年陰氣衰弱，則睡輕微而短」。清代陳士鐸在《石室祕錄》中指出「蓋老人氣血之虛，盡由於腎水之涸」，說明不寐的病因與腎陰的盛衰有關，腎陰不足

則易陰氣虧虛，陰不納陽則不寐。③心腎不交：《景岳全書‧不寐》說「神安則寐，神不安則不寐」，「其陰精血之不足，陰陽不交，而神有不安其室耳」。要神安，則應陰陽相交，最重要的是心腎相交。年老體弱之人，腎精耗傷，不能上奉於心，水不濟火，則心陽獨亢；或五志過極，心火內熾，不能下交於腎，心腎失交，心火亢盛，熱擾神明，神志不寧而不寐。④陰虛火旺：老年人臟腑功能之生理性虛衰，以肝腎精血虧虛為主，陰精不足致陰不斂陽、營衛不和。或失眠老人常伴有情志不暢，則肝失條達，氣鬱不舒，鬱而化火，火性上炎以致不寐。⑤血行瘀滯：正氣虧虛是老年人的病機特點，然而虛久必瘀。如陰氣虧虛、陰寒內盛則血脈凝聚；陰虛火旺，煎熬血液亦致血瘀；腎陰虧虛，津血不足，脈道枯澀則血行不暢而留瘀。吳澄提出虛損之證多生痰積、留瘀之病；王清任在《醫林改錯》中也提出血瘀是不寐的重要原因之一。

醫案精選

◎案

張某，女，56歲。2005年4月初診。自訴入睡困難13年，兼心悸胸悶5年，心電圖未示異常，舌質淡，苔微黃，左關脈弦，沉取雙脈澀，曾服歸脾湯，效差。

處方：桂枝15g，芍藥30g，生薑10g，炙甘草10g，大棗4枚，黃耆15g，黨參10g，柴胡8g，黃芩3g，清半夏8g，首烏藤30g。7劑，每日1劑，水煎，早、晚2次溫服。

中篇　臨證解析

　　服藥 2 劑後，患者訴寐可，心悸胸悶緩解，後又自行服原方 21 劑，至今體健。

　　按《靈樞·營衛生會》指出：「老者之氣血衰，其肌肉枯，氣道澀，五臟之氣相搏，其營氣衰少而衛氣內伐，故晝不精，夜不瞑。」今用桂枝、芍藥益陰和陽，調補營衛，柴胡、黃芩疏通三焦氣道，黨參、黃耆帥血運行，半夏、首烏藤導盛陽之氣以交於陰分，養心通絡，陰陽和得，而失眠之證癒也。

◎案

　　李某，女，45 歲。2000 年 3 月初診。主訴失眠 3 月。患者素寐不實，近 3 月症漸加重，夜難入寐，寐後 1～2 小時又醒，醒後即難入寐，多夢。白天精神睏乏，納食不香，心悸，煩躁，便乾稀不調，經來量少，色暗有塊。迭進養心、安神、滋陰降火之劑及西藥鎮靜劑，症情改善不著。症見面白唇淡，暗斑密布，舌淡紅，苔白，邊有齒痕，脈虛大無力，右脈為著。辨為中氣不足，營血虧虛，升降失和。治以益氣補中，以正升降，養血以安神之法。投歸芪建中湯加味。

　　處方：黃耆 30g，當歸 20g，桂枝 10g，白芍 20g，炙甘草 10g，大棗 10g，生薑 10g，飴糖 2 匙（沖），砂仁 10g，紅花 10g。

　　上藥服 5 劑後，睡眠明顯改善。守上方繼服半月餘，睡眠恢復正常，餘證亦基本消失。而後間服上方，納寐皆可。

第三章　臨床應用總論

按失眠又稱不寐,《黃帝內經》或以陽不入陰言之,或以胃不和言之,實則二者皆一。如上所云,中土脾胃主乎升降,分言之,則脾以升為健,胃以降為和。陽之出陰賴於升,陽之入陰賴於降,故胃之不和,陽之不降,不得入陰,則臥之不安也。對於胃中痰結,閉阻降道,致陽不入陰者,《靈樞》有半夏秫米湯以化痰開結,恢復降道。若中氣不足,升降失和,而致陽不入陰者,則宜建立中氣,恢復升降,如本案之用也。

中醫學了解到老年人特有的生理特點,「女子……七七,任脈虛,太衝脈衰少,天癸竭,道地不通」,「丈夫……七八……天癸竭,精少,腎臟衰,形體皆極」(《素問·上古天真論》),從整體上調節人體的臟腑氣血陰陽,雖然存在著較西藥起效慢的弱點,但其從中醫特有的理論出發,運用多種方法,如針藥結合、中西藥合用、針推結合、體耳針結合等,並且結合現代研究,如運用電針治療儀等,從人體的根本上調節老年人的體質,促進睡眠,而且療效持久,副作用少,無依賴性,可見其臨床療效是相當顯著的。

目前老年性失眠的中醫治療主要依據兩點病因病機:①老年人自身的臟腑功能衰退,以脾腎功能減退為主,其中尤以腎陰虧虛明顯;②功能衰退的伴發產物,繼發形成的虛熱(火)、痰、瘀,出現熱擾心神、痰火擾神、痰瘀互結、心失所養等。在治療方法上主要有3個方面:①治本:調補五臟,主要是補腎健脾、益氣補血養陰;②治標:清熱(火)活血化痰祛瘀;③對症:寧心重鎮安神。根據臨床不同的病因病機偏重,選擇三

類藥物也各有側重。

另外尚有少數肝氣鬱結，鬱而化火擾心所致的老年性失眠，應宜清肝瀉火治之。

隨著人口的高齡化，老年人的失眠問題也越來越被受到重視。國外有資料顯示，60～90歲的境遇性失眠或慢性失眠高達90％。失眠對人們的生活品質有較大的影響，可導致頭昏，記憶力減退，自律神經紊亂，機體免疫力下降，甚至引起老年痴呆症。《景岳全書‧不寐》中說：「不寐證雖病有不一，然唯知邪正二字，則盡之矣，蓋寐本乎陰，神其主也，神安則寐，神不安則不寐，其所以不安者，一由邪氣之擾，一由營氣之不足耳。」失眠是機體內在氣血、陰陽、臟腑功能失調所致。中藥治療失眠應遵循中醫理論指導，重於內臟的調治，使臟腑功能歸於正常。

三、老年性胃炎

老年慢性胃炎在老年病門診中屬常見病，屬中醫「胃脘痛」範疇。老年慢性胃炎發病時主症較少，也較輕微。這是因為老年人感覺較遲鈍，有相當部分老年人患有慢性胃炎時，平時卻無自覺症狀。而以合併消化道出血或癌變作為首發症狀。因此，及時徹底治癒老年慢性胃炎就顯得極為重要。

引起慢性胃炎的原因很多，其中最常見的包括幽門螺旋桿菌感染、藥物作用、某些慢性病等。而且這種病是一種慢性遷

延性的疾病，容易反覆發作，最終可能引起和加重慢性胃炎的症狀，從而影響藥物的治療效果。目前的研究均顯示，Hp 感染與該疾病有顯著的相關關係。老年人的牙齒及其牙周組織隨著年齡的增大發生退行性變，並且牙齒的脫落，牙齦萎縮等使得咀嚼食物粗而不細，進入胃以後就可引起胃黏膜的損傷，如此反覆，就會導致慢性胃炎的反覆發作；老年人易患多種疾病，如糖尿病，因此就需要長期服用阿斯匹靈等非類固醇抗炎藥，而非類固醇抗炎藥能引起胃的功能或結構的改變。菸草中含有的尼古丁成分有傷胃作用，長期吸菸使胃酸分泌過多，以致膽汁回流，破壞胃黏膜，最後導致黏膜中具有保護胃腸道黏膜作用的前列腺素含量降低。老年性慢性胃炎，就其病機特點而言，多屬虛實夾雜。因此，對老年性慢性胃炎的調治，宜虛實兼顧，標本兼治，扶正治本不忘其標實，祛邪治標不忘其本虛。同時，在治療過程中，應考慮保護胃氣，用藥宜輕，寧可再劑，不可孟浪，以免攻伐太過而傷正。

中醫對慢性胃炎多分為以下幾種：

一是肝胃不和

症見胃脘脹痛，痛及脅肋，頻頻噯氣，每因情志因素而病情加重，苔薄脈弦。治以疏肝和胃。方用柴胡疏肝散加減。

處方：柴胡 10g，白芍 12g，陳皮 10 克，枳殼 10g，香附 10g，川芎 6g，木香 10g，鬱金 10g，甘草 6g。

氣鬱化熱，舌偏紅，苔黃者，去香附、川芎，加黃連、蒲公英，或梔子、牡丹皮，舌苔白膩者，加半夏、茯苓、薏仁，噁心嘔吐者加半夏、代赭石，兼氣虛者加黨參、白朮、茯苓，吐酸明顯加海螵蛸、浙貝母，脘中疼痛明顯者加延胡索、川楝子。

二是胃陰不足

症見胃脘痞滿，隱痛嘈雜，或伴脘中灼熱，飢而不欲食，口燥咽乾，大便乾結，舌紅少苔，脈細數。治以滋養胃陰。方用益胃湯合芍藥甘草湯加減。

處方：沙參15g，麥冬12g，生地黃18g，玉竹15g，白芍12g，川楝子6g，石斛15g，佛手10g，甘草6g。

脘中灼痛，嘈雜吞酸者加黃連、吳茱萸、蒲公英，疼痛明顯者加延胡索，舌暗有瘀斑者加丹參、當歸。

三是脾虛氣滯

症見胃脘隱痛，脹滿不舒，噯氣食少，倦怠乏力，大便溏薄，少氣懶言，面色萎黃，舌淡苔薄，脈細或弦細。治以益氣健脾，理氣和中。方用小建中湯加減。

處方：黨參15g，白朮12g，茯苓15g，陳皮10g，半夏10g，木香10g，砂仁6g，枳實10g，炒麥芽15g，甘草6g。

上腹部痛甚加延胡索，脘中畏冷明顯加香附、高良薑；舌苔白膩加藿香、蒼朮、薏仁、川厚朴，舌質暗有瘀斑者加丹參、莪朮，吐酸明顯者加海螵蛸、吳茱萸，乏力明顯加黃耆等。

臨床研究

一般多用於年齡在 60 歲以下，病程最長 6 年，最短 2 個月。平時卻無自覺症狀。而以合併消化道出血或癌變作為首發症狀，排除消化性潰瘍、胃癌等其他胃病。治療方法予小建中湯加減治療。

處方：飴糖 30g，桂枝 9g，芍藥 18g，炙甘草 6g，生薑 10g，白朮 15g，茯苓 15g，砂仁 10g，薏仁 15g，蒲公英 10g，虎杖 10g。每日 1 劑，水煎服。

若大便祕結者，加牛蒡子 12g、火麻仁 10g；腹痛劇烈者加延胡索 12g、川楝子 10g、桃仁 5g、木香 10g、三七粉（沖服）3g；打呃、噯氣者加旋覆花（包煎）10g、香附 15g、代赭石（先煎）30g。15 天為 1 個療程，一般治療 2～3 個療程。〈小建中湯加減治療老年慢性胃炎 60 例〉一文中報導：治癒 48 例，好轉 10 例，無效 2 例，總有效率 97%。

醫案精選

◎案

王某，男，75 歲。2006 年 8 月 16 日初診。自訴：上腹部脹痛 3 月餘，伴打呃、噯氣，大便溏泄，面色不華，受涼或服冷食後加重，曾自服 Domperidone、Amoxicillin、Ranitidine，效果不顯。檢查：腹平軟，無明顯壓痛及跳痛。胃鏡示：胃黏膜呈紅白相間，以紅為主。黏液分泌增多，表面常見白色滲出物。顯示：淺表性胃炎。舌質淡，脈沉細弱。證屬中焦虛寒、

肝脾失調。治以溫中補虛，和裏緩急。予小建中湯加白朮 15g，茯苓 15g，薏仁 15g，虎杖 10g。連服 10 劑，上腹脹痛緩解，打呃、噯氣、大便溏泄均緩解。胃鏡示：大致正常。

　　按老年慢性胃炎用中藥治療要重視調理脾胃，逐步恢復脾胃功能。還要注意保護胃氣，不宜苦寒傷脾敗胃。理氣也不宜久用，久用則破氣耗氣。消食導滯，化痰蠲飲，活血化瘀等不宜太過，以免攻伐太過，破血散血，耗傷氣血。補益藥物也不可滋膩，以免滯其氣。小建中湯由桂枝湯，倍芍藥，重加飴糖組成。本方以飴糖為君，意在溫中補脾、緩急止痛；桂枝溫陽氣，倍芍藥益陰緩急，是辛甘與酸甘相配，純為中虛而設，主治虛勞裏急證；炙甘草甘溫益氣，既助飴糖、桂枝益氣溫中，又合芍藥酸甘化陰而益肝滋脾；生薑溫胃；白朮、茯苓、薏仁健脾和胃；蒲公英、虎杖清熱解毒，諸藥合用，共奏溫中補虛、和裏緩急之功。

四、其他疾病驗案舉隅

◎案：老年性痰涎壅盛

　　某，男，74 歲。患者訴偶納食不慎而胃脘脹滿。近 1 年餘納食減少，大便反多而溏薄，乏力。半年來痰涎稀，屢吐不絕，咳輕微，不喘。其舌淡苔白滑，體瘦弱，面無華，脈滑緩。證屬中氣虛損，脾土虛寒。治以溫中補虛，健脾利溼之法。方用小建中湯加味。

處方：白芍 12g，桂枝 6g，生薑 9g，炙甘草 3g，大棗 4 枚，花椒 6g。

諸藥合用 4 劑後，老人痰涎皆減，納稍增。守方又進 14 劑，痰涎壅盛基本痊癒，胃納復常。

按患者高齡，脾土虛衰，久之中氣無由以生，脾土無源以潤，寒溼停滯，必聚溼成痰涎。單用止咳祛痰之品不能取效。小建中湯加花椒旨在溫化寒飲，宣通水氣，升提肺氣，復脾健運，使清升濁降痰涎自除矣。

◎案：老年目赤羞明

某，女，65 歲。其雙目發紅、怕強光 2 年餘，時覺目中有異物感，眼科診斷為慢性結膜炎，無特效療法。初診時雙目白眼發紅，紅白眼界限不清，內眼瞼有少許白，睜眼，怕強光。其面色黃黑，體胖，唇紫黑，舌淡紅，苔膩白，脈滑。大便黏，時頭眩頭重如裹。證屬中陽不振，痰飲停聚。治以溫健脾土，利溼化飲。用小建中湯加白芍、蒼朮。8 劑藥後目赤果然減輕，苔轉薄白。守方又進 10 劑，痰飲去，脈道通，疾血行，目赤羞明癒。

按痰飲為陰邪，最易流注阻塞和壓迫血脈氣道，造成氣滯血瘀。目為肝竅，血瘀於上雙目則赤，目失血養必乾澀羞明。小建中湯加白芍、蒼朮溫脾化飲，活血祛瘀，燥溼明目，能清除痰飲，使其氣行血暢，目赤羞明自癒。

◎案：老年性耳聾

某，男，67歲。自訴耳聾半年餘，無外傷。始聾時，或左或右交替出現。現病加重為雙耳均聾，伴頭暈，甚則噁心，血壓正常，無痰不咳，大便黏，舌淡苔厚膩，脈弦滑。證屬脾陽不振，痰溼內盛，濁陰上犯，蒙蔽清竅致耳聾。治以溫健脾陽，祛痰通竅。用小建中湯溫補脾陽去痰飲。4劑藥後，耳病大減，脈象、舌苔趨於平和，頭暈噁心未作。守方又進4劑，耳聾更輕，苔薄白。原方又服6劑，患者耳復聰。半年後隨訪，舊疾未復發。

按此耳聾是「痰生怪狀」的又一範例。證屬脾虛溼盛，清濁升降失常，痰溼阻塞清竅，發為耳聾，小建中湯加石菖蒲、路路通使脾陽振，痰溼祛，百脈通，九竅靈，耳聾必自癒。

第六節　其他

一、鼻衄

鼻衄，古人寫作「鼻䶊」。《黃帝內經》稱之為「衄」、「衄血」、「衄血衊」。唐以前醫籍所謂衄血專指鼻衄，之後衄血指鼻竅、齒、耳、目、舌等部位出血。《蘭臺軌範》稱鼻衄為「鼻中血」；腦衄者，口鼻俱出血也。乃鼻血多，溢從口出，非別有一

道來血也,亦非真從腦髓中來(《血證論》);九竅出血名大衄(《醫宗金鑑》)。自《諸病源候論》提出「鼻衄」病名後,後世皆沿相習用,故本書亦採用「鼻衄」為病名。

現代醫學認為鼻衄的局部原因可見於炎症,如乾燥性鼻炎、萎縮性鼻炎、急性單純性鼻炎、變態反應性鼻炎;或因鼻腔、鼻竇的惡性腫瘤而導致鼻出血。全身原因可因急性傳染病,如麻疹、丹毒、猩紅熱、流感等;高血壓和動脈硬化、風溼熱、血液病、肝硬化、尿毒症等而發生;其他如維生素E的缺乏、內分泌失調等因素亦可導致鼻衄。

本病在《黃帝內經》中已有記載。《靈樞‧百病始生》謂:「卒然多食飲則腸滿,起居不節,用力過度,則絡脈傷,陽絡傷則血外溢,血外溢則衄血。」除了解到外感六淫可致衄血外,同時也了解到臟腑積熱是導致衄血的一個重要因素,如《素問‧氣厥論》:「脾移熱於肝,則為驚衄……膽移熱於腦,則辛鼻淵。鼻淵者,濁涕下不止也,傳為衄衊瞑目。」在治療方面《靈樞‧雜病》則提出:「衄而不止,衄血流,取足太陽;衄血,取手太陽。不已,刺宛骨下;不已,刺膕中出血。」對衄血預後指出,「脈至而搏,血衄身熱者,死」(《素問‧大奇論》)。「衄而不止,脈大,是三逆也」(《靈樞‧玉版》)。

漢代張仲景認為衄血是由於「邪風被火熱,血氣流溢,失其常度……陽盛則欲衄」(《傷寒論‧辨太陽病脈證并治中》)。

張仲景在《傷寒論》中記述了外感風寒致衄的病機和治療。

中篇　臨證解析

在《金匱要略》中提出內熱盛的衄血可治之以瀉心湯，虛勞裏急的衄血可治之以小建中湯。他提出了「衄家不可汗」的治療禁忌，提出目睛的暈黃和慧了是觀察鼻衄是否向癒的重要觀察指徵。

隋代巢元方《諸病源候論》指出，傷寒、時氣、熱病、溫病、婦人雜病等都可致衄。巢氏承襲《黃帝內經》觀點，認為鼻衄主要因熱邪所致，「邪熱與血氣並，故衄也」。此觀點對後世有很大影響，如宋代陳師文、嚴用和，金代劉元素，明代李梃等人俱主張熱邪是鼻衄發病的主要因素。唐代孫思邈已觀察到初衄不宜遽止，《備急千金要方·鼻病》謂：「凡時行衄，不宜斷之，如一、二升以上，恐多者可斷，即以龍骨末吹之。」孫氏除使用生地黃湯等涼血止血外，又提出可灸大指節橫理三毛中，風府、湧泉等穴以止衄。王燾《外臺祕要·傷寒衄血方》謂：「熱邪傷於心肝，故衄血也，衄者，鼻出血也。」王氏附方中所列小品芍藥地黃湯藥味與千金犀角地黃湯相同，千金犀角地黃湯是治療血證的重要方劑，至今仍在臨床上得到廣泛的應用。宋代陳言將衄血分為內因、外因、不內外因三類，分別名之曰：五臟衄、酒食衄、折傷衄。元代朱丹溪除沿用血熱致衄之觀點外，同時又認為，「（血證）俱是熱證，但有虛實新舊之不同」。丹溪對陰虛衄血也有獨到見解，《局方發揮》曰：「夫口鼻出血，皆是陽盛陰虛，有升無降，血隨氣上越，出上竅，法當補陰抑陽，氣降則血經。」明代張景岳對鼻衄的認識已較為全面。《景岳全書·血證》曰：「衄血之由內熱者多，在陽明經，治當以清

降為主……衄血之由外感者，多在足太陽經。」他對於陰虛衄血認識尤為深刻，他說：「衄血雖多由火，而唯於陰虛者為尤多。正以勞損傷陰，則水不制火，最能動衝任陰分之血。」在診斷上，認為當察脈之滑實、洪大、弦芤、細數，以判斷火之虛實。在治療上，認為陰虛鼻衄「當以甘平之劑，溫養真陰，務令陰氣完固，乃可拔本塞源，永無後患」。明代葉文齡了解到治血必降氣；王肯堂注意到治療鼻衄除用清熱理氣、甘寒鎮墜之劑外，尚須「大便結者下之」。

　　在清代，對衄血的機制和治療上的認識已趨於成熟。高秉鈞謂：「鼻衄者，或心火，或肺火，或胃火，逼血妄行，上干清道而為衄也。有因六淫之邪，流傳經絡，湧泄清道而致者；有因七情所傷，內動其血，隨氣上溢而致者；有因過食膏粱積熱而致者。」在治療上，他提出外因者，以辛涼清潤為主；內因者，若因肝陽化風上逆，則宜甘鹹柔婉之劑；若腎陰虧損，虛陽浮越者，則以滋潛為主；因飲食不節火盛者，則用和陽消毒。林佩琴也做了較全面的概括和總結：火亢者治以清降，陽虛者治以溫攝，暴衄者治須涼瀉，久衄者治須滋養。

　　鼻衄一症，在《黃帝內經》中已有其病因、病機及治療、預後諸方面的記載。漢代張仲景正式列鼻衄為專病，提出具體治療方藥。隋代巢元方已了解到在不同疾病過程中均可出現鼻衄。自唐宋起多主張火熱為患，主張使用清熱涼血之劑。金元後，諸醫家對陰虛陽亢、虛勞致衄諸方面又有了進一步的認

識，從不同角度上對鼻衄的理論和臨床進行了補充和發展，使我們對鼻衄的認識日趨豐富和深入。

病因：因外邪者，由於感受風寒、風熱、溫燥等致病因素而發病。春夏多風熱，秋冬多燥熱或外寒內熱。若平素恣食辛辣肥甘、嗜好菸酒者，內火偏盛，常復因情志、飲食、外受風熱燥火等因素而誘發衄血。在病因中，燥、火為主要的致病因素。燥熱即可由外感受，又可由體內產生。燥邪可由他邪轉化，如風生燥、火必伴燥、傷陰則燥等。燥盛則乾，肺經燥熱，鼻隨乾燥而致衄。火邪可傷陰致燥，火性炎上，熏灼肺絡，迫血外溢。

病機：

一是病位

鼻衄病位在鼻，但與肺、胃、肝、脾、腎等臟腑有密切關係。

二是病性與病勢

鼻衄熱多寒少、實多虛少。多數患者病性為燥熱、火熱，也有因脾氣虛、脾腎虛寒及陰虛火盛發病者。鼻衄早期常因肺衛受邪，肺經燥熱所致；肝胃火盛時體內燥火最甚；久衄不止，津血虧耗可轉化為肺腎陰虛、脾氣虛、脾腎虛寒、氣血雙虧等，若暴衄不止，亦可導致氣隨血脫，陰陽離決。其病機轉化表現為燥熱對體內正氣的影響及二者強弱的變化。燥、火為主

要致病因素，陰血、津液為人體的基本構成物質。其正邪間盛衰進退決定本病的向癒或發展。早期鼻衄量少，邪熱不甚時，正盛邪輕，故邪輕淺易祛。至邪深入臟腑，內熱熾盛，此時出血量常較多，邪熱熾盛，陰血已有耗損。久出血不止，邪入肝腎，津血虧耗；或陰損及陽，脾氣衰憊，不能統血，而出現一派氣血衰弱之象。暴出血不止，陰血耗竭，氣無所依，陰陽不相維繫，可致死亡。

三是證型

外寒束表：寒邪外襲，衛陽受遏，正邪相爭，故見發熱、惡寒、無汗、頭痛；脈浮、浮緊，舌淡苔薄白為邪在表。表氣鬱閉，外邪不得汗解，故假鼻衄以為泄邪之道路，需宣通肺氣，微微發汗以解表祛邪。

風熱犯肺：風熱外襲，邪鬱肺衛，故見發熱、頭痛；肺合皮毛，肺氣失宣，見咳嗽；風熱傷津，故口乾、咽痛；風熱上干清竅，灼傷絡脈，見鼻乾、鼻衄。

肺胃蘊熱：肺胃熱盛，津液耗傷，見口渴思飲、煩躁、便乾溲赤；肺火盛則胸悶咽乾；胃火盛則口臭齦腫；火熱熾盛，迫血妄行則為鼻衄。

肝膽鬱熱：肝膽火動，見口乾口苦，急躁易怒，胸脅脹痛，大便乾結；氣火上逆，見頭痛眩暈、面紅目赤、鼻乾耳鳴；肝火上擾清竅，血為熱迫，則見衄血。

253

肺腎陰虛：腎為主水之臟，肺為水之上源，金水不能相生，則肺病及腎，腎病及肺。肺腎陰虛，津血虧損，水不制火，虛火上越，則見潮熱盜汗，頭暈耳鳴，顴紅口乾，腰膝痠軟，五心煩熱。虛火灼傷脈絡，血溢鼻竅而為鼻衄。

脾虛不攝：素體虛弱或久衄不止，氣血虧耗，脾虛氣弱而見面白唇淡，少氣乏力，頭暈目眩，納呆脘悶；血不養心見心悸；脾不裹血，陽絡損傷，則血外溢於鼻竅而為鼻衄。

醫案精選

◎案

張某，男，49歲。患鼻衄1年餘，時發時止，經多處醫治無效。症見：鼻衄不止，色淡紅。少腹攣急疼痛，時感手足發熱，口乾燥，失眠多夢，遺精，伴陣發性心悸，面色白，舌淡苔白，脈沉細無力。證屬陰陽兩虛之虛勞。投以小建中湯。

處方：白芍20g，桂枝10g，大棗15g，生薑10g，甘草6g，飴糖適量。

3劑後，衄血減少，餘證均有好轉。再進5劑而痊癒。後以香砂六君子湯調理善後。

按此病例屬於虛勞、陰陽俱不足。尤在涇云：「欲求陰陽之和者，必求於中氣，求中氣之立者，必以建中也。」故對此患者投以小建中湯，甘溫與酸甘合用，酸甘可以化陰，甘溫可以養陽。中氣建立，陰陽維繫，鼻衄自癒。

第三章　臨床應用總論

◎案

　　某，女，8歲。平時有虛弱傾向，神經質，常有頭痛、腹痛、流鼻血；易患感冒，感冒之後頭就有晃晃蕩蕩的感覺，也有身體懸在空中的感覺。初診時已經患2個月感冒，有劇烈的痙攣性咳嗽。治療：針對火逆上氣而讓服麥冬湯浸膏散，服1個月後咳嗽痊癒。以後3天才洗1次臉，洗臉時流鼻血。改服小建中湯後體力增加，鼻血停流，恢復了健康，變得不易患感冒，在學校也能參加體育運動，為了繼續改善體質而服中藥。

　　按《金匱要略》虛勞病門中小建中湯項記為「虛勞、衰急、悸、衄、腹中痛」。對於虛弱小兒沒有其他原因，常流鼻血的，用小建中湯常有效。這種用法相當於後世方用六君子湯針對虛證出血而補中（補脾止血）的治法。

　　《景岳全書·血證》云：「凡治血證，須知其要，而血動之由，唯火唯氣耳。故察火者，但察其有火無火，察氣者，但察其氣虛氣實，知此四者而得其所以，則治血之法無餘義矣。」唐容川指出：「鼻總係肺經之竅，血總係肝經所屬……總以調治肝肺為主。」、「肝主血，肺主氣，治血者，必調氣，舍肝肺者而何從事哉？」高血壓患者病久多傷氣陰，《景岳全書·卷十三》也說：「衄血雖多由火，而唯於陰虛者為尤多。」故臨床治療時，要辨證求因，審因施治，分清虛實陰陽，著重從肝、肺兩臟和火、氣、血三方面著手，方能辨證全面，藥到病除。

　　鼻衄即鼻子出血，臨床實踐證明，它不是一種疾病，而是

255

鼻腔、鼻竇或鼻咽部某種疾病,或全身某些疾病的特殊變化在鼻腔、鼻竇或鼻咽部的表現。西醫就病因分為全身因素和局部因素。治療均以對症為主,如運用收縮血管止血藥,射頻燒灼法等雖能發揮立竿見影的療效,但其易復發而遠期療效不容樂觀。中醫學認為鼻居陽中之陽,是血脈多聚之處,又是清陽交會之處,「肺開竅於鼻」,人體是一個有機的整體,各臟腑組織在生理上關係密切協調配合,以維持人體正常的生理活動,在病理上又相互影響。鼻衄可分為虛證和實證兩大類,實證多因火熱氣逆,迫血妄行而致,虛證,多因陰虛火旺或氣不攝血而致。實證多見於肺經風熱,胃熱熾盛,肝火上逆,心火亢盛;虛證則多屬肝腎陰虛或脾不統血。在治療上遵照「急則治其標」、「緩則標本同治」的原則,對正在出血的止血手法與現代醫學相近似,中醫學辨證治療鼻衄的優勢在於「標本同治」,彌補了現代醫學的不足,大大降低了該病的復發率。

二、蕁麻疹

　　蕁麻疹是一種常見的過敏性皮膚病,是由多種原因所致的一種常見皮膚、黏膜小血管擴張及滲透性增加而出現的一種局限性水腫反應性疾病。以突然發作、皮膚搔癢、出現鮮紅色或蒼白色風團、時多時少、時隱時現、此起彼伏、消退後不留痕跡為特徵。中醫學稱為「癮疹」、「赤白遊風」,俗稱「風疹塊」,根據病程的長短,反覆發作 6 週以上者稱為慢性蕁麻疹。中醫

學文獻對癮疹早有詳盡的記載，如《素問·四時刺逆從論》記載「少陰有餘，病皮痹癮疹」。現代醫學治療本病常選用抗組織胺藥物和激素類藥物，其效果多不理想，對人體會產生毒副作用，且停藥易於復發，中醫藥治療本病具有明顯的優勢。

病因病機：

外感六淫：六淫所致本病，以風邪為主，常兼夾寒、熱、溼、燥之邪。如《諸病源候論》云：「夫人陽氣外虛則多汗，汗出當風，風氣搏於肌肉，與熱氣並，則生痞瘰。」又言：「人皮膚虛，為風邪所擴，則起成癮疹。」《千金要方·痛腫毒方》云：「《素問》云，風邪客於肌中則肌虛，真氣發散，又被寒搏，皮膚外發腠理，開毫毛，淫氣妄行之則為癢也。所以有風疹搔癢，皆由於此。」《醫學入門》亦云：「赤疹，因天氣燥氣乘之⋯⋯似赤似白微黃，隱於肌肉之間，四肢重著，此風熱挾溼也，多因浴後感風，與汗出解衣而得。」現代醫家陳漢章教授認為：蕁麻疹病因雖較複雜，但溯本求源，終歸於風⋯⋯風為百病之長⋯⋯多夾寒、溼、熱諸邪，邪氣侵入肌膚之間，與氣血相搏，氣血運行障礙，風團迭現。瞿幸認為：本病除風邪致病之外，溼邪在其發病中亦發揮重要作用。故從風溼論治收到較好療效。總之，六淫所致本病，不外外感風、寒、溼、熱、燥之邪，搏結於皮膚肌肉之中，或與血氣相搏，而發為癮疹。

內傷情志：歷代醫家對情志導致蕁麻疹亦多有論及。如《醫學入門》云：「赤白遊風屬肝火。」《外科樞要·論赤白遊風》云：

「赤白遊風,屬脾肺氣虛,腠理不密,風熱相搏,或寒閉腠理,內熱拂鬱;或陰虛火動。」指出肺脾氣虛、肝火妄動可以引發本病。張挹芳認為,蕁麻疹等過敏性疾病的發生,是由內外病因相合而致。外由風寒溼熱,內因「夙根」或肺脾腎虛弱,尤以肺脾失調為主。李元文根據慢性蕁麻疹患者多伴有情緒煩悶,急躁易怒,失眠多夢,納穀不香,四肢痠軟等症狀,認為「慢性蕁麻疹與肝脾功能失調有關……有些患者則因為肝陰不足,內風煽動引起……慢性蕁麻疹既有肝失疏泄、脾氣不足的一面,又有風邪內伏、溼邪阻滯的一面,其病理特徵是虛實夾雜。」禤國維教授認為「慢性蕁麻疹……或因情志不遂,肝鬱不舒,鬱久化熱」所致,提出肝鬱化熱而致病的理論。《外科大成》則秉承了《黃帝內經》旨意,認為疹屬少陰君火。禤國維教授在古文獻腎虛理論的基礎上,將腎虛致病理論進一步發展,認為頑固性皮膚病與臟腑病變有著密切關係,且多損及腎陰腎陽,如能恰當運用補腎法,往往使沉疴治癒。而《外科證治全書·卷四·發無定處證》認為癮疹「紅色小點,有窠粒隱行於皮膚之中而不出是也。屬心火傷血,血不散,傳於皮膚」。以上論述,間接闡發了七情內傷導致本病的機制。心藏神,肝主疏泄,情志內鬱可以化火、化熱、化燥傷陰,引起肝失疏泄,心肝火盛,或致腎水不調,或克乘脾肺,致脾肺氣虛,腠理不密,進而引發本病。

飲食失宜:戴思恭《證治要訣》云:「發丹……病此者……有人一生不可食雞肉及獐魚動風等物,才食則丹隨發,以此得

見係是脾風。」指出飲食失宜或食動風之物與發生本病的關係。現代研究中，郭田章等統計 500 例蕁麻疹患者的致病因素，由食物引起者 253 例，占 50.6％，其中最常見者為蝦、蟹、魷魚、墨魚、塘魚等。朱文元認為：「蕁麻疹最常見的病因是食物過敏，尤其是急性蕁麻疹。」羅光浦等指出：「最容易引起蕁麻疹的食物如下：魚、蝦、蟹、貝殼類；肉類食品中如雞肉、鴨肉、鵝肉、豬肉、牛肉、馬肉、狗肉、兔肉等；蔬菜類有竹筍、蒜苗、菠菜、茄子、番茄等；水果類如檸檬、芒果、李子、杏、草莓等。」進一步印證了飲食失宜與發生本病的關係。

體質因素：古人雖未明確論及本病的體質，但有相當的論述已經涉及患者的體質。如《諸病源候論・風病諸候下》曰：「夫人陽氣外虛則多汗，汗出當風，風氣搏於肌肉，與熱氣并，則生痞癟。」又曰：「人皮膚虛，為風所折，則起癮疹。」《醫宗金鑑・外科心法要訣》也有「風邪多中表虛之人」之說。此所謂「陽氣虛」、「皮膚虛」、「表虛」，當指陽虛體質、氣虛體質而言。現代醫家在繼承古人陽虛、氣虛等體質的基礎上，對蕁麻疹患者的體質又有新的認識，如禤國維教授認為：「慢性蕁麻疹多因平素體弱，陰血不足，陰虛內熱，血虛受風。」另外，王衛等認為，人之皮毛乃營衛榮養護衛之處，邪氣外束，搏擊肌膚，可致皮膚諸疾。蕁麻疹具有易感易發的特點，究其原因多為汗出當風或露臥寒涼所致。而汗出者，多因陽氣虛弱，衛外不固，營衛不和，致使氣血不運，肌無所養而致。因此，固護衛陽，

調和營衛在治療蕁麻疹上具有重要意義。朱仁康認為正氣內變可以導致蕁麻疹，他說：「它的病機以正氣內變為主，復因飲食不節，以及魚蛋蝦蟹辛香燥熱之味，或外在風寒之邪侵襲機體，造成人體正氣內變，營衛損傷，使營衛二氣失調，氣血壅塞，不得宣泄於外，必鬱滯於內而化熱生風。」

辨證論治

　　風寒束表型。《諸病源候論·風瘙身體癮疹候》中曰：「邪氣客於皮膚，復逢風寒相折，則起風瘙癮疹。」本證好發於寒冷季節，或患者稟賦不足，不慎乘涼飲冷，外感風寒，外襲肌膚，營衛失調發病。多見於寒冷性蕁麻疹，臨床表現為皮疹淡紅或淡白，遇風吹或寒冷刺激，皮損驟然而起，當身體轉溫，則皮損逐漸消失，舌淡苔薄白，脈遲緩。張作舟等治療此證，以麻黃湯的基本方加入疏風和血之品組成麻黃祛風湯。

　　處方：麻黃 6g，桂枝、荊芥、防風、桔梗、杏仁、當歸、羌活各 10g，刺蒺藜、白鮮皮各 15g。

　　風熱犯表型。《諸病源候論》曰：「若赤疹者，由涼溼折於肌中之熱，熱結成赤疹也。得天熱則劇，取冷則滅也。」本證多由稟賦不耐，感受風熱或風寒之邪入裏化熱，或食辛辣、葷腥等生風化熱之物而致。症見全身或暴露部位出現風團樣扁平丘疹，稍高於皮膚，疹塊色紅，劇癢，遇熱加劇，遇冷減輕。可伴有發熱、惡寒、咽喉腫痛等症，舌苔薄黃，脈浮數。唐定書治療風熱犯表型蕁麻疹。治以疏風解表。自擬防風消疹湯。

第三章 臨床應用總論

處方：黃芩15g，防風15g，桑白皮15g，地骨皮10g，牡丹皮15g，赤芍30g，生地黃20g，蟬蛻10g，僵蠶10g，甘草3g。

選藥精當，臨床療效較好。

溼熱蘊膚型。本證多與風、溼、熱相關，大凡風盛則癢，溼熱鬱於皮下不得透泄而發疹。本證多見風團反覆發作，搔癢，色紅，遇熱增多，青壯年多見，口苦、口乾、頭身困重、煩躁易怒，舌質紅，苔黃膩或白膩，脈滑；大便乾、小便黃短等為其伴隨症狀或次要症狀。印利華等治以疏風清熱止癢。方以消風散加減。

處方：荊芥、防風、苦參、生石膏、知母、木通、當歸、牛蒡子、蒼朮、生甘草、生地黃、蟬蛻。

胃腸溼熱型。清代《瘍醫大全・斑疹門主論》曰：「胃與大腸之風熱亢已極，內不得疏泄；外不得透達，怫鬱於皮毛腠理之間，輕則為疹。」鍾衛紅認為本證多由於食魚、蝦等葷腥發物，或飲食失節，胃腸食滯，導致中焦胃腸溼熱蘊結，薰蒸肌膚。臨床症見風團色紅而癢，發作時常伴有消化道症狀，納差、腹脹、腹痛、大便乾或溏泄，甚至噁心嘔吐、全身乏力。治以活血祛風，健脾燥溼。方用燥溼消疹湯。

處方：當歸10g，川芎10g，赤芍12g，荊芥8g，防風8g，地膚子15g，蒼朮10g，黃柏10g，廣木香6g，甘草3g。大便祕結者加大黃10g；大便溏泄者加炒薏仁30g、澤瀉12g。

血虛風燥型。癮疹日久，或治療用藥過於辛散疏風、清熱利溼，以致耗傷陰血，損及肝腎，陰虛生風。本證臨床多見肌膚乾燥，全身散布抓痕，脫屑，面、頸、胸、背可見多處疹塊，皮疹驟起驟消，色呈淡紅色，皮膚劃痕症陽性，伴頭痛、頭暈、煩躁，舌紅少苔，脈虛細。周寶寬自擬祛風養血湯。

處方：荊芥 10g，蟬蛻 10g，浮萍 10g，當歸 10g，火麻仁 10g，麥冬 10g，天冬 10g，白芍 10g，生地黃 10g，炒酸棗仁 10g，首烏藤 10g，生甘草 10g。

治療此證，組方精妙，全方共奏祛風止癢、養血潤燥、滋陰生津之功，臨床療效顯著。

衝任不調型。本病多因稟賦易敏，氣血不耐邪襲，或衛外不固，遂風寒、風熱、風溼之邪客於肌表而發，同時飲食不節或情志不遂，肝脾內生溼熱之邪，蘊於肌膚而亦發。以上病因均可在久病之後轉化為血虛風燥，或進一步久病入絡，損傷衝任二脈，致衝任二脈不得濡養，血海空虛，肌膚失養。范雪峰等以調攝衝任、滋補肝腎的二仙湯。

處方：淫羊藿 15g，炙仙茅 10g，鹽巴戟天 12g，鹽知母 12g，鹽黃柏 12g，當歸身 12g，防風 10g，蟬蛻 10g，生地黃 12g，白蒺藜 12g。

作為治療的基礎方，配合體表穴位針灸治療本病，臨床療效滿意。

肺脾氣虛型。《醫宗金鑑·外科心法要訣》曰「此證俗名鬼飯疙瘩，由汗出受風，或露臥乘涼，風邪多中表虛之人」，「正虛」是慢性蕁麻疹反覆發生的根本原因，具體表現在「肺脾氣虛，衛表不固」，脾為「後天之本，氣血生化之源」，又為「肺之母」，肺主皮毛，肺脾氣虛，衛外不固，風邪夾雜寒、熱、溼等邪氣乘虛而入，稽留於肌膚腠理之間，遊走於營衛脈絡之中，導致營衛不和，發為本病。本證多見風團色淡紅，常伴有乏力、氣短、惡風、易感冒、納呆、便溏等肺脾氣虛的症狀，舌淡白，苔膩，脈弦緩。陳達燦認為慢性蕁麻疹多為本虛標實之證，肺脾氣虛為本，風邪為標，治療主張標本兼顧，玉屏風散合四君子湯補益脾肺，使藩籬堅固以治本。

肝鬱血熱型。該型多因情志不舒、情緒波動而發作。肝主疏泄，主情志，若憂思鬱怒太過，致使肝氣不疏，氣機鬱結，鬱而化火生風，內生風熱之邪，鬱遏肌膚，與氣血相搏，則發為風團、搔癢等。臨床常見風團鮮紅，發無定處，伴煩躁，易怒，目眩，胸悶，脅下不適，或伴月經不調，乳房脹痛，口苦，舌紅、苔薄黃，脈弦。治以疏肝解鬱，涼血止癢。賴新生自擬疏肝涼血方。

處方：苦參、當歸、柴胡、白朮、薄荷、生地黃、牡丹皮、茯苓、赤芍、紫草、地膚子、蛇床子、白鮮皮。

本方治療本證，治療效果顯著。

絡脈瘀阻型。慢性蕁麻疹病程較長，遷延難癒，久病入

絡，瘀阻絡脈是本病病理變化的基礎，經脈之所以行氣血，營陰陽，內灌臟腑，外濡腠理，主要是透過絡脈來實現的，如絡脈痹阻，則會導致氣血運行遲滯，人體臟腑功能失調。同樣，臟腑功能失調又可致絡脈阻滯，久而使絡脈成瘀。本證的主要病機是氣血運行遲滯，日久鬱結成瘀，絡脈閉阻而產生本病。「治風先治血，血行風自滅」，喬保均治療本證。方用四逆散合桃核承氣湯化裁。

處方：柴胡、枳實、白芍、桃仁、大黃、桂枝、芒硝、火麻仁、白蒺藜、首烏藤、雞血藤，酌加全蠍、僵蠶疏風通絡。

脾胃不和型。云：癮疹多屬於脾，以其隱隱在皮膚之間，發而多癢，或通身紅者或不紅者。脾胃不和，氣機升降失調，復感風邪，使風邪內不得疏泄，外不得透達，鬱滯於肌膚腠理之間而發病。臨床可見身發蓓蕾，食少腹脹、便溏及舌淡、苔白膩等症。治以調和中土，祛風止癢。方用藿香正氣散化裁，加荊芥、防風祛風止癢，山藥健脾和中。

氣血虧虛型。慢性蕁麻疹患者因稟賦不足，或後天失養，氣血虧虛，氣不足，則衛外失固；血不足，則生風化燥，肌膚失養；氣血不足，腠理不密，風邪乘虛而入發為本病。本證臨床常見風團反覆發作，纏綿難癒，夜間或勞累時風團加重，形瘦體弱或虛胖四肢乏力，唇甲無華，舌淡苔白有齒痕，脈細弱。治擬健脾益氣養血。

處方：黃耆 18g，大棗 5 枚，山藥 15g，茯苓 12g，當歸 12g，製何首烏 15g。

陽虛風中型。慢性久病陽氣虧虛，復感風邪，風邪束表；或素體陽虛復感外邪持續不癒，臨床常見周身皮疹反覆不癒，伴畏寒乏力，皮疹遇寒劇、得溫減，舌淡苔白，脈沉弱。孔俊認為治療本證，治以益氣溫陽，疏風和血。

處方：生黃耆 30g，炮附片 10g，麻黃 6g，桂枝 10g，炒白朮 10g，白茯苓 10g，陳皮 10g，赤芍 10g，白芍 10g，防風 10g，徐長卿 10g，當歸 10g，甘草 6g。

醫案精選

陳某，女，32 歲。1993 年 4 月 7 日初診。自訴蕁麻疹反覆發作數月，遇寒遇風或經後為甚；伴惡風，倦息，納差，甚則伴腹痛，大便溏。一直以西藥 Dexamethasone、葡萄糖酸鈣緩解症狀。今晨上班遇風吹後蕁麻疹驟起而就診。症見：形體稍胖、面色無華、神疲乏力，疹於軀幹、四肢勻見，以面部及暴露部位為甚，部分融合成片，微隆起皮膚，舌淡紅，苔白潤，脈沉細。證屬氣血兩虛，營衛不和。治以益氣血，調和營衛。方用小建中湯加減。

處方：桂枝 10g，白芍 15g，甘草 6g，生薑 3 片，大棗 10g，當歸 10g，黨參 15g，茯苓 20g。

3 劑，取藥即煎服，午後症狀好轉，囑續服上藥 9 劑。隨訪

半年,蕁麻疹未見復發。

按本例為氣血均虛、惡風、遇風遇寒經後則甚,一派營衛不和,中焦脾胃虛弱之證。以小建中湯調和營衛,亦衡中焦。當歸、大棗、白芍等調補營血,所謂「治風先治血,血行風自滅」,諸藥合用故奏效。小建中湯在《傷寒論》中為治療心悸,裏急腹痛,其病機為營衛不和,中焦脾胃虛寒,臨床從中醫的整體觀點出發,辨證施治,以其調和營衛,直達病所,雖病不相同,而病機類同,亦奏效,正所謂「異病同治」也。

慢性蕁麻疹病程長,病因複雜,反覆發作,因此如何減少慢性蕁麻疹的復發是目前臨床治療方面另一棘手難點。現代醫學認為蕁麻疹要預防其復發,首先當發現其明確病因,加以去除。但臨床上往往病因難以發現,導致控制復發的療效往往不夠理想。中醫歷來講究「辨證求因,審因論治」。慢性蕁麻疹的中醫病因病機主要是平素體弱或久病耗傷氣血,致血虛生風,氣虛衛外不固,風寒之邪乘虛侵入;或由情志不暢,肝鬱氣滯,氣滯血瘀;或由體弱多病,房事不節致肝腎虧損,衝任失調,肌膚失養而成。因此在臨床治療中我們採用中醫辨證論治的方法可獲得比較滿意的療效,從而有效地減少蕁麻疹的復發。

三、感冒

感冒是種常見病、多發病。中醫認為,感冒是感受時令之邪或非時令之氣引起的。初起以鼻塞、流涕、噴嚏、咳嗽、惡

寒、發熱、頭痛等為主要表現的常見的外感疾病。一年四季均可發生，但以冬春季節為多。

西醫認為感冒病因主要是細菌和病毒所致，治療採用抗細菌、抗病毒方法；而中醫認為人體各自狀況不同，病因病機不同、臨床症狀不同，所以治療方法也就不同。

感冒，由於四時主氣不同，受邪各異，故其性質亦有差別，春季多感風熱，夏季多冒暑溼，秋季多觸燥涼，冬季多受風寒。因而，感冒的性質就有風寒、風熱、傷溼、傷暑、傷燥等。感受風熱多先傷肺衛，感受風寒多先犯太陽，感受溼邪多兼損傷脾胃。此外，感冒的發生還與體質有關，素體熱盛者多病風熱，陽虛衛弱者多感風寒，溼盛體豐者多受暑溼。無論何種感冒都有一些共同的基本特徵：即邪從外來，經肌表皮毛或口鼻侵襲人體，阻遏衛陽的輸布，出現惡寒、發熱、脈浮緊或浮緩，或浮數等症，病位較淺、病情較輕，儘管起病急驟，只要治療及時妥當，一般消退也快，預後良好，很少傳變。但若遷延失治，由於正氣漸傷，機體抵抗力下降，亦可兼挾或合併他邪，而致變證從生，不可輕視。感冒的病因分類，一般分為兩大類：一是風寒邪氣。邪從外來，以風、寒為主侵襲皮表面發生外感症狀，治療用發汗解表、解除風寒的方法。二是溫熱邪氣。邪從口鼻吸受而來，從口鼻經咽喉氣管而入於肺，治療方法不僅是發汗解表，應清溫熱、利咽喉而達到清解效果。

風邪、寒邪侵襲皮表，太陽主表層，太陽經受風或寒侵

中篇　臨證解析

襲，太陽經起於目內眥，上額交巔入絡腦還出，別下項，循肩夾脊抵腰中，故周身各關節疼痛，而惡寒重，發熱高，頭痛，腰疼，外邪風寒侵襲皮表，在治療時要用辛溫解表藥，用汗法以開腠理解風寒，並在藥後要喝稀粥以助發汗之力。透過發汗以解除外襲之風寒之邪，從皮表驅逐體外，也叫做發汗解表法。

溫熱邪氣（就是外界的傳染源）從口腔或鼻腔吸受而來，經過口腔、咽喉、氣管而到肺。這種溫熱邪氣本身就是熱，透過機制反應，是脈象不緩（不是風邪）不緊（不是寒邪）而動數，兩部寸口是脈獨大是熱盛的意思，尺膚熱說明是內熱為主。頭痛、微惡風寒不是表邪閉澀，是熱鬱於內，熱蒸上焦，故頭部略脹而疼，與風寒外襲之頭痛不同。所謂微惡風寒是熱鬱於內，榮衛不調，必見舌紅口乾，自汗、口渴，都是熱鬱之象，發熱的情況不像風寒外襲之突然、勢猛。有時因熱鬱於肺故咳嗽，這種咳嗽是溫熱上灼於肺的結果，與風寒襲肺決然不同，因為熱鬱於內，屬於溫邪熱盛，故發熱也是午後較重，因為是熱故脈以數為主，或浮數病在衛分，或滑數熱鬱於內，區別之，這種發熱，是以內熱外溫為主，治療時一定不可以再用發汗傷津的方法，必須針對風熱外溫之熱邪傷陰，而用辛涼清解風熱之法。

為便於臨床辨證治療，按感冒的性質可以將其分為4個證型：一是風寒證，二是風熱證，三是暑溼證，四是表寒裏熱證。

風寒證。症狀：鼻塞聲重，噴嚏，流清涕，惡寒，不發熱

或發熱不甚，無汗，周身痠痛，咳嗽痰白質稀，舌苔薄白，脈浮緊。治以辛溫解表，宣肺散寒。方藥用荊防敗毒散。本方以荊芥、防風、羌活解表散寒，柴胡、薄荷解表疏風，枳殼、前胡、桔梗宣肺利氣，獨活、川芎止頭身痛，茯苓、甘草化痰和中。風寒重，惡寒甚者，加麻黃、桂枝；風寒挾溼湯加減；風寒兼氣滯，胸悶嘔惡者，用香蘇散；風寒兼咳嗽者，用杏蘇散。

風熱證。症狀：鼻塞噴嚏，流稠涕，發熱或高熱，微惡風，汗出口乾，咽痛，咳嗽痰稠，舌苔薄黃，脈浮數。治以辛涼解表，宣肺清熱。方藥用銀翹散。本方為辛涼平劑，以金銀花、連翹、荊芥、薄荷、淡豆豉辛涼解表，兼以清熱解毒；蘆根、牛蒡子、生甘草清宣肺氣，利咽化痰。發熱甚者，加黃芩、石膏、大青葉清熱；頭痛重者，加蔓荊子、菊花清利頭目；咽喉腫痛者，加板藍根、馬勃、玄參利咽解毒；咳嗽痰黃者，加知母、黃芩、柴胡、浙貝母、杏仁清肺化痰；口渴重者，重用鮮蘆根，加天花粉清熱生津；挾有溼熱，胸悶嘔惡者，加藿香、佩蘭芳香化溼。

暑溼證。症狀：發熱，汗出熱不解，鼻塞流濁涕，頭昏重脹痛，身重倦怠，心煩口渴，胸悶欲嘔，尿短，舌苔黃膩，脈濡數。治以清暑祛溼解表。方藥用新加香薷飲。本方以香薷祛暑發汗解表，金銀花、連翹辛涼解表，厚朴、白扁豆和中化溼。暑熱偏盛，加黃芩、青蒿清暑泄熱，並配合鮮荷葉、鮮蘆根清暑化溼；溼困衛表，身重少汗惡風，加清豆卷、藿香、佩蘭芳

香化溼宣表；小便短赤，加六一散、赤茯苓清熱利溼。

表寒裏熱證。症狀：此證又名「寒包火」。因風寒外束，表寒未解，入裏化熱。發熱，惡寒，無汗口渴，鼻塒聲重，咽痛，咳嗽氣急，痰黃黏稠，尿赤便祕，舌苔黃白相兼，脈浮數。治以解表清裏，宣肺疏風。方藥用雙解湯。方中以麻黃、防風、荊芥、薄荷解表疏風，黃芩、梔子、連翹、生石膏清裏除熱，桔梗宣肺開提。若咳喘重者，加杏仁、桑白皮、枇杷葉止咳平喘；大便祕結不通者，加大黃、芒硝通腑泄熱。對於時行病毒而致時行感冒，若表現以高熱為主，且全身症狀較重，或有化熱傳變之勢，需重用清熱解毒法，藥物如金銀花、連翹、板藍根、黃芩、柴胡、生石膏、知母、貫眾等。臨床上，可根據患者血虛、氣虛、陰虛、陽虛等具體情況加減用藥。

醫案精選

◎案

黃某，男，64歲。2002年9月4日初診。頭痛，惡風3天。3天前雨淋後出現頭痛，惡風，動則汗出，咽癢微咳，腹部隱痛發緊，神疲，四肢不溫。患者平素受涼或飲冷後即腹痛，繼之腸鳴腹瀉，得瀉或得溫後自止。舌淡、苔白，脈微浮。方用小建中湯加減。

處方：桂枝15g，白芍10g，炙甘草、生薑各5g，大棗5枚，飴糖30g（分衝）。每日1劑，水煎，溫服覆被。

二診：9月5日。藥後1小時微煩，繼而汗出，諸症悉除。後續用1劑以鞏固療效。

按葉天士對陽虛、復感風寒之感冒，多用小建中湯治療。以小建中湯加大桂枝用量，藥汁採用溫服，同時覆被取汗，效果較好。

◎案

劉某，女，62歲，2004年10月初診。自訴經年反覆感冒，如勞汗更衣不及時，或汗出見風，或天氣稍轉寒添衣不及，或某頓飯貪食後均可致感冒，雙脈沉而無力，舌淡苔白，觀前人用方，多以玉屏風散加減，今以小建中湯加減。

處方：桂枝15g，芍藥30g，生薑10g，炙甘草10g，大棗4枚，黃耆15g，黨參15g。

30劑，囑每日1劑，水煎汁300ml，分早、晚2次喝，先喝7劑，餘藥在二十四節氣每交替時服用，每日1劑，連喝3劑，至喝完為止。

後患者又帶一同證患者來診，訴療效甚好。

按《醫方集解》云：脾居四臟之中，生育榮衛，通行津液，一有不調，則失所育所行矣。所以此患者以建中為主，方中桂枝、芍藥、生薑能和營衛以攘外，黨參、甘草、大棗能補中宮以安內，再加黃耆固衛表，此湯實為安內攘外，散中寓補之劑。另配時令用藥，達未病先防，以適應天氣轉變。臨床用此

方治療上述反覆性感冒甚好,如流清涕可加蒼耳子散,寒甚者加四逆湯,服藥期間,禁食生冷,著衣合適。

診治感冒並不容易,臨床切不可視感冒為小恙而忽視。從感冒病的發展過程和感冒病的定義來看,是人為地把外感病中的輕證定義為感冒,因此感冒病包含了多種外感疾病的輕證,多種外感疾病的早期症狀具有感冒症候。感邪後是否是感冒病,傳不傳變,受感邪的輕重、患者的體質和治療是否適宜等諸多因素的影響,需要密切觀察。診治感冒是一個動態的過程,需要根據病情變化合理的擬定和調整診療方案。診治感冒面對的是以外感病症為主的多種病症,感冒可繼發多種疾病,往往使原有基礎疾病加重,可以說感冒為萬病之源,失治誤治均可能發生嚴重的變證。王苗芳報導,由於病情的變化和醫師的疏忽或認識不足,常將其他疾病誤診為感冒而貽誤治療。診治包括感冒在內的外感病症時既要考慮中醫辨證,又要考慮現代醫學的辨病,先辨病然後再辨證論治,具備證從屬於病、辨病與辨證相輔相成的辨病辨證觀念,針對疾病的發展趨勢適當採用預防性、前瞻性用藥,這樣才可以增強預見性,掌握疾病的全過程,達到「治未病」的境界。辨證論治側重於思考技巧的運用,而辨病論治則更看重個人經驗的累積,二者的系統結合,才是全面提高治療外感病療效的正確途徑。治療外感病症的根本治則為扶正祛邪。扶正祛邪表現在用藥和飲食調護等各個方面。感冒的中醫症候規律研究對以感冒為主的外感病症的超前診

斷、超前預防和超前治療具有重要意義，可顯著提高防治外感病症的能力。即可以「未病」而預測其病之將來，以「已病」而預測其發展、變異及危害之所在，以便及早預防治療。

四、腫瘤術後

癌性疼痛是惡性腫瘤患者最為多見的症狀。小建中湯原載於《傷寒論》和《金匱要略》。方由桂枝、大棗、芍藥、生薑、飴糖、甘草組成。本方所治虛勞諸證，皆因中虛所致陰陽兩虛，故其治療當以建立中氣，調和陰陽為關鍵，方中重用甘溫之飴糖為君藥，溫中補虛，和裏緩急；桂枝溫陽氣，芍藥益陰血，二者調和陰陽，並為臣藥；炙甘草甘溫益氣，與芍藥相合，酸甘化陰而緩急止痛，與桂枝相合，辛甘化陽而溫補中虛，為佐藥；生薑辛溫暖胃，大棗甘溫補脾，脾胃健而營衛通，故俱為使藥。諸藥相合，共奏溫中補虛，和裏緩急之功。張仲景創立小建中湯，原為治腹中急痛，心中悸而煩和虛勞、男子黃疸、婦女腹中痛等證而設。臨證中，宗古人之意，巧用古方，師古而不泥古，靈活化裁，常以小建中湯加減，治療腫瘤疾病，並獲得較好的療效。

醫案精選
◎案

李某，女，55歲。以「食道癌術後2年，放療、化療後1個月，腹痛10餘天」為主訴於1999年12月13日初診。前2

中篇　臨證解析

年做了食道癌切除術，術後病檢為食道潰瘍型低分化鱗癌。術後間斷地做放療、化療。10天前出現腹痛，喜暖喜按，夜間加重，不能睡眠，伴面色白、畏寒、肢冷、納差、乏力、舌淡，邊有齒痕，苔白滑，脈沉遲。體檢：一般情況差，中度貧血貌，全身淺表淋巴結未觸及，雙肺呼吸音清，心率90次／分，律齊，腹軟，肝脾肋下未及，右上腹輕度壓痛，肝區叩擊痛（＋），腹水徵（－），雙下肢無浮腫。超音波等檢查診斷為食道癌肝轉移。西醫治療以對症支持處理，間斷靜脈注射複方胺基酸、白蛋白等。中醫辨為虛寒型腹痛，以小建中湯加味。

處方：桂枝、白朮、甘草、延胡索、太子參、當歸各10g，白芍、茯苓各30g，生薑3片，大棗7枚，山藥、丹參、黃耆各20g。

上藥水煎服，每日1劑，服時加紅糖20g。用藥3天後，腹痛減輕，夜間尚可入睡；用藥7天後，腹痛症狀消失，食慾好轉，但超音波仍示食道癌肝轉移，腫塊大小同前。於1999年12月28日帶藥出院。

◎案

某，男，40歲。於1989年在某醫院行胃癌根治術，病理為腺癌1級，侵及肌層2分之1，已累及食道下端，術後曾化療。初診時主訴常感胃脘隱痛，於飢餓時易發，得食或溫按後尚能緩解，時感虛煩不寧，心中悸動，納穀不馨，神疲乏力，短氣困倦，動則易汗出，治擬溫中補虛，緩急止痛。

處方：飴糖、白芍、炙甘草、桂枝、當歸、佛手、陳皮、大棗、黨參、白花蛇舌草等。

上述方藥酌情加減治療半月，胃脘疼痛減輕，胃納略有增進，近因受寒後，大便日行 3～4 次，便溏色黃，瀉後更感疲憊，苔白根微膩，脈細濡。於上述方藥基礎上加茯苓、炒薏仁、炒白朮、白扁豆、生黃耆等，調服 1 個月左右，症情明顯好轉，繼續辨證治療，並加服自製抗腫瘤成藥，服藥 3 年餘，現隨訪見病情穩定，已恢復半天工作。

按患者為胃癌術後脾胃虛寒，營衛不足之胃脘疼痛，由於中氣虛寒，不得溫煦，所以腹中疼痛，喜得溫按，按之或食後痛減。方中飴糖合桂枝甘溫相得，能溫中補虛；飴糖、甘草合芍藥，甘酸相須，能和裏緩急，又以生薑之辛溫，大棗之甘溫，辛甘相合，能健脾胃而和營衛。生黃耆補氣升陽，溫通陽氣，同黨參相伍，則增強益氣作用，同白朮、茯苓則運脾溼，同桂枝則治衛虛汗出，故方中加入生黃耆之補氣佳品，更增其效。實驗研究亦顯示，黃耆與黨參、白朮等配合，可以提高機體免疫功能，從而有利於機體的抗癌能力，故錢伯文老師在臨床上，常選黃耆作為抗癌扶正藥。此外，取白花蛇舌草清熱解毒，散瘀利溼，多用於消化道腫瘤，動物實驗證明其有顯著的抑癌作用，亦能增強機體抵抗力，表現為網狀內皮系統的顯著增生，淋巴結、脾、肝等組織中嗜銀物質呈緻密改變，惡性腫瘤其癌巢如有嗜銀物質包裹，則其浸潤、轉移均較困難，甚至不可能。並加用錢伯文老師自製成藥，由三七、桂枝、蜈蚣、

中篇　臨證解析

地龍等行氣活血、清熱解毒藥組成，其功效、主治均符合胃癌的病理變化，這樣辨病與辨證結合，更恰中病機，提高療效。

◎案

某，女，36歲。1987年於某醫院行右側乳癌根治術，病理示囊性乳頭狀腺癌，3分之1淋巴結陽性。手術後感神疲乏力，頭暈耳鳴，手足發冷，動則心悸汗出，甚則暈厥，術後3個月即月經來潮，但量少色淡，小腹拘急，痛引腰背，經期感惡風咽乾，面容萎黃，舌淡苔薄，脈細弦。辨證係術後氣血大虧，陰陽俱虛，漸成虛損，治擬建中，調和陰陽，歸於平衡。

處方：飴糖、白芍、桂枝、炙甘草、大棗、黃耆、煅牡蠣、浮小麥、稽豆衣、當歸、麻黃根、茯苓、蒲公英。

以上方藥服2週後，眩暈、惡風均有好轉，汗出已止，但覺夜眠不安，夢擾紛紜，胸脅不舒，於原方去煅牡蠣、浮小麥、麻黃根，加炒酸棗仁、合歡皮。續服中藥1年左右，仍用小建中湯為主方，加減運用，諸證悉平，至今隨訪，未見復發。

按患者係術後中氣已虛，氣血大虧，漸至虛損。陽氣不足則衛虛失於外護，致衛外不固，故手足發冷，汗出惡風；營虛失於內守，不能濡養周身而頭暈、心悸、咽乾、月經量少，故以小建中湯治虛勞裏急諸不足，側重建立中焦陽氣，喻嘉言所曰：健其中臟，使飲食增而陰血旺，故但用稼穡作甘之味，生其精血。方中加入黃耆，更增補氣扶正作用。另方中寓牡蠣散（黃耆、麻黃根、牡蠣），益氣固表，潛陽斂汗，氣足表固，汗

出自止。加入當歸,則為當歸建中湯,古方用治產後虛羸,血虛腹痛。錢伯文老師取當歸補血調經,活血止痛之功,既能活血,又能行血,《日華子本草》謂本品破惡血,養新血及主癥癖,藥理實驗見體外篩選有抑制癌細胞作用,抑制率達50%~70%。蒲公英清熱解毒,消癰散結,《本草備要》曰蒲公英「專治痛腫、疔毒,亦為通淋妙品。」現代藥理證實蒲公英有提高「淋轉率」的作用,從而影響惡性腫瘤患者的免疫狀態,並有廣譜的殺菌作用。此病案為乳癌根治術後之虛損,術中發現已有淋巴結轉移,用上述方法,扶正祛邪而獲效。

腫瘤是整體性疾病的一種局部表現,有其複雜的病理變化及臨床徵象。錢伯文老師遵古人之訓,並吸取現代醫學之精華,將辨病與辨證系統結合,在辨證論治基礎上,選用具有抗癌活性的清熱解毒藥或錢伯文老師研製的中成藥複方,這樣更切合腫瘤病機,達到良好的治療作用。如李某案,辨證屬脾胃虛寒,營衛不足,而致中上不得溫煦,虛勞裏急,時時作痛,以小建中湯溫中補虛,緩急止痛,然腫瘤乃屬中醫學熱毒範疇,非清熱解毒之品不可治。現代藥學研究證實,清熱解毒藥物不僅有直接抗癌作用而且還具有消炎與提高機體免疫功能等多種作用,故錢伯文老師常選用具有抗癌活性的白花蛇舌草、蒲公英等清熱解毒藥,亦常配伍自製中成藥複方,這樣辨證與辨病系統結合的治療方法,運用於腫瘤領域,確有較好的療效。

目前癌性疼痛根據1987年WHO規定的三階梯止痛法:對

於輕度疼痛可選用非類固醇類消炎藥物，如 Indomethacin、Ibuprofen 等；對中度疼痛可選用弱嗎啡類藥物，如 Tetracaine 等；對於重度疼痛可選用強嗎啡類藥物，如 Pethidine 等。這些止痛藥固然有效，但都有副作用，如非類固醇消炎藥物可出現多汗，促進胃酸分泌、消化性潰瘍等；嗎啡類藥物不僅可產生藥物依賴，而且還可產生鎮靜呼吸抑制，及欣快感等不良反應。因此對於癌症輕度、中度疼痛及部分重度疼痛應用中藥物治療不僅可以避免西藥不良反應，而且還可以推遲應用 Pethidine 等藥物的時間。在所治 38 例癌性疼痛患者，大多正氣已傷，陽氣受損，內臟失於溫養，不榮則痛，故腹痛；陽虛則寒，寒得溢而散，氣得按而行，故喜暖喜按；夜間屬陰，入夜陰盛而陽衰尤甚，陰寒凝重，故腹痛以夜間為甚。舌淡、苔白膩、脈沉遲均屬中陽不足之象。小建中湯為《傷寒論》中的名方，本方重用飴糖為君，長於補虛建中，緩急止痛；桂枝溫經散寒，解凝復陽；芍藥養血斂陰、緩急止痛，與桂枝相合可調和陰陽，化生氣血，皆為臣藥；生薑、大棗辛甘相合，健脾益胃，調和營衛，為佐藥；甘草益氣健脾，調和諸藥，為使藥。諸藥合用，其奏溫中補虛，緩急止痛之功。脾虛日久，易及於腎，故加山藥健脾補腎。腫瘤晚期正虛與邪實夾雜，病情複雜，故在扶正的同時，加丹參、延胡索化瘀止痛。由於藥證相符，故能獲得較好的止痛效果。

下篇 現代研究

　　本篇從兩個部分對小建中湯的應用研究進行論述：第一章不僅從現代實驗室的角度對小建中湯全方的作用機制進行探索；還從組成小建中湯的主要藥物藥理作用進行研究分析，為讀者提供了充分的現代研究作用基礎。第二章為現代應用研究，對小建中湯的理論基礎、證治特色、臨證應用進行總結性的整理，並且選取了代表性的名醫驗案，以便更全面地應用經方。

下篇　現代研究

第一章

實驗研究總覽

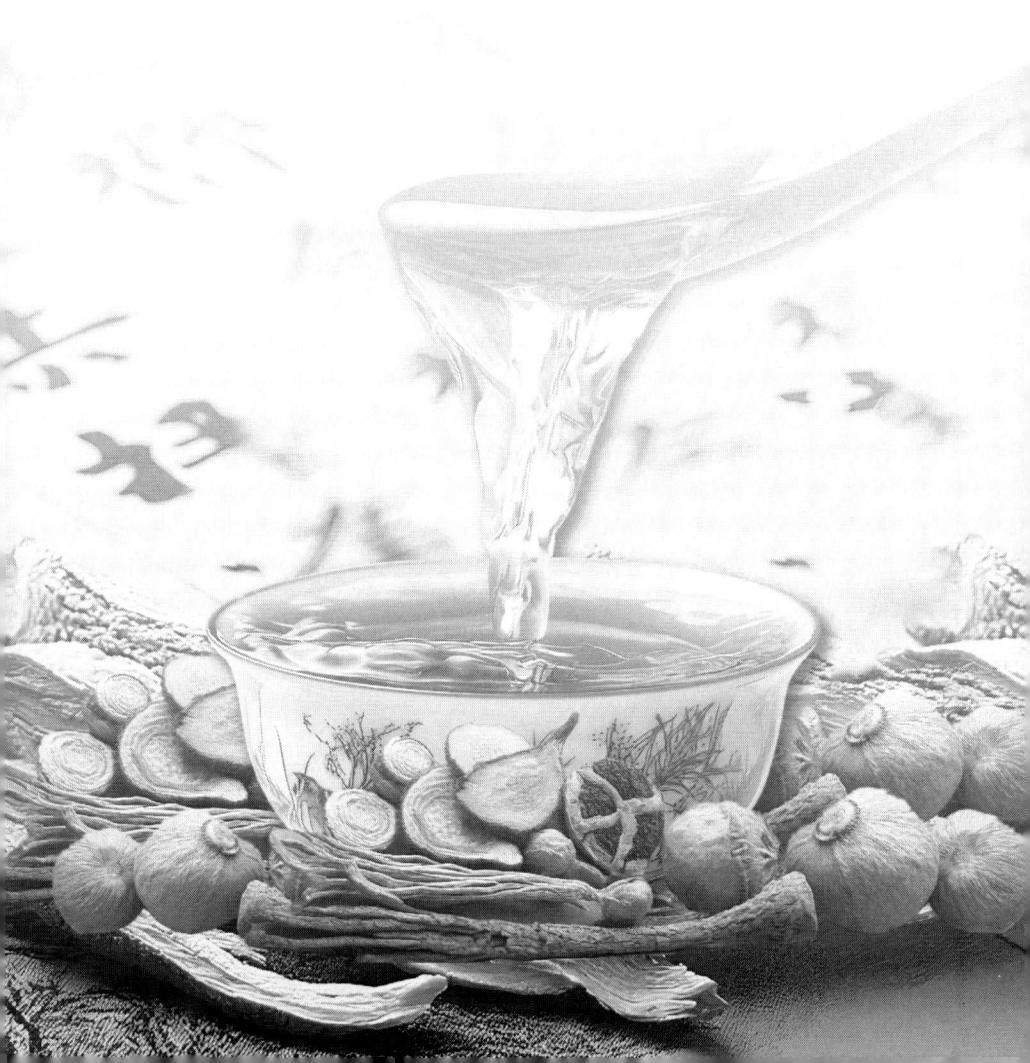

下篇　現代研究

第一節　桂枝的藥理研究

桂枝最早載於《神農本草經》，出自《新修本草》。其性溫，味辛甘，通行十二經。能散寒解表，溫通經脈，通陽化氣。治風寒表證，風溼痹痛，胸痹痰飲，經閉症瘕，小便不利等。

1. 桂枝的現代藥理研究

現代藥理學研究證實，桂枝具有明顯的鎮痛解痙作用，因能作用於大腦感覺中樞，提高痛閾而具有鎮痛效果，它所含皮醛能促進唾液及胃液分泌而健胃，興奮汗腺而解熱，舒張支氣管平滑肌而平喘，同時改善外周循環。桂枝對黴菌、炭疽桿菌、金黃色葡萄球菌、沙門菌、結核桿菌、傷寒、副傷寒桿菌等有較強抑制作用，並有抑制補體活性和較強的抗過敏作用。因此，桂枝的臨床應用又有了新的發展，現用於治療肺結核、紅斑狼瘡等內傷發熱、術後低熱、自汗等，療效確切；配伍治冠心病心絞痛、心肌炎、眩暈、肝硬化、心力衰竭、腎性水腫等效果良好；配活血藥可治子宮肌瘤、卵巢囊腫、血栓性脈管炎等。

2. 桂枝的臨床應用

（1）對桂枝的臨床應用，歷代醫家均有深刻的研究和精闢的論述，在《傷寒論》的 113 方 89 味藥中，桂枝一藥的使用達 43 方次，僅次於甘草 70 方次，其應用範圍除了桂枝湯類 19 方之

外，還廣泛用於表、裏、內、外、上、下諸證的治療。清代鄒澍《本經疏證》指出：「蓋其用之道有六：曰和營，曰通陽，曰利水，曰下氣，曰行瘀，曰補中。」清代徐氏認為：「桂枝外證得之，解表和營血，內證得之，補虛調陰陽。」桂枝辛溫發表，甘溫助陽，可行裏達表，有溫通陽氣的功能，向上向外，解肌發汗而散寒止痛；溫通心陽而解胸痹，溫通心痹之陽而消除痰飲水溼；溫通經脈以散寒止痛，行瘀通經。

(2) 桂枝具有溫通心陽，推動血行的作用，是治療冠心病不可缺少的藥物，用桂枝配伍治療冠心病的臨床報導很多，如加減復脈湯、苓桂朮甘湯、瓜蔞薤白桂枝湯等。冠心病為本虛標實證，虛則表現為氣虛、陽虛、陰虛，病情發展到心肌梗塞時，常常出現心陽暴脫，陰陽離絕；實則不外血瘀、痰阻，桂枝在治療冠心病中發揮的作用，在於能通陽化氣，通陽，就是補助心陽，溫通心脈；化氣，即促進陽氣化生，既不同於補，也不同於調，激發心臟功能活動的正常執行。蓋心主血脈，桂枝溫通血脈，化生陽氣，故乃心病之要藥。

(3) 桂枝有明顯的平喘作用，是治喘症的要藥，如小青龍湯、桂枝加厚朴杏子湯、桂枝加龍骨牡蠣湯等。對於兒科呼吸系統的疾病，如小兒支氣管炎、喘息性支氣管炎、毛細支氣管炎或小兒肺炎合併心力衰竭者，只要雙肺聽診有痰鳴音、哮鳴音、大小水泡音，中醫辨證為寒證、虛寒證者皆宜。特別是咳嗽症比單純咳嗽而不喘者效果尤為突出，對咳喘日久不癒的患

者,用桂枝較麻黃平喘療效更好。

(4) 用桂枝治療黃疸、溼阻、脅痛等肝病療效顯著。因肝病多見肝氣鬱結,且木鬱易致土壅,桂枝不僅疏肝而且溫中,對於肝鬱而中焦虛寒者更為適宜。張錫純謂:「桂枝其開於中秋,是桂之性原得金氣而旺,且味辛屬金,故善抑肝木之盛使不橫恣。而桂枝之枝形如鹿角,直上無曲,故又善理肝本之鬱使之條達也。」桂枝具辛溫通達之性,能疏肝解鬱,調暢氣機,對慢性肝炎、急性肝炎恢復期、肝硬化早期的脅痛、胸悶、憂鬱、脘脹、噯氣等屬肝氣鬱結者,用之常取良效,肝炎日久不癒演變成肝硬化腹水、肝腎症候群而出現腹脹肢腫,其陰液未傷者,可在辨證用藥的基礎上選加桂枝、澤蘭、鹿啣草能達到通陽、活血、利尿消腫的作用,運用時以輕劑取效。對肝鬱陰虛,舌光無苔者忌桂枝。

(5) 桂枝有補中益氣的作用。《神農本草經》明言,桂枝「補中益氣,久服通神,輕身不老」。不老之言不可輕信,然桂枝的補中作用毋庸置疑。《金匱要略》治虛勞 10 方,用桂枝者 7 方。桂枝所治之虛,是土為木困,因氣弱而血滯,因血滯而氣愈弱而虛,如曹炳章言:《傷寒》、《金匱》用桂枝,考其用意皆屬發散肝脾而行營血。又有潤養肝血之藥,一得桂枝,化陰滯而為陽和。桂枝配伍運用得當,對肝脾失調所致的多種慢性虛性疾病,確有較好的調補作用。脾胃為後天之本,氣血生化之源,桂枝能溫通經脈,升發陽氣,以振奮脾胃功能,如溫補脾虛的

大建中湯、黃耆建中湯,皆配桂枝行營通脈,恢復中陽。

(6) 桂枝有溫陽散寒的作用。桂枝為末,醋調敷神闕穴可治遺尿,酒調外敷局部可治寒病。桂枝浸酒外塗可治凍瘡。桂枝、紅花酒浸液外擦能防治褥瘡。用桂枝、甘松各15g,合煎洗頭,治療脂漏性皮膚炎,療效滿意。神經性皮膚炎患者,用桂枝、金銀花各30g,枳殼15g,加水1,500ml,煎沸5分,待微溫時洗患處,可達到祛風止癢、活血散結的作用。

3. 藥理活性研究

藥理學研究證實,桂枝具有解熱、擴張皮膚血管、促進血液循環、解表、發散(汗)、鎮痛、抗真菌、抗腫瘤等作用,且毒副作用低。桂枝中所含肉桂酸具有抗菌、升高白血球、利膽、抗突變、誘導人肺癌細胞惡性表型逆轉和抗侵襲等藥理作用。桂皮醛有明顯的鎮靜、鎮痛作用,並能促進唾液及胃液分泌而健胃,興奮汗腺而解熱,舒張支氣管平滑肌而平喘,同時改善外周循環。原兒茶酸即3,4-二羥基苯甲酸,是植物中抗炎、抗菌的活性成分。

(1) 抑菌作用

韓愛霞等將100％桂枝浸出液濾紙片對金黃色葡萄球菌、白色葡萄球菌、綠膿桿菌、變形桿菌、甲型鏈球菌、乙型鏈球菌的抑菌作用進行了研究。結果顯示桂枝在體外對以上細菌均有明顯的抑菌作用。

(2) 抗炎、抗過敏作用

桂枝精油對急性、慢性和免疫損傷性炎症均有顯著的拮抗作用，其作用與抑制花生四烯酸代謝、影響炎症介質生成及抗氧化等有關。聶奇森等試驗結果顯示，桂枝提取物具有顯著的抑制透明質酸酶的作用，具有強抗過敏作用，其活性成分為縮合型鞣質。黃麗等研究發現桂枝提取物經大孔樹脂富集純化後抑制率達到了67％，具有很強的抑制透明質酸酶和抗過敏作用，其主要抗過敏成分為多酚類物質。現代藥理研究顯示，桂枝尚對嗜異性抗體反應顯示出抑制補體活性作用，具有較強的抗過敏作用，與對症治療的西藥相比更安全有效且無副作用。

(3) 抗腫瘤作用

桂枝中桂皮醛具有良好的體內體外抗腫瘤作用，其機制主要涉及對腫瘤細胞的細胞毒作用和誘導腫瘤細胞產生凋亡。對體外培養的人皮膚黑色素瘤、乳癌、食道癌、子宮頸癌、腎癌、肝細胞瘤細胞的增殖具有良好的抑制作用，在適當劑量範圍內可以保護和恢復荷瘤小鼠的免疫功能；桂皮醛能有效對抗小鼠S180實體瘤，對人腫瘤細胞發揮細胞毒作用的同時，也能誘導其發生細胞凋亡，且在一定劑量範圍內具有保護和恢復機體免疫功能的作用。桂皮醛對胃癌裸鼠移植瘤模型，以不同濃度腹腔注射並與Carboplatin治療比較，結果顯示桂皮醛體內抗腫瘤作用明顯，其機制與抑制腫瘤細胞增殖、誘導細胞凋亡有關。

(4) 抗病毒作用

湯奇等採用雞胚法，觀察桂枝精油和桂皮醛抗流感病毒生長的作用，結果顯示桂枝精油、桂皮醛具有良好的抗流感病毒作用，以治療中的給藥方式效果相對為優，桂皮醛可能是其抗病毒效應的主要成分之一。劉蓉等採用一系列方法測定桂枝精油及其主要成分桂皮醛體外對 A 型流感病毒 A/PR/8/34（H_1N_1）增殖的影響及對該流感病毒株感染小鼠的治療作用，結果顯示桂枝精油及桂皮醛具有抗 A 型流感病毒作用。

(5) 利尿作用

採用含桂枝的五苓散提取液以 0.25g/kg 的劑量對麻醉犬靜脈注射，可使犬尿量明顯增加，單用桂枝（靜脈注射劑量為 0.029g/kg）利尿作用比其他四藥單用顯著，故認為桂枝是五苓散中主要利尿成分之一。

(6) 擴張血管、促出發汗作用

現代醫學認為桂枝中主要成分桂皮醛、桂皮酸鈉具有擴張血管、促出發汗的作用，常與麻黃相須為用，以增強全方的發汗解表之功。研究證實桂枝湯具有擴張血管和促出發汗的作用。桂枝乙醇提取物對大鼠離體胸主動脈環的舒張血管作用具有非內皮依賴性，其機制可能與抑制血管平滑肌細胞內質網儲存鈣的釋放有關。

(7) 降壓作用

透過觀察桂皮醛靜脈連續給藥後對麻醉大鼠心率、血壓、左心室收縮壓、左心室舒張壓、左心室最大壓力變化速率等血流動力學指標的影響，結果顯示桂皮醛在 120 ～ 360mg/kg 劑量範圍內呈劑量依賴性地降低。桂皮醛對麻醉大鼠的心率具有顯著抑制作用，對血壓具有降低作用且可能與其對心肌的負性變時、變力效應和對血管的舒張作用有關。研究亦顯示桂皮醛對氧自由基誘導的自發性高血壓大鼠離體主動脈收縮也有抑制作用。

(8) 解熱、解痙鎮痛作用

藥理學研究證實，桂枝具有明顯的鎮痛解痙作用，因能作用於大腦感覺中樞，提高痛閾而具有鎮痛效果。唐偉軍等採用熱板法和扭體法觀察桂枝對小鼠熱致痛和乙酸致痛的作用，結果顯示桂枝對熱致痛小鼠可明顯延長其痛閾時間，對小鼠乙酸所致的疼痛，有顯著的拮抗作用，以桂枝醇提液鎮痛明顯，與 Rotundine 無顯著性差異（$P > 0.05$），桂枝水提液鎮痛效應與 Rotundine 有顯著差異（$P < 0.05$），顯示桂枝中鎮痛有效成分為醇溶性物質。

(9) 鎮靜、抗驚厥作用

桂枝中桂皮醛化合物具有鎮靜和抗驚厥作用。研究顯示小鼠給予桂皮醛後，其自主活動減少，可增加巴比妥類藥物的作

用，同時對抗苯丙胺的作用，拮抗 Strychnine 作用，降低菸鹼致驚厥，抑制聽源性驚厥等。

(10) 抗血小板聚集、抗凝血作用

研究發現桂皮醛在體外能夠明顯抑制膠原蛋白和凝血酶誘導的大鼠血漿中血小板的聚集，在體內能夠顯著延長小鼠斷尾後的出、凝血時間，減輕大鼠動－靜脈旁路絲線上血栓的質量，說明桂皮醛具有明顯抗血小板聚集和體內抗血栓作用。其機制可能與抑制血栓烷素 A2 的形成，進而抑制血小板聚集有關。

現代藥理研究證明，桂枝有解熱降溫、鎮靜、鎮痛、抗驚厥、擴血管、抗凝、抑制血小板聚集、抗病原體等作用。其中，因桂枝能增強冠脈血流量，改善冠脈循環，增加心脈營養血流量，故現代廣泛應用桂枝於冠心病、心律失常、風心病等心血管疾病。實驗研究亦顯示，桂皮醛有中樞和外周性血管擴張作用，能增強血液循環。桂枝蒸餾液 (1.5ml/L) 能降低再灌注室顫發生率，改善心臟功能，如恢復心率、提高心室最大收縮速率及左心室功指數，同時伴心肌攝氧量增加。其作用機制為抑制心肌缺血再灌注時冠脈流量的減少及心肌細胞乳酸脫氫酶和磷酸肌酸激酶的釋放，減少心肌脂質過氧化產物的生成，提高超氧化物歧化酶活力，從而顯示桂枝蒸餾液對缺血再灌注損傷有保護作用，其作用機制可能與抗脂質過氧化作用有關。自由基是造成心肌再灌注損傷的主要因素，自由基反應也是引起衰老的重要原因，這方面已被中外許多學者的研究所證實。藥

理研究顯示，桂枝精油還可抑制炎症介質組織胺（Histamine）和前列腺素 E（PGE）的釋放，清除過多的自由基（LPO、MDA），從而保護心肌細胞膜和細胞不受氧化作用的損傷。另外，桂枝 0.3g/ml 在體外能完全抑制凝血酶促進纖維蛋白原變為纖維蛋白的作用，0.2g、0.04g 和 0.01g 生藥 /ml 在體外能顯著延長牛凝血酶凝聚人體纖維蛋白原時間，因而顯示桂枝有顯著抗凝血作用。在 250μl 人血的富血小板血漿中加入桂枝提取物 10μl，可顯著抑制膠原及 ADP 所誘導的血小板聚集。另有實驗研究顯示，桂枝能明顯降低冠心病大鼠低密度脂蛋白、膽固醇含量，升高高密度脂蛋白含量，具有明顯的降低血脂的作用。綜上所述，桂枝是一味歷史悠久，臨床應用廣泛的常用中藥。大量臨床實踐與實驗研究已證實，桂枝對心血管系統具有重要的藥理作用，具有良好的藥物開發前景。因此，對其活性成分和藥理作用機制的深入研究，對進一步研發桂枝的藥用成分，開發利用桂枝藥物資源具有重要的臨床意義。

第二節　芍藥的藥理研究

芍藥屬毛茛科多年生宿根草本植物，原產於東南亞，生長在乾燥的石坡、河堤和稀疏林地邊緣，是一種知名的中藥材。根據加工方式的不同芍藥可分為白芍和赤芍。中醫用白芍治療頭暈、肢體痙攣、月經不調和自汗等症狀；用赤芍活血化瘀、

清熱涼血。此外,芍藥還可以與其他草藥聯合使用,如芍藥甘草湯和當歸芍藥散等。

1. 芍藥的現代藥理研究

芍藥包含多種生物活性物質,主要有苷類、萜類、黃酮類、鞣質類、精油類、酚類和糖類等化合物。芍藥總苷是芍藥根的水／乙醇提取物,於1998年作為類風溼性關節炎緩解藥物進入市場,芍藥苷是其最主要的生物活性物質。本文綜述了近年來芍藥化學成分和藥理作用研究進展,以期明確芍藥不同藥理作用的機制,為芍藥的開發利用提供依據,同時提升西方國家對中藥的認可。

2. 芍藥的臨床作用

(1) 抗炎作用

炎症是機體對致炎物質的刺激產生的防禦性反應,是許多疾病發生與發展的基礎。多種炎症細胞參與炎症反應,包括樹突狀細胞、巨噬細胞、單核細胞、T淋巴細胞和B淋巴細胞等。現代研究發現,芍藥苷能夠透過抑制單核細胞的作用緩解慢性炎症。

(2) 鎮痛作用

芍藥總苷能依賴性地抑制乙酸誘導的扭體、電刺激腳底誘導的嘶叫以及熱板反應。芍藥總苷的鎮痛作用在隨後的研究中

也得到進一步的證實。據報導，芍藥苷對蜂毒引起的繼發性痛覺過敏和原發性痛覺過敏表現出明顯的鎮痛作用，並能有效抑制熱過敏的發生。然而，芍藥苷的這些作用均能夠被鴉片受體阻斷劑鹽酸納洛酮阻斷，顯示芍藥苷的鎮痛作用可能由內源性鴉片受體介導。芍藥苷對大鼠母仔分離誘導的內臟痛覺過敏也具有鎮痛作用。κ-鴉片受體拮抗劑 nor-Binaltorphimine、兒茶酚胺合成酶抑制劑 DL-α-甲基酪氨酸和 α2 腎上腺素能受體拮抗劑 Yohimbine 均可以抑制這種鎮痛作用。結果顯示，在大鼠母仔分離中，芍藥苷對內臟痛的鎮痛作用可能由 κ-鴉片受體、α2 腎上腺素能受體和兒茶酚胺系統介導。此外，芍藥苷腦室注射給藥結果顯示，在中樞神經系統中芍藥苷可能產生鎮痛作用。

(3) 抗菌作用

現代研究發現芍藥根提取物苯甲酸（benzoicacid，BA）、芍藥醇（paeonol，PA）、1,2,3,6-O-四沒食子醯基葡萄糖（1,2,3,6-tetra-O-galloyl-β-D-glucose，PGG）和沒食子酸甲酯（methylgallate，MG）對抗生素敏感和耐藥幽門螺旋桿菌的生長抑制和殺菌作用。研究發現，BA 和 PA 在 pH 為 4.0 時表現出很強的殺菌作用，MG 和 PGG 在 pH 為 7.0 時發揮作用。4 種成分對 Amoxicillin、克拉黴素、甲硝唑和四環素耐藥性菌株均有很強的生長抑制作用和抗菌活性，說明這些成分與抗生素的作用模型不同，有望成為保護人類免受幽門螺旋桿菌疾病的新抗菌成分。研究還發現，芍藥根蒸氣蒸餾成分對有害的腸道細菌和乳酸生

成菌的生長具有很強的抑制活性。芍藥提取物除了對細菌表現出抗菌作用外，多花芍藥提取物對真菌包括黃麴黴、煙麴黴、黑麴黴和茄病鐮孢（腐皮鐮刀菌）也表現出很強的抗菌作用。

(4) 抗氧化作用

抗氧化劑能降低多種疾病的風險，如糖尿病、炎症、癌症和神經退行性疾病等。現代研究發現，芍藥花乙酸乙酯萃取物和乙醚萃取物表現出很強的總抗氧化能力和 1,1- 二苯基 -2- 三硝基苯肼自由基清除能力，並且對羥自由基引起的牛血清白蛋白氧化損傷具有保護作用。研究發現，在無細胞體系中芍藥總苷對 2,2- 聯氮基雙 -（3- 乙基苯並噻唑啉 -6- 磺酸）二氨鹽自由基具有清除活性；在皮質酮誘導的 PC12 細胞中芍藥總苷引起細胞內活性氧類和丙二醛水平下降，穀胱甘肽水平、超氧化物歧化酶活性和過氧化氫酶活性增加，抑制皮質酮誘導的細胞毒作用。研究發現，芍藥總苷透過降低天門冬胺酸胺基轉移酶、乳酸脫氫酶和肌酸激酶的活性，增加超氧化物歧化酶活性，降低丙二醛水平，對異丙腎上腺素誘導的大鼠心肌缺血發揮保護作用，這種保護作用可能是透過減輕氧化應激實現的。芍藥總苷能夠顯著升高糖尿病模型大鼠腎的抗氧化酶的活性以及總抗氧化能力，從而抑制糖尿病相關的腎損傷。

(5) 抗癌作用

近年來研究發現，芍藥對腫瘤具有抑制作用，而這種抗增殖和抗癌活性與多酚化合物的存在相關。研究發現，芍藥能夠

誘導凋亡小體 DNA 片段化和染色質固縮，使細胞阻滯在 G1 期，下調 E1B19k/Bcl-2 結合蛋白 Nip3 基因表達，上調 Kruppel 型鋅指蛋白、紫外切除修復蛋白 RAD23 同族體 B 和熱休克蛋白 1 基因表達，顯示芍藥對肝癌細胞具有細胞毒性。在肝癌細胞 HepG2 中，毛實芍藥果實提取物有效清除自由基，增加細胞內穀胱甘肽的濃度，抑制 DNA 損傷，表現出很強的抗氧化應激的能力。Kwon 等研究白芍提取物對人早幼粒細胞白血病細胞株 HL-60 的抗增殖作用。結果發現，白芍提取物引起 DNA 片段化以及多聚（腺苷二磷酸－核糖）聚合酶裂解，透過內在凋亡途徑劑量依賴性地誘導 HL-60 細胞凋亡。白芍提取物處理後，細胞色素 C 從粒線體釋放到細胞質中，胱天蛋白酶 9 和胱天蛋白酶 3 被刺激活化，並且胱天蛋白酶 3 抑制劑 Ac-DEVD-CHO 以及胱天蛋白酶 9 抑制劑 z-LEHD-FMK 能夠減弱白芍提取物的作用。Xu 等研究發現，芍藥總苷能夠抑制慢性粒細胞白血病 K562 細胞的生長，阻滯於 G0/G1 期；同時 K562 細胞質中細胞色素 c、胱天蛋白酶 9 和胱天蛋白酶 3 累積，引發細胞凋亡。在移植 K562 細胞的裸鼠中，白芍總苷顯著降低腫瘤體積和質量。這些結果顯示，白芍總苷有望成為抗慢性粒細胞白血病的藥物。在人胃癌細胞中，芍藥苷透過阻止 IκBα 的磷酸化，抑制核轉位，增強 5-氟尿嘧啶誘導的細胞凋亡。Fang 等研究顯示，芍藥苷調節胃癌細胞 SGC7901 對 Vincristine 的多藥耐藥性，這種作用至少部分與目的基因多藥耐藥基因 1,Bal-XL 和 Bal-2 的下

調有關。在大鼠膀胱癌模型中，白芍處理的大鼠 Bcl-2、細胞週期蛋白 D1 和增殖細胞核抗原表達降低，p-Chk2（Thr-68），Bax 和 Cip1/p21 表達升高，從而誘導細胞凋亡和細胞週期阻滯，抑制癌細胞的生長。Wang 等研究了芍藥苷對人結腸癌細胞 HT29 的影響，體內體外實驗均證明芍藥苷能夠顯著抑制腫瘤細胞的生長。

(6) 抗憂鬱作用

強迫游泳實驗和懸尾實驗是篩選抗憂鬱藥廣泛使用的實驗方法。Mao 等評價了芍藥總苷的抗憂鬱作用，發現芍藥總苷 80mg/kg 和 160mg/kg 治療 7 天後，小鼠在強迫游泳實驗和懸尾實驗中的不動時間均減少，曠場實驗中水平運動和垂直運動沒有增加，說明強迫游泳實驗和懸尾實驗不動時間減少，不可能是由於精神運動興奮劑作用，而是抗憂鬱作用引起的。此外，芍藥總苷處理的小鼠劑量依賴性地拮抗 Reserpine 引起的上瞼下垂，抑制小鼠大腦中單胺氧化酶 A 和 B 的活性，說明芍藥總苷的抗憂鬱作用可能由單胺氧化酶抑制介導。芍藥總苷對皮質酮誘導的憂鬱症具有抗憂鬱作用，這種作用與其抗氧化能力以及提高大鼠海馬和額葉皮質腦源性神經營養因子蛋白水平的能力有關。隨後，現代研究發現，在慢性不可預知性應激憂鬱症大鼠模型中，芍藥苷顯著增加蔗糖消耗，降低血清中皮質酮和促腎上腺皮質激素水平，同時減弱慢性不可預知性應激引起的正腎上腺素、血清素以及 5-吲哚乙酸的增加。這些結果顯示，下

視丘－腦下垂體－腎上腺調節機制以及血清素、正腎上腺素刺激活化系統的上調是芍藥苷表現抗憂鬱作用的重要機制。

(7) 抗肝纖維化

　　肝星形細胞在肝纖維化的發病機制中發揮重要的作用。在血小板源性生長因子 BB 誘導的肝星形細胞中，芍藥根提取物處理後，濃度依賴性地抑制血小板源性生長因子 BB 引起肝星形細胞的遷移以及 α-平滑肌肌動蛋白和膠原蛋白的表達。這種抑制作用與血小板源性生長因子受體 α、細胞外訊號調節激酶、p38 以及 JNK 的刺激活化有關。在放射性纖維化大鼠模型中，芍藥苷可明顯抑制大鼠血清中麩丙轉胺酶和天門冬胺酸胺基轉移酶活性的升高，降低血清中轉化生長因子 β1（transforming growth factor-β1，TGF-β1）、玻璃酸、III 型前膠原和層黏蛋白的含量以及肝組織中羥脯氨酸含量，減輕肝損傷程度和膠原纖維增生程度；此外，芍藥苷還能夠減少大鼠肝組織中 TGF-β1 和 Smad3/4/7 蛋白表達。這些結果顯示，芍藥苷具有明顯的抗肝纖維化作用，其機制可能與其阻斷 TGF-β1/Smad 訊號轉導通路有關。Sun 等研究芍藥和黃耆提取物對四氯化碳誘導的肝纖維化大鼠的影響，發現芍藥和黃耆提取物比例是 4：1 時，肝保護活性較顯著。

(8) 抗自身免疫疾病

　　系統性紅斑狼瘡（systemic lupus erythematosus，SLE）是一種女性易感的自身免疫性疾病，T 細胞異常活化在 SLE 發生、發

展過程中發揮重要作用。Zhao 等研究發現，芍藥總苷透過升高 ITGAL 基因啟動子甲基化水平，降低 SLE 患者外周血 CD4+T 細胞中 CD11a 表達水平，揭示芍藥總苷抑制 SLE 自身免疫反應的可能機制。Zhao 等還發現，芍藥總苷處理紅斑狼瘡 CD4+T 細胞後，顯著增加了細胞中調節性 T 細胞的百分比，並且透過下調 Foxp3 啟動子甲基化水平增加細胞 Foxp3 的表達，同時提高細胞 IFN-γ 和 IL-2 的表達水平。這些結果顯示，芍藥總苷抑制 SLE 患者的自身免疫可能是透過誘導調節性 T 細胞的分化，調節 Foxp3 啟動子甲基化以及 IFN-γ 和 IL-2 訊號通路引起的。乾燥症候群是一種慢性自身免疫性結締組織疾病。Li 等研究顯示，芍藥總苷和用於治療乾燥症候群的藥物 Hydroxychloroquine 相比，對延緩非肥胖性糖尿病小鼠乾燥症候群的發作發揮了相同的作用。

(9) 抗心腦血管疾病

心腦血管疾病是一種嚴重威脅人類健康的常見病，病因包括高血壓、血液黏稠和血管壁平滑肌非正常代謝等。在血管緊張素 II 刺激的離體大鼠胸主動脈平滑肌細胞中，芍藥苷透過升高一氧化氮和一氧化氮合酶水平，降低基質金屬蛋白酶 2 活性，從而抑制血管緊張素 II 誘導的平滑肌細胞增殖。Jin 等研究發現，赤芍乙醇提取物誘導去氧腎上腺素預處理大鼠的主動脈血管舒張，血管平滑肌鬆弛。這種作用是透過刺激活化 K Ca^{2+} 和 K ATP 通道和抑制 L 型鈣離子通道，從而刺激活化內皮依賴性蛋白激酶

K和鈣內流－內皮型一氧化氮合酶的訊號通路實現的。在心血管疾病發展過程中，缺氧對內皮細胞的特性有很大的影響。在氯化鈷誘導的缺氧內皮細胞中，芍藥苷可以防止缺氧誘導因子1α的累積，下調 p53 和 E1B19k/Bcl-2 結合蛋白 Nip3 的表達，有效保護內皮細胞的凋亡。Mo 等研究發現，赤芍提取物能夠降低心肌酶、IL-10、TNF-α 以及脂質過氧化水平，提高超氧化物歧化酶活性和凝血酶時間，說明赤芍提取物對心肌梗塞具有治療作用，這種治療作用可能是透過 Bcl-2，Bax 和胱天蛋白酶 3 介導的。肝 X 受體 (liver X receptor，LXR) 具有抗高血脂和神經保護的作用。Lin 研究發現，芍藥苷能夠劑量依賴性地反式刺激活化半乳糖苷酶 4、大鼠膽固醇 7α- 羥化酶、磷脂轉移蛋白以及 ATP 結合的 A1 基因盒啟動子，並且芍藥苷是處於 LXR 配體結合口袋的位置，與一種新的 LXR 激動劑 GSK3987 呈現相同的作用。這些結果顯示，芍藥苷可以透過 LXR 途徑表現出藥理作用。

(10) 抗神經退行性疾病

神經退行性疾病是由神經元或其髓鞘的喪失所致，包括阿茲海默症 (Alzheimer disease，AD) 和帕金森氏症等。Cao 等研究發現，芍藥苷對 1- 甲基 -4- 苯基吡啶離子或酸 (pH5.0) 誘導的 PC12 細胞損傷具有神經保護作用。芍藥苷能夠降低細胞內 Ca^{2+} 內流，上調微管相關蛋白輕鏈蛋白 3- II 蛋白的表達並抑制 2a 型溶酶體膜相關蛋白的過表達。其中 2a 型溶酶體膜相關蛋白

與分子伴侶介導自噬途徑的活性直接相關，說明芍藥苷的神經保護作用與自噬途徑有關。慢性腦缺血與 AD 的認知功能障礙有關。Liu 等研究發現，芍藥苷能減輕慢性腦缺血誘導大鼠的學習功能障礙和腦損傷。芍藥苷處理後，抑制了慢性腦缺血引起的海馬組織中星形膠質細胞和小膠質細胞的免疫反應的增加，海馬組織 NF-kB 的免疫染色減少，說明芍藥苷透過抑制大腦中的神經炎症反應降低慢性腦缺血引起的記憶障礙和腦損傷。大腦皮質和海馬組織中 β 澱粉樣蛋白的沉積是 AD 的病理變化之一。在 β 澱粉樣蛋白處理的海馬組織中，芍藥苷透過衰減氧化應激、調節神經生長因子介導的訊號通路並增加類膽鹼的功能，從而改善空間學習和記憶。在 β 澱粉樣蛋白片段 25～35 誘導的 PC12 細胞中，芍藥苷透過提高線粒體膜電位、降低 Ca^{2+} 濃度、增加 Bcl-2 蛋白表達、降低 Bax 蛋白表達以及抑制胱天蛋白酶 3 的刺激活化從而抑制 PC12 細胞凋亡。

(11) 其他藥理作用

內皮細胞功能紊亂會導致血管滲透率、血漿內大分子以及白血球浸潤增加，甚至導致水腫或炎症損傷。Xu 等研究發現，芍藥苷能夠抑制脂多糖誘導的內皮細胞滲透率，這種作用與 F-肌動蛋白的表達以及磷脂醯肌醇 -3- 激酶 / 蛋白激酶 B、蛋白激酶 C 和絲切蛋白的磷酸化有關。在人臍靜脈內皮細胞中，芍藥苷能夠抑制溶血卵磷脂誘導的炎性因子的產生，這種抑制作用與高遷移率族蛋白 B1- 晚期糖基化終產物 /Toll 樣受體 2/Toll 樣

受體 4-NF-kB 訊號通路有關。神經氨酸酶是生物膜形成過程中的關鍵酶，與多種病變過程相關。Yuk 等研究發現，芍藥種子中的多酚類物質能夠抑制神經氨酸酶的活性。此外，芍藥具有抗過敏和抗輻射作用。

第二章

應用研究彙編

　　小建中湯出自東漢張仲景《金匱要略·血痹虛勞病脈證并治》，由飴糖、白芍、大棗、桂枝、甘草及生薑組成。方中飴糖為君，甘草、大棗為臣，桂枝、生薑為佐。全方陰陽雙調，使脾氣恢復，中氣自立，故名小建中湯。六藥相配，既可溫中健脾以資氣血生化之源，又能緩急止痛、調理陰陽，具有較好的臨床治療作用，主要用於治療中焦虛寒，氣血不足風寒外犯者和中焦虛寒，氣血不足的心悸等。用此方治療多種內科、婦科雜症獲得了較好的效果，茲介紹四則驗案及體會如下：

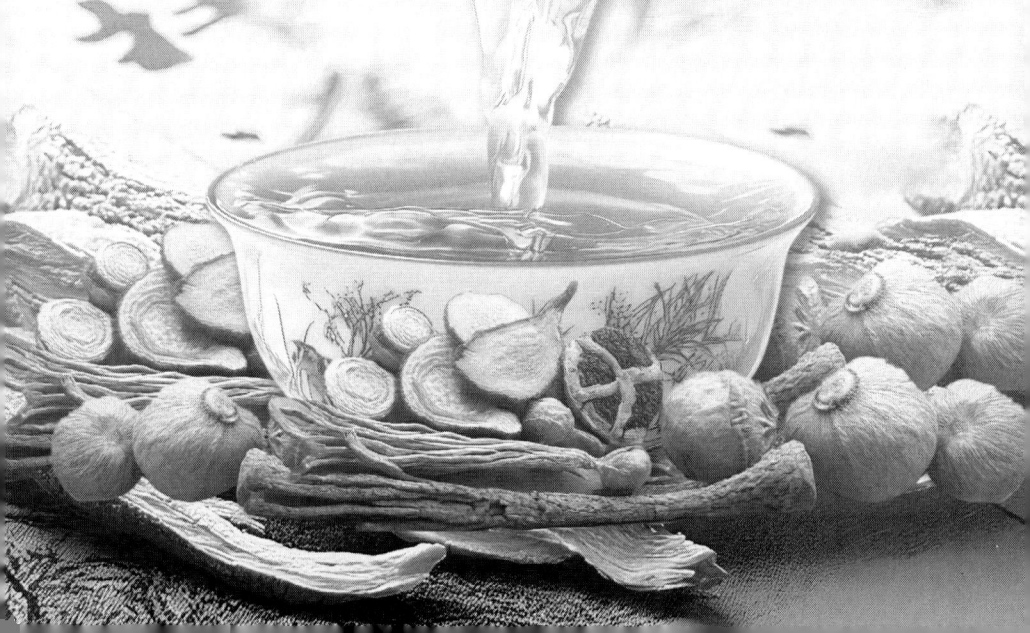

◎案：慢性心肌炎

王某，女，34歲。2009年12月19日初診。感冒痊癒後心悸，胸悶，心慌。1年前經西醫診斷為心肌炎，至今未癒。症見：面黃無華，心悸胸悶，活動後加劇，言語低微，舌質淡紅，苔薄白，脈稍細數無力。方用小建中湯加味。

處方：桂枝15g，芍藥30g，生薑6片，炙甘草10g，大棗4枚，黃耆45g，黨參15g，麥冬15g，五味子15g，紅糖20g（代飴糖）。10劑，每日1劑，水煎，早、晚2次溫服。

囑：勿勞累多思，生活規律，服藥10天後，患者訴症狀消失，再服藥1個月後，體檢示心電圖正常。

按病程已逾1年，當屬慢性心肌炎，此次患者外感後心悸胸悶，遇勞加重，言語低微，兼面黃無華，係外感後營衛失和，加之營血已虛，血不營心，故心悸，血虛則心神無所依附，故又見虛煩，心中氣血不暢則胸悶。此時不宜再用轉樞之法，宜用小建中湯溫補脾胃以生營血，方中桂枝辛甘溫通，溫助心陽，通利血脈，白芍斂陰緩急，行血宣痺，紅糖甘溫質潤，溫補心脾，炙甘草合生脈飲益氣養心，復脈止悸，使心室趨於安寧，重用黃耆能增強機體抗病毒能力，減輕心肌損傷，保護心肌細胞受損，諸藥共用得建中補虛益心止悸之功。

◎案：失眠

劉某，女，25歲，公司職員。2011年4月13日初診。自訴因工作原因勞累緊張，睡眠無規律而漸至失眠，至今已逾數

年,現已不能工作。其間曾長期服用 Estazolam、穀維素,出現夜間夢多,翌日精力不濟,記憶力減退,轉求治於中醫。症見:徹夜不寐,神疲食少,頭暈,自汗,時有心悸,納差,舌淡苔白微膩,脈虛緩。治當調和陰陽,益氣健脾,養心安神。方用小建中湯加味。

處方:桂枝 6g,白芍 20g,生薑 3 片,大棗 5 枚,遠志 15g,酸棗仁 20g,紅糖 20g(代飴糖)。10 劑,水煎服,每日 3 劑。

二診:自汗已,食慾、心悸好轉,仍略感頭暈,夜晚可入睡 3 小時左右,上方加黨參 12g、黃耆 15g、茯苓 15g、炒白朮 12g、陳皮 10g,繼服 10 劑。隨訪 3 年未發。

按失眠之症,臨床普遍常見,然其病因病機甚為繁複,《脾胃論》「百病皆由脾胃衰而生也」。脾在志為思,勞倦思慮太過者,必致血液耗亡,神魂無主,所以不眠。本例患者,神疲食少,自汗心悸,舌淡苔白微膩,脈虛緩,證屬心脾兩虛,神失所養,治當補養心脾,調理陰陽。方中芍藥酸甘斂陰,陰收則陽附;紅糖甘溫建中,中土潤則氣血建旺;兩藥合用酸甘化陰;桂枝辛溫通陽,與紅糖合用,辛甘化陽;薑棗辛甘相和,健脾益胃,調和陰陽,炙甘草、遠志、酸棗仁復脈通心、益陰寧血安神。諸藥配伍,使脾胃之氣得以復調,中焦陽氣得以四運,陰陽之氣得以調和,則脈復神安不寐自除。後期加參芪苓朮陳皮意在益氣健脾,以資生血之源,鞏固療效。另失眠之症,除

方藥外，患者性格、生活習慣、所處環境亦是不可忽視之因素，醫者不能只重藥石，當身心同治。

◎案：惡露不絕

胡某，女，28歲。2012年5月25日初診。患者素體虛弱，於20天前行人工流產術，至今陰道出血淋漓不盡，量不多，色淡，腹痛綿綿，頭暈頭昏，精神疲憊，氣短懶言，乏力納差，在外靜脈注射抗生素，口服安絡血片、宮血寧膠囊無明顯療效。症見：面色萎黃，精神疲憊，少氣懶言，不思飲食，頭昏頭暈，動則尤甚，陰道流血淋漓不盡，量少色淡，少腹時痛，舌淡，苔薄白，脈沉細無力。證屬脾虛失統，血不歸經。治以補氣攝血。方用小建中湯加味。

處方：桂枝10g，白芍20g，生薑4片，荊芥炭15g，阿膠（烊化）10g，紅糖20g，大棗6枚，甘草6g。

5劑後患者頭昏頭暈減輕，納食增加，精神轉佳，述陰道出血止，腹痛消失，停荊芥炭，繼服3劑。

按產後惡露不絕，相當於臨床上的產後出血，子宮的復舊功能不完全，一般又稱「惡露不盡」，《胎產心法》云：「產後惡露不止，非如崩證暴下之多也。由於產時傷其經血，虛損不足，不能收攝，或惡血不盡，則好血難安，相併而下，日久不止。」此患者非正常生產分娩，行人工流產術後損傷更大，加之平素體質虛弱，更致氣血虧虛，衝任不固不能收攝，故用小建中湯溫中補虛；加阿膠養陰益氣攝血，荊芥炭止血，諸藥合

用，標本同治而血自歸經。《本草彙言》曰：「荊芥，輕揚之劑，散風清血之藥也……凡一切失血之證，已止未止，欲行不行之勢。以荊芥之炒黑，可以上之。大抵辛香可以散風。苦溫可以清血，為血中風藥也。」故用荊芥炭止血中病即止。

◎案：慢性疲勞症候群

　　王某，女，28歲，公務員。2012年5月17日初診。患者1年前感冒，經社區衛生所打點滴退熱後，遺留乏力身軟一症，不易入睡、覺醒次數增多，覺醒時間延長，眠後乏力不解，久久不癒。每年例行體檢各項指標均在正常範圍內，亦未見神經、精神系統相關症狀，曾至多家醫院檢查，均未明確診斷，給予維生素類藥物治療，亦無效驗，以致周身軟弱無力，不耐勞動。自訴受涼或飲冷後即腹痛，繼之腸鳴腹瀉，得瀉或得溫後自止，健忘。症見：形體瘦弱，精神不振，言語低怯，飲食如故，便稀。舌淡紅，苔薄白，脈遲弱。診斷為慢性疲勞症候群。思之再三，與其直接補氣，不如培土建補中焦，資生化源，強固後天之本。遂試治以小建中湯加味。

　　處方：桂枝9g，白芍20g，炙甘草10g，乾薑5片，黨參15g，白朮12g，紅糖20g。5劑水煎服。

　　二診：周身乏力好轉，腸鳴腹瀉消失，精神、睡眠明顯改善，續服上方10劑，囑起居有常，三餐盡量做到定時定量，少食辛辣甜膩之品，適當運動，調暢情志。隨訪1年未復發。

按慢性疲勞症候群（CFS）是一種以極度疲勞且持續超過半年，即使臥床休息亦無緩解，嚴重影響活動能力，乃至影響生活品質的一類症候群，患者素體中氣不足，脾陽虛弱，雖飲食如故，然中焦陽虛不運，不能化生氣血，肌肉失養，機體抗邪無力，經年遷延，以致餘邪留滯，筋脈不利，而成乏力之症。方用小建中湯合理中丸溫建中焦，培土資生化源，使氣血化源充足，肌肉得養，營衛調暢，則乏力症可除。慢性疲勞症候群多以先天稟賦不足或病後失調損傷正氣，勞累過度，情致失調及飲食不節所致臟腑不合、氣血失調為因，卻是脾胃虛弱為本，當三分治七分養，後期調理，增強體質，亦是治本之策。

小建中湯在《傷寒論》中主要用於治療中焦虛寒，氣血不足，風寒外犯者。如《傷寒論》第100條曰：「傷寒，陽脈澀，陰脈弦，法當腹中急痛，先與小建中湯，不差者，小柴胡湯主之。」即主治中焦虛寒的腹痛，第102條曰：「傷寒二三日，心中悸而煩者，小建中湯主之。」即主治中焦虛寒，氣血不足的心悸。本文對小建中湯方證使用規律進行了調查分析。結果發現，小建中湯的使用範圍絕大多數集中在消化系統疾病。由於文章論述疾病的角度不同而有不同的名稱，如消化性潰瘍與胃脘痛、腹痛，結腸炎與泄瀉，各個疾病相互之間就存在著一定交叉，忠於原著的名稱，不妄加改動，所以就表現出小建中湯治療疾病存在一定分散性。但基本能看出小建中湯的主治病位在中焦，主治疾病為消化性潰瘍與慢性胃炎，主治病症是腹痛。

雖疾病千變萬化，而「證」是小建中湯使用的最終標準，

故探求其症候規律尤為重要。結果顯示，小建中湯的症候表現可由三部分組成。其一，腹部症狀異常。包括自我感覺異常和化驗結果異常。其中腹痛、腹脹、脘悶、腹部畏寒最常見。其二，全身症狀表現。以身倦乏力、四肢畏冷、口淡不渴等常見。其三，舌脈表現。舌淡苔薄白、脈沉細或弦緊為主要表現。藥物劑量在方藥藥效發揮方面的重要性毋庸置疑，因此，有必要全面了解小建中湯臨床常用的使用劑量範圍，作為實用的參考資料。資料結果顯示，桂枝常用劑量範圍在 6～15g，以 6g、9g、10g 常用，其次是 12g、15g；白芍常用劑量範圍在 11～30g，以 12g、15g、20g 常用，其次是 18g、30g；飴糖常用劑量範圍在 11～30g，以 30g 最常用，其次為 15g、18g、20g；生薑常用劑量在 6～10g，以 10g 最多，其次為 6g、9g；大棗常用劑量範圍在 5～15g，以 10g 最多，其次為 5g、9g、15g；甘草常用劑量範圍在 5～15g，以 6g 最多，其次為 5g、9g、10g。

從小建中湯減藥方面看，桂枝、白芍均被保留，生薑被減去的較少，大棗和甘草減去的很少，而飴糖被減去的最多。說明前五味藥相對比較穩定，而飴糖被減掉的機率很高。究其原因，一是大部分醫院不供應飴糖，限制了醫生的處方；二是《傷寒論》小建中湯，方後注曰：「嘔家不可用建中湯，以甜故也。」而消化性潰瘍及慢性胃炎患者時有噁心、嘔吐等症狀，故不適用甘味的飴糖。

從加藥方面看，由於疾病的特性以及每位中醫工作者的個

人用藥習慣不同，導致加用藥物的情況比較複雜，只能大致介紹使用頻率較高的藥物。這些藥物的使用主要有兩個原因：一是加強原方原有的補氣或溫中之力，如補氣者加黃耆、黨參（人參）、茯苓，溫中者加附子、烏藥。二是結合不同兼見症候進行相應變化，如消化性潰瘍者多加白及、三七等，化瘀止血、修復潰瘍；氣滯胃脹、脘悶者，多加木香、砂仁等，理氣健脾，並防補氣藥之壅滯。因小建中湯藥味較少，故臨床上多合用相關方劑以加強療效。其使用依據有以下兩個原因：一是加強原方的補氣或溫中作用，如四君子湯、理中丸、良附丸等；二是脾虛者多肝旺，而呈現虛實夾雜之證，治當攻補兼施，故合用調肝方劑，如四逆散、小柴胡湯等。

參考文獻

[01] 王雪苔。輔行訣臟腑用藥法要校注考證 [M],2008

[02] 李群林。小建中湯溫中說質疑 [J],1985

[03] 陳佳,趙國平。小建中湯方證辨析 [J],2009

[04] 閆志新,葛鳳琴,劉紅。小建中湯溫中質疑 [J],2003

[05] 鮑晶銘,王耀光。王耀光教授應用經方經驗 [J],2013

[06] 王秀梅,于海亮,桑希生。小建中湯病機之我見 [J],2012

[07] 程郊倩。傷寒論後條辨整理與研究 [M],2012

[08] 王彥平,王玉芬,閻英傑。傷寒論脈診特點辨析 [J],2007

[09] 鄭蘭婷,趙曉蓮。小建中湯治療慢性胃炎臨床觀察 [J],2003

[10] 閆樹新。淺析中醫對胃潰瘍的辨證施治 [J],2009

[11] 桂娟,劉立華,李會英。消化性潰瘍的辨證論治 [J],2010

[12] 王風亭。中醫辨證論治消化性潰瘍 198 例 [J],2008

[13] 張聲生,許文君,陳貞等。基於隨證加減的疏肝健脾法治療腹瀉型腸易激綜合症近期和中期療效的評價 [J],2009

[14] 中華醫學會。臨床診療指南 [M],2005

[15] 何興祥,文卓夫,陳墾。循證消化病學 [M],2008

參考文獻

[16] 周仲英。中醫內科學 [M],2003

[17] 蔡淦。中醫內科臨床手冊 [M],2005

[18] 石豔。自製合劑灌腸治療潰瘍性結腸炎 [J],2007

[19] 吳中秋,趙國志,工俊月等。辨證治療潰瘍性結腸炎的體會 [J],2006

[20] 趙紅。中醫治療潰瘍性結腸炎進展 [J],2008

[21] 姚小麗,姚雪芬,鄔亞君等。辨證論治和施護相結合治療潰瘍性結腸炎 [J],2007

[22] 徐少峰。中醫中藥治療潰瘍性結腸炎臨床綜述 [J],2008

[23] 王紅,甚朝霞,王鑫等。中醫藥治療護理潰瘍性結腸炎的效果觀察 [J],2008

[24] 林正輝。丹蔘聯合枳殼治療潰瘍性結腸炎療效觀察 [J],2006

[25] 賈慧。潰瘍性結腸炎辯證體會 [J],2008

[26] 劉端勇,陳愛民,趙海梅等。從毒探討活動期潰瘍性結腸炎的發病機制 [J],2004

[27] 張東華,路潔,邊永君等。路志正教授治療炎性腸病性關節炎的辨證體會 [J],2006

[28] 王蕊。中醫綜合療法治療潰瘍性結腸炎 30 例 [J],2005

[29] 李培,趙淑妙,何麗萍。潰瘍性結腸炎的中醫研究進展 [J],2008

[30] 樊春華。呂永慧教授治療潰瘍性結腸炎經驗介紹 [J]，2008

[31] 李乾構。中醫藥治療潰瘍性結腸炎的思路 [J]，2004

[32] 陳鳴旺，王愛華。中醫藥治療潰瘍性結腸炎概況 [J]，2008

[33] 陳桂鋒。從鄧鐵濤五臟相關學說探析內傷咳嗽的病機 [J]，2010

[34] 韓淑華，林曉波。小建中湯的臨床應用 [M]，2007

[35] 孫大志，魏品康。小建中湯證治規律探討 [J]，2003

[36] 汪受傳。中醫兒科學 [M]，2012

[37] 甄德清。小建中湯治療小兒反覆性腹痛36例臨床分析 [J]，1999

[38] 張本夫。小建中湯治療小兒夜半腹痛 [J]，2000

[39] 徐震等。小建中湯治療小兒腸痙攣症19例臨床觀察 [J]，2001

[40] 王豔霞等。小建中湯加減治療小兒虛寒性腹痛38例 [J]，2001

[41] 李高照。小建中湯加減治療小兒虛寒性腹痛 [J]，2009

[42] 黃元御。四聖心源 [M]，1990

[43] 吳謙。醫宗金鑑 [M]，1998

[44] 鄧海霞。王文采治療原發性痛經特色探析 [J]，2001

[45] 王莉。男女體質特點及其異同的研究 [J]，1998

參考文獻

[46] 張玉珍。中醫婦科學 [M]，2007

[47] 羅小華。補腎健脾安胎湯治療早期先兆流產 96 例臨床觀察 [J]，2007

[48] 彭曉紅。從腎論治先兆流產 [J]，2006

[49] 宋文武。宋鴻元老中醫治療習慣性流產經驗 [J]，1995

[50] 廣州中醫藥大學婦科教研室。羅元愷醫著選 [M]，1980

[51] 夏桂成。中醫婦科理論與實踐 [M]，2003

[52] 單書健。古今名醫臨證金鑑 [M]，1999

[53] 高曉俐。補腎健脾法治療胎動不安 40 例 [J]，1993

[54] 程運文。習慣性流產治痰三法 [J]，1989

[55] 趙光燕，趙松泉。治療「ABO」血型不合滑胎 [J]，1996

[56] 王玉霽。中醫藥防治流產 [J]，1995

[57] 張寬智。安奠二天湯加味治療習慣性流產 37 例 [J]，1986

[58] 姚宣芬。中西醫結合治療習慣性流產 22 例 [J]，1998

[59] 羅元愷。百科全書・中醫婦科學 [M]，1983

[60] 李明道，李青。加味壽胎丸治療流產 63 例 [J]，1997

[61] 蔣儉。活血化瘀治療血瘀型胎漏胎動不安 41 例臨床觀察 [J]，1992

[62] 習慣性便祕的形成和克服 [N]，2008

[63] 劉芳。中藥用於治療老年習慣性便祕的療效觀察 [J]，2013

[64] 陳佳，趙國平。小建中湯方證辨析 [J]，2009

[65] 趙琳。略談小建中湯及其類方的臨床運用 [J]，2000

[66] 謝言嵩。小建中湯治療習慣性便祕 [J]，2003

[67] 黃濬承。小建中湯方證與應用的文獻研究 [J]，2012

[68] 薛蓓雲，李小榮。黃煌經方內科醫案（七）──便祕治驗 3 則 [J]，2010

[69] 孫麗娟。老年失眠症患者的生活品質及心理健康水平研究 [J]，2004

[70] 劉海燕。周仲瑛治療老年人失眠經驗 [J]，2008

[71] 徐行。健脾補腎通絡湯治療老年失眠症 78 例 [J]，2001

[72] 任何。中老年失眠症的中醫病理及治療對策 [J]，2000

[73] 蘇榮立，賈熙娜，占恆剛。加味桂甘龍牡湯治療 56 例老年失眠證的體會 [J]，2003

[74] 李志宏。安寐丹治療老年性失眠 56 例 [J]，2001

[75] 任志丹。耳穴貼壓結合中藥治療老年性失眠 151 例 [J]，2001

[76] 曹紅霞，邴雅。龍膽瀉肝湯加減治療老年性失眠的體會 [J]，2002

[77] 周穎。補腎寧心法治療老年行失眠 65 例 [J]，2001

[78] 傅澄洲，李麗克。老年性失眠的中醫辨治 [J]，1996

參考文獻

[79]　韓婷，趙飛。電針加耳穴治療老年性失眠189例 [J]，2001

[80]　張遠惠。失眠的診斷及治療 [J]，1996

[81]　王洪圖。黃帝內經研究大成 [M]，1997

[82]　羅光浦，肖紅麗，李東海等。陳漢章教授治療蕁麻疹經驗介紹 [J]，2002

[83]　瞿幸。從風湮論治蕁麻疹的體會 [J]，1994

[84]　張挹方。肺脾理論與過敏性疾病 [J]，1997

[85]　李元文。從肝脾論治慢性蕁麻疹 [J]，1992

[86]　范瑞強，謝長才。禤國維教授治療慢性蕁麻疹經驗介紹 [J]，1999

[87]　陳達燦。補腎法為主治療頑固性蕁麻疹 [J]，1999

[88]　郭田章，肖海雲，張雲松。500例蕁麻疹的致病因素分析 [J]，1995

[89]　朱文元。蕁麻疹 [M]，2001

[90]　王衛。氣血營衛與皮膚疾病 [J]，1997

[91]　鍾衛紅，莫惠芳，儲開宇。從風邪論治蕁麻疹 [J]，2011

[92]　王秀傑。蕁麻疹中醫治療初探 [J]，2011

[93]　張作舟，張大萍。中國現代百名中醫臨床家叢書 —— 張作舟 [M]，2009

[94] 穆迎濤，唐定書，薛曉東。唐定書主任醫師治療風熱型蕁麻疹經驗 [J]，2010

[95] 何偉，高鋒。白光中中醫治療蕁麻疹臨證經驗 [J]，2010

[96] 代淑芳，劉愛民。慢性蕁麻疹中醫病因證型研究進展 [J]，2009

[97] 印利華，常洪，張永紅。中醫治療慢性蕁麻疹的體會 [J]，2010

[98] 張正傑，李鄭生。國醫大師李振華教授治療蕁麻疹學術經驗 [J]，2011

[99] 周寶寬，周探。辨證論治蕁麻疹經驗 [J]，2012

[100] 張雲凌，賴新生。賴新生教授治療蕁麻疹經驗介紹 [J]，2012

[101] 范雪峰，劉岩。二仙湯配合針灸治療衝任不調型蕁麻疹38例 [J]，2011

[102] 劉俊峰，黃業堅，陳達燦。陳達燦治療慢性蕁麻疹經驗 [J]，2010

[103] 鄒國明，賀丹。李金娥教授治療慢性蕁麻疹經驗介紹 [J]，2010

[104] 胡德華，張華。慢性蕁麻疹從瘀論治 [J]，2008

[105] 李洪濤，張恩虎。痰瘀與慢性蕁麻疹淺議 [J]，2005

[106] 喬豔貞，孫宏普。喬保均教授治療慢性蕁麻疹經驗 [J]，2010

[107] 蔣燕，楊文思，李鶊等。蕁麻疹的病名及病因病機探源 [J]，2010

[108] 于彬，宋坪，王振萍等。蕁麻疹中醫辨證治療體會 [J]，2012

[109] 張劍，鄧永瓊，楊茜等。楊文信教授辨質論治慢性蕁麻疹經驗介紹 [J]，2011

[110] 董靈玉，李忻紅。特發性蕁麻疹的中醫辨證施治 [J]，2013

[111] 傅燕華，蔡希。健脾養血法治療慢性蕁麻疹臨床研究 [J]，2011

[112] 孔俊。蕁麻疹的中醫分型治療驗案 5 則 [J]，2012

[113] 王苗芳。以感冒症狀為主的疾病誤診 19 例分析 [J]，2002

[114] 彭堅。對外感病辨治體系的歷史考察 [J]，1999

[115] 呂光榮。中醫內科證治學 [M]，2001

[116] 聶奇森，滕建文，黃麗等。桂枝中抗過敏活性成分的研究 [J]，2008

[117] 黃麗，馮志臣，韋保耀等。地榆與桂枝抗過敏作用的研究 [J]，2007

[118] 滕建文，聶奇森，黃麗等。桂枝抗過敏和抗氧化活性的對比研究 [J]，2008

[119] 王宗新，張曉蘭，劉淑梅。桂枝麻黃各半湯加減治療慢性蕁麻疹66例 [J]，2005

[120] 黃敬群，羅曉星，王四旺等。桂皮醛抗腫瘤活性及對S180荷瘤小鼠免疫功能的影響 [J]，2006

[121] 黃敬群，王四旺，羅曉星等。桂皮醛對裸鼠人胃癌細胞移植瘤生長及凋亡的影響 [J]，2006

[122] 湯奇，劉蓉，楊發龍等。桂枝精油與桂皮醛抗流感病毒作用的實驗研究 [J]，2012

[123] 劉蓉，何婷，陳恬等。桂枝精油抗甲型流感病毒作用 [J]，2012

[124] 王琍文，蘇成業。澤瀉、豬苓、茯苓、桂枝及其複方五苓散的利尿作用 [J]，1965

[125] 吳貽谷，宋立人。中華本草精選本 [M]，1998

[126] 楊百弗，李培生。實用經方整合 [M]，1996

[127] 池明哲，金範學。桂枝乙醇提取物對大鼠離體胸主動脈環的舒張作用 [J]，2010

[128] 徐明，余璐，丁媛媛等。桂皮醛對麻醉大鼠降血壓作用的實驗研究 [J]，2006

[129] 史青。肉桂和肉桂醛對氧自由基誘導的自發性高血壓大鼠離體主動脈收縮的抑制作用 [J]，2003

[130] 唐偉軍，盧新華。桂枝鎮痛效應的藥理學研究 [J]，2003

[131] 趙健一。桂枝的藥理研究及臨床新用 [J]，2010

[132] 黃敬群，羅曉星，王四旺等。桂皮醛對抗血小板聚集和血栓形成的特點 [J]，2006